増刊 レジデントノート
Vol.18-No.14

救急・病棟での悩み解決！
高齢者診療で
研修医が困る疑問を
集めました。

関口健二，許　智栄／編

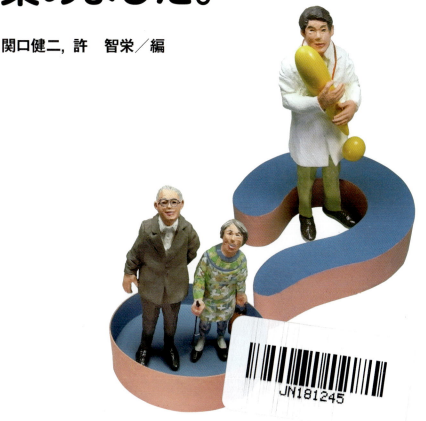

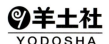
羊土社
YODOSHA

謹告

　本書に記載されている診断法・治療法に関しては，発行時点における最新の情報に基づき，正確を期するよう，著者ならびに出版社はそれぞれ最善の努力を払っております．しかし，医学，医療の進歩により，記載された内容が正確かつ完全ではなくなる場合もございます．

　したがって，実際の診断法・治療法で，熟知していない，あるいは汎用されていない新薬をはじめとする医薬品の使用，検査の実施および判読にあたっては，まず医薬品添付文書や機器および試薬の説明書で確認され，また診療技術に関しては十分考慮されたうえで，常に細心の注意を払われるようお願いいたします．

　本書記載の診断法・治療法・医薬品・検査法・疾患への適応などが，その後の医学研究ならびに医療の進歩により本書発行後に変更された場合，その診断法・治療法・医薬品・検査法・疾患への適応などによる不測の事故に対して，著者ならびに出版社はその責を負いかねますのでご了承ください．

序

　本書は，病院というセッティングで診療することの多い研修医を主対象に，現場での疑問に答える形でさまざまなトピックを扱っています．本編に進む前に，どうしても確認しておきたいことがあります．それは，病院という場所は非常に特殊な空間であり，そこで出会う高齢者もまた特殊な高齢者である，ということです．

高齢者の多様性

　当然のことですが，高齢者にもさまざまな高齢者がいて，山登りを日課とするような90歳がいたかと思えば，認知症があってたくさんの併存疾患をもっていてベッド上で寝たきりのような90歳がいたりします．つまり「年齢」は，その患者を規定する1つの要素ではあるけれど，それよりも，ADL，認知機能，併存疾患などの方が，その人を規定するより重要な要素であるという点です．われわれが日々，特に病院セッティングで対峙する高齢者は，ADLが低下し，認知機能が障害され，複数の併存疾患があって，かつ何らかの急性病態を発症した高齢者であることが多いわけですが，そのような高齢者は実は，世の中の高齢者からすれば特殊な高齢者である，ということをまず知っていただきたいと思います．

　また，高齢者だから病気が治らないのではなく，上記のような高齢者ほど当然入院を要する急性病態を生じやすいわけで，そのような高齢者を診る機会が多いために，「高齢者は治らない」という観念を抱くことが多い，ということを自覚してください．

　本書では，そのような高齢者の多様性の評価方法を総論（第1章）で詳説しています．

高齢者の複雑性

　われわれが今まで学んできた教科書やテキストには，急性病態の典型的な症状と診断方法，cureを目的とした治療法が記されており，それを現場で適用しようとすると，「教科書どおりにいかない」高齢者に対する苦手意識が増幅します．また良かれと思って入院させても，せん妄，転倒・骨折，薬剤による副作用など，医療介入によって生じる有害事象は無視できません．高齢者は単に小さい成人ではありません．フレイルと呼ばれる高齢者特有の虚弱状態や，それに起因して生じる老年症候群について熟知し，そのような高齢者を診るためのスキルの修得が求められているのです．「非典型的なプレゼンテーションであることの方がむしろ典型的」である高齢者をいかに評価し，医療介入のゴールをいかに決めるか？そして，そのゴールがcureではなくてもcareができる，いやむしろ，careを中心に考えることこそが多くのケースで大切になる，ということを知ってほしいと思います．care中心の医療介入のゴールとは，cureも視野に残しながら，目の前の患者がよりよく生きる（well-being）ためにどんな医療介入を行えば良いか，を自問しながら達成されるものです．

本書の第2, 3章では，救急外来や病棟で出会う具体的な状況をとりあげ，そのような複雑系としての高齢者にいかにアプローチし，care中心の医療介入を行うか（または時にcureをめざすか）について詳説しています．

病院の特殊性

もう1つの知っておいていただきたい点は，病院での高齢患者との出会いは，点の出会いだ，ということです．人生という線，周囲環境という面に対して，「点の出会い」とは急性病態との対峙，と換言してもよいでしょう．日々の診療のなかで，特に病院というセッティングに慣れれば慣れるほど，点に集中してしまいがちで，線や面がおざなりになってしまうことが少なくありません．しかし，患者にとっては，病院という特殊環境での経験は，文字どおり「点」であり，すべての患者にはER（または外来）に受診するまでの物語があり，入院加療を終了してわれわれの目の前からいなくなっても，当然のことながら人生は続いていきます．care中心の医療を考えるときに，この線や面の意識は医療者にとって必須です．急性病態を，人生という文脈のなかでとらえ，周辺環境をふまえて，目の前の患者にとってのベターなゴールを共有し，介入する…「これって医者の仕事？」そんな風に思うこともあるかもしれません．そうです，線と面の理解なくしては，care中心の医療のための医師としての任務を果たすことはできないのです．

本書では，その点についてすべてを語ることは誌面の制限上できませんが，第4章では，病院から離れても高齢者診療は続いていくことを念頭において，薬の継続や検診について解説しています．加えて第1〜3章のなかでもそのポイントとなるいくつかのテーマをとり上げています．

高齢者診療は，そのセッティングによって提供される医療内容に大きな幅があります．上記のポイントをふまえて本編を読み進めていただくことで，よりバランスのとれた理解が促進されるものと思います．

そして，とかく実臨床と乖離して「わかっちゃいるけど，できません！」となりがちな高齢者診療の特集ですが，今回は，第一線の現場に密着し日々「より良い高齢者診療を」と研鑽し続けている，尊敬すべき仲間に，「evidence-basedでありながらも，日常診療での悩みもひっくるめて現場に即した」内容の原稿を執筆いただきました．依頼のとおり，実用的で素晴らしい原稿を書いてくださった執筆者の先生方に厚く御礼申し上げますとともに，読者一人ひとりが，各自与えられたセッティングで，本書を片手に，患者のwell-beingをともに考え，高齢者診療の醍醐味を実感するきっかけとなれば，これ以上の喜びはありません．

2016年10月

アドベンチストメディカルセンター 家庭医療科
許　智栄

信州大学医学部附属病院 総合診療科
市立大町総合病院 総合診療科
関口健二

増刊 レジデントノート

Vol.18-No.14

救急・病棟での悩み解決！
高齢者診療で研修医が困る疑問を集めました。

序 ·· 許　智栄，関口健二　3（2491）
Color Atlas ·· 9（2497）
執筆者一覧 ·· 10（2498）

第1章　総論：高齢者診療のキホンを教えてください

1. 高齢者の全体像をとらえる ································ 関口健二　12（2500）
1. 目の前の高齢患者のゴールは何か，常に自問する　2. 高齢者の機能障害を病名（病態）として理解する　3. 評価を難しくしている障害（コミュニケーションバリア）につまずくな，障害を同定してそこから回避する　4. スクリーニングツールを有効に使う　5.「高齢者」を意識したプロブレムリストを立てる

2. 高齢者特有の問題を理解する ··························· 狩野惠彦　20（2508）
1. 高齢患者の特徴　2.「フレイル」な高齢者　3. 老年症候群　4. 高齢患者へのアプローチ　5. 高齢者システムレビュー（geriatric review of system）

3. アドバンス・ケア・プラニング（ACP）をはじめよう！ ··· 許　智栄　26（2514）
1. まずはACPについて知ろう　2. ACPをはじめるタイミング　3. ACPをはじめよう！　4. ACPは総合診療医の必須スキル

第2章　救急外来で困るあれこれ

1. ERですばやく患者把握するには？ ···················· 許　智栄　35（2523）
1. 高齢救急患者の評価に潜む危険　2. ERでの高齢患者の評価　3. 連携が大切

2. その救急外来の患者さん，どこまでの医療介入をすべき？

① 救急医の立場から ……………………………………………… 太田　凡　40 (2528)
1. CPA症例から学ぶ　2. 肺炎からの敗血症性ショックが疑われる症例から学ぶ

② 高齢者救急にかかわる救急医の立場から …………………… 岩田充永　46 (2534)
1. 高齢者の救急症例にどのように対応すべきか？　2. 医師の使命と臨床倫理

3. 「元気がない」はどこまで検索する？ ……………………… 小野咲弥子，関口健二　50 (2538)
ステップ1.「元気がない」を解剖しよう！　ステップ2. onset（発症）と progression（経過）を把握する　ステップ3. 絞り込めなければ，疾患群にフォーカスを移す　ステップ4. 薬剤の可能性を必ず一度は考える　ステップ5. 鑑別診断を想定しながら身体診察・検査を行う　ステップ6. それでも病態が絞り込めないとき

4. 熱源はどこまで検索する？ ……………………………………… 山田直樹　58 (2546)
1. 発熱精査はこれからはqSOFAが合言葉　2. 肺炎は高齢者のお友達!?　3. 尿路感染症は高齢女性の恋人!?　4. 衣類と戦え！皮膚軟部組織感染症　5. 発熱精査では隙だらけ！腹腔内感染症　6. レアだが生命にかかわる細菌性髄膜炎　7. その他の生命にかかわる感染症

5. 様子がおかしい（意識変容）はとりあえず頭部CT？ ……… 松岡由典　64 (2552)
1. 高齢者における意識変容　2. 頭蓋外疾患　3. 頭蓋内疾患：発症時期，時間経過に注目する　4. 精神科疾患：意識変容をうつ病・認知症の視点から眺める　5. 医原性：高齢者の救急受診では常に薬剤による影響を考慮する

6. この症状，もしかして薬のせい？ …………………………… 佐々木隆徳　70 (2558)
1. 高齢者を診る際には薬剤有害事象を鑑別の1つにあげておく　2. 患者が服用している薬剤を把握する　3. ハイリスク薬をリストアップする　4. 多職種チームとして患者を診る

7. その転倒の患者さん「ナートして帰宅」でよい？ ………… 百武　威　75 (2563)
1. 頭から血を流している＝死んでしまうんじゃないかと思うものである！　2.「普通とちがう」危険性を知る！　3. 100人の怪我に100とおりの物語がある！　4. 背後に隠れた物語に耳をそばだてる！　5. 正しく虐待を疑って関係者みんなを助ける！　6.「ナートして帰宅」にはまさしく総合診療力が必要！

8. この患者さん，帰してもいいですか？ ……………………… 林　恒存　83 (2571)
1. 帰宅許可までの手順　2. 簡便なツールなどを活用しながら，CGAの項目に沿ってざっくりと情報収集を行う　3. 現時点で予後悪化に寄与するリスクを抽出し，それぞれに具体的介入策をたてる　4. 説明用の退院時サマリーを作成し，サマリーに沿って口頭で本人・家族に説明　5. 関係者に退院時サマリーを送付し可能なら口頭でも連絡しておく

第3章　病棟で困るあれこれ

1. 家族の「認知症はありません」って信頼できない？ ……… 樋口雅也　89 (2577)
1. 認知症って？軽度認知機能障害とは？　2. 病棟や救急研修で認知症，MCIを知っておくことはなぜ大事？　3. 研修医には，何ができる？具体的に何をしたらよいのか？　4. 自然歴を知る，ステージングを知る trajectory mapping

2. 入院中のADL低下は防げない？ ······················玉井杏奈 100 (2588)
　　1. 高齢者と入院　2. ADL低下につながる危険因子　3. まずは日々の回診時に機能評価を行う
　　4. ADL低下を防ぐには　5. 具体的にはどうしたらよいか　● Advanced Lecture：在宅「入院治療」は難しい!?

3. 入院中の不穏にどう対処する？ ······················樋口雅也 105 (2593)
　　1. せん妄とは？「いつもと違う」からはじめよう　2. せん妄が初期研修のキモでハイライト？あなたが患者を救う　3. せん妄に気づこう！　4. 安全確保と治療できる疾患の検索・除外，システマチックな介入　5. せん妄予防は早期介入を兼ねる　6. 脱拘束!？は可能か？必要か？
　　● Advanced Lecture：1. IA-ADAPT　2. 術後せん妄　3. 迷ったときは「注意力」に注目，そして…

4. 「家に帰る！」と言ってきかない患者，帰してもよい？ ······関口健二 116 (2604)
　　1. 患者の希望をそのままとり入れてよいか？　2. 意思決定能力　3. 患者の意思決定能力を評価しよう　4. そして治療方針決定へ：shared decision making　● Advanced Lecture：軽度認知症患者の評価

5. 入院中の「意識レベルが下がっています」にどう対処する？
　　···野木真将 122 (2610)
　　1. 病棟での鑑別疾患は，入院後経過から推理！　2. 鑑別疾患は1（ワン）—2（ツー）—あら？
　　3. 低活動性せん妄ってなに？

6. 入院中の転倒にどう対処する？予防はどうする？
　　転倒の上流と下流にも目を向けよう ·····················小坂鎮太郎 130 (2618)
　　1. 病院における転倒とその概要　2. 転倒予防のためのスクリーニング（リスク評価）　3. 多職種による転倒予防へのアプローチ　4. 転倒発生を認めたら　5. 症例への対応

7. 入院中の発熱にどう対処する？ ············笹澤裕樹，片山充哉 136 (2624)
　　1. 高齢者の入院中の発熱　2. 感染症での発熱　3. 非感染症での発熱

8. 入院中の食欲不振にどう対処する？ ··················鄭　真徳 145 (2633)
　　1. 高齢者に多い食欲不振の原因　2. 入院している高齢者への対応の実際

9. 入院前は嚥下できていたのに，入院したら食べられなくなった？
　　嚥下障害の評価と介入 ································山村　修 150 (2638)
　　1. 嚥下障害とサルコペニア　2. 入院に伴う嚥下機能低下の原因　3. ベッドサイドでの嚥下機能評価　4. 誤嚥予防のための介入　● Advanced Lecture：脳血管障害における「抗誤嚥薬」

10. その入院患者さん，どこまでの医療介入をすべき？
　　病院総合医の立場から ································平岡栄治 158 (2646)
　　1. 困難な意思決定　2. 症例での4つの要素　3. アドバンス・ケア・プラニングの重要性

11. スムーズな退院支援のために知っておくべき社会・医療資源は？
　　···小松裕和 163 (2651)
　　1. 入院前の生活状況を早期に把握する　2. スムーズな退院支援のための病状説明　3. 退院に向けて訪問看護と薬局とうまく連携する　● Advanced Lecture：生物心理社会モデルで退院支援を考えよう！

12. 終末期に酸素や輸液って止めていいの？……………………金子一明　171 (2659)
　　1. 家族だけでなく医療者も終末期の輸液に対してさまざまな意見をもっている　2. 終末期の輸液に対してのガイドライン　3. 輸液には延命効果，QOL向上の効果があるとは限らない　4. 酸素投与は呼吸苦を改善させるとは一概にはいえない　5. 倫理面で悩んだら，臨床倫理の4分割法を活用しよう　6. 輸液を止めると残り時間は1，2週間程度

13. 病院での望ましい看取りって？……………………塚原嘉子，間宮敬子　178 (2666)
　　1. 治療から看取りへの転換　2. 臨死期の患者と家族の苦痛とその対応　3. 看取り

第4章　治療はどう考える？

1. この薬，いつまで続けるの？……………………渡部敬之，濱口杉大　188 (2676)
　　1. 服用しているすべての薬剤を把握すること，またその服用理由についても確認すること　2. どの程度処方を減らした方がよいのか，薬剤によって引き起こされる危険性は何か，について検討　3. 処方を中断することが妥当かどうか薬剤ごとに考えていく　4. 中断する薬剤の優先順位をつける　5. 薬剤中断プランの実行と観察

2. 薬は少なければ少ないほど良い？……………………伊藤有紀子，許　智栄　196 (2684)
　　1. ポリファーマシー：多量の薬剤を使用している状態　2. ポリファーマシーにおけるPPOsの関係　3. PPOsを発見するには　4. 開始する際に注意すること　5.「start low, go slow」が当てはまらない薬剤：抗菌薬　6. PPOsを減らすこと　7. 本症例に対する対応

3. がん検診っていつまでするべき？……………………中村奈保子，許　智栄　203 (2691)
　　1. まずはガイドラインをみてみよう　2. 高齢者にとっての検診　● Advanced Lecture：高齢者の予後予測

4. 高齢者，どうなったら「末期」と言われるの？……………………伊藤真次　211 (2699)
　　1. 末期の臨床像とは？　2. 次に何ができるだろうか？

● **索引** ……………………………………………………………………………… 219 (2707)

Column

病歴聴取を深める，関心をもつ ……………………………………………………… 98
それでもなぜ，誤解や誤認が起きるのか ……………………………………………… 99
Dダイマー測定値の注意点 …………………………………………………………… 143

Color Atlas

第2章7

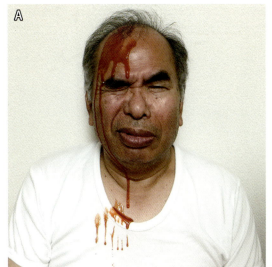 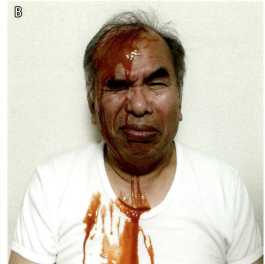

● 出血量のイメージ
A）10 mL，B）50 mL．50％濃度のケチャップ使用
（p76，図1参照）

執筆者一覧

■編　集

関口健二	信州大学医学部附属病院総合診療科／市立大町総合病院総合診療科
許　智栄	アドベンチストメディカルセンター家庭医療科

■執筆（掲載順）

関口健二	信州大学医学部附属病院総合診療科／市立大町総合病院総合診療科
狩野恵彦	厚生連高岡病院総合診療科
許　智栄	アドベンチストメディカルセンター家庭医療科
太田　凡	京都府立医科大学救急医療学教室
岩田充永	藤田保健衛生大学救急総合内科学
小野咲弥子	信州大学医学部附属病院総合診療科
山田直樹	福井大学医学部附属病院救急部
松岡由典	神戸市立医療センター中央市民病院救命救急センター
佐々木隆徳	みちのく総合診療医学センター／坂総合病院救急科
百武　威	星ヶ丘医療センター総合診療／呼吸器外科
林　恒存	慈愛会今村病院分院救急・総合内科
樋口雅也	南イリノイ大学地域家庭医学科
玉井杏奈	台東区立台東病院総合診療科
野木真将	The Queen's Medical Center
小坂鎮太郎	練馬光が丘病院総合診療科／救急・集中治療科
笹澤裕樹	亀田総合病院内科・小児科複合プログラム
片山充哉	亀田総合病院総合内科
鄭　真徳	佐久総合病院総合診療科
山村　修	福井大学医学部地域医療推進講座
平岡栄治	東京ベイ・浦安市川医療センター総合内科
小松裕和	JA長野厚生連佐久総合病院地域ケア科
金子一明	市立大町総合病院内科
塚原嘉子	信州大学医学部付属病院信州がんセンター緩和部門／信州大学医学部麻酔蘇生学教室
間宮敬子	信州大学医学部付属病院信州がんセンター緩和部門
渡部敬之	江別市立病院総合内科
濱口杉大	江別市立病院総合内科
伊藤有紀子	福井大学医学部附属病院総合診療部
中村奈保子	岡山家庭医療センター津山ファミリークリニック
伊藤真次	Kokua Kalihi Valley comprehensive family services

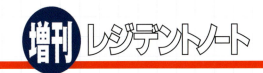

救急・病棟での悩み解決！
高齢者診療で
研修医が困る疑問を
集めました。

第1章　総論：高齢者診療のキホンを教えてください

1. 高齢者の全体像をとらえる

関口健二

Point

・QOL改善のためにできる介入は何か？を常に自問しよう！
・よりよい高齢者診療のために，フレイルと老年症候群の理解は必須！
・高齢者評価を難しくしているバリアは同定して，避ける！
・「サクッ」とできるスクリーニングツールを日常診療に取り入れよう！
・QOL改善を目的としたプロブレムリストの立て方を実践しよう！

はじめに

　高齢者の評価方法について，高齢者総合機能評価（comprehensive geriatric assessment：CGA）として多くの書で解説されるようになったのは喜ばしいことである．しかしながら，急性期医療の現場ではその応用が難しい．急性ストレスにさらされて今まさに虚弱が進行している高齢者を前に，どう評価すればよいのか，悩んでいる研修医は多いことだろう．本稿では，そのような急性期医療現場での高齢者の評価，全体像のとらえ方について解説を試みたい．

1. 目の前の高齢患者のゴールは何か，常に自問する

　日々病気と対峙しているわれわれ医療者は，とかく病気を診断し治療することをゴールとしがちである．しかし高齢になればなるほど，併存疾患が増えれば増えるほど，生活介助が必要になればなるほど，残された余命は限られ，病気は複雑で治りにくくなり，治療介入による有害事象は増える．そんな虚弱高齢患者のゴールは必ずしも病気を治癒させることではない．多くの場合，それは「**生活の質（QOL）改善または維持**」である（図1）．
　患者のQOLの改善（または維持）をゴールと考えたとき，実はそれがさまざまな要素によって構成されていて，病気はその一要素にすぎないことに気づかされる．われわれ医療者が日々絶対的なものであるかのように扱っている病気とは，実はとても相対的なものである！ ということを知ることが一番の肝なのである．
　ゴールが定まると，「死」がある程度みえてきた虚弱高齢患者では特に，医療介入はよりサポーティブケア（「来るべき死」を見据えた医療介入）へとシフトチェンジされていく．それは，あるときを境に変わるようなものではなく，徐々に比重を変えていくものであることを意識したい（図2）．

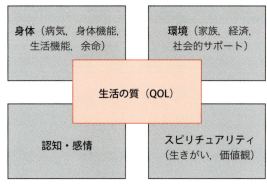

図1　生活の質（QOL）を構成する要素
文献1を参考に作成

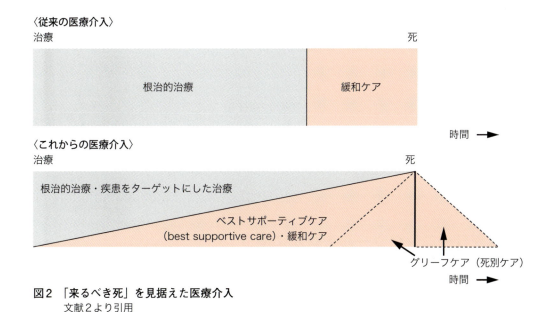

図2　「来るべき死」を見据えた医療介入
文献2より引用

2. 高齢者の機能障害を病名（病態）として理解する

　診察した高齢者の症状が，ある急性疾患の典型的プレゼンテーションで機能障害も伴っていなければ，悩むことは少ないだろう．しかし，新たな機能障害を呈してきた高齢者を診察するとき，われわれは悩む．「高齢だから…」と一括りにとらえるのではなく，まず，患者のもともとの生活機能・認知機能を評価するとともに，**医学的に「フレイル（frailty，虚弱）」な状態であったのかどうか**，を意識して診察することが状態把握を促進する．フレイルな患者の多くは，たとえ受診理由が急性変化であったとしても，複数の病態・疾患が絡み合って1つの症状を呈していることが多いからだ．さらに，今呈している症状が，**急性疾患（または慢性併存疾患増悪）の非典型的プレゼンテーションとしての症状なのか，薬剤の有害事象なのか，あるいは「老年症候群」としての急性症状であるのか**，を意識して診察を進めると，高齢者の全体像をつかみやすい（フレイル，老年症候群の詳細は第1章-2を参照）．

表1　評価を困難にするコミュニケーションバリア

	コミュニケーションバリアを同定するためのポイント（考えられる病態）
注意力バリア	疎通性良好か？ 質問に適した回答か？ 意味ある情報収集が可能か？（せん妄，高度認知症）
言語バリア	言語理解良好か？ 言語表出良好か？（低教育水準，失語，高度認知症）
行儀礼節バリア	医師の前で腕や足を組む，立ち去り行動，無礼な物言い（精神科的疾患，前頭葉障害）
認知機能バリア	記憶や病識が欠如した患者からの病歴聴取は不正確で的外れであり，切り上げる判断が必要なこともある（高度認知症）
視聴覚バリア	認知症だと思い込んでいた患者に対して，補聴器や眼鏡を使ってもらうだけで正確な病歴提供を可能にすることがある（みなし認知症）
忍耐バリア	高齢者評価は長くなりがち，また複数の医療スタッフにより類似した質問がくり返される状況もある．医療面接の最初に緊張をほぐすような言葉やねぎらいの意を表すと，スムーズな聴取が促進されることが多い

文献3より引用

3. 評価を難しくしている障害（コミュニケーションバリア）につまずくな，障害を同定してそこから回避する

　高齢者を正しく評価しようとしても，数々の障害にぶち当たって評価できないことも少なくない（表1）．評価を困難にしている障害は何なのか？ それに気づくことで病気の本体に気づくこともあるし，時間浪費の回避にもつながる．

　同定したコミュニケーションバリアから自らを回避させたら，さらなる情報を患者の周辺（患者家族，施設スタッフ，外来主治医，ケアマネジャー，訪問看護師，他メディカルスタッフ，親しい友人など）から（できれば患者からの許可を得てから）収集しよう．

4. スクリーニングツールを有効に使う

　包括的な評価が必要だからといって，すべての情報を収集しようとする必要はない．まずは包括的評価のための項目を知ろう．表2の迅速スクリーニングツールを使えば，より詳細な情報を必要とする分野が何かを知ることができる．スクリーニングにひっかかれば，より詳細な評価へと進めばよい．

1 ADL評価（表3）

　急性疾患のプレゼンテーションが機能障害として現れることも多い高齢者において，ADLを各論的に評価することは，その病勢を知るうえでも非常に大切である．さらには，治療指標や予後予測にも用いることができるうえに，どの分野でサポートが必要なのかを把握することで，長期ケアプラン作成にも役立てることができる．

●ここがポイント！
高齢者は急性疾患であってもその症状に乏しく，ADLの低下で受診してくる!!

表2　包括的評価のための項目別迅速スクリーニング

項目	迅速スクリーニング	二次評価と対応
生活機能	健康的身体的理由で，以下のいずれかを行うのに手助けを要する ①買い物　②家事　③室内歩行 ④入浴　⑤家計に関する支払い	・BADL，IADLを評価（**1**参照） ・認知機能と活動性を評価 ・社会的サポートを評価
可動性	「Timed Up & Go Test」で20秒以上かかる（**2**参照）	・可動性低下の原因疾患の評価 ・リハビリテーションの要否
視覚	普段使っている眼鏡を用いて新聞の見出しが読めない	・眼科コンサルト
聴覚	聴力低下を自覚している，または耳元でささやく声が聞こえない	・耳垢塞栓の有無を確認 ・耳鼻科コンサルト
栄養	過去半年に，意図しない5％以上の体重減少，またはBMI＜20	・栄養状態・食事内容・口腔環境・サポート体制の評価 ・原因疾患の有無を評価
認知	3つの事柄を1分後に1つ以上思い出せない	・認知機能を評価（**3**参照） ・環境要因の同定と整備 ・うつ，低栄養，感染症を評価
うつ	過去1カ月間で，落ち込んだり気持ちが沈んでいることが多い，または今まであった興味や喜びを感じられない	・PHQ-9，GDSを実施（**4**参照） ・環境要因の同定と整備

BADL（basic ADL：基本的日常生活動作）
IADL（instrumental ADL：手段的日常生活動作）
PHQ-9（patient health questionnaire）
GDS（geriatric depression scale：高齢者うつ評価）
文献4を参考に作成

表3　ADL評価とそのチェックポイント

評価項目		評価時の注意点
BADL[5]（身の回りのセルフケア）※1：DEATHと覚える		
Dressing	着替え	服の取り出しから着用まで
Eating	食事	配膳は含まない
Ambulation	移乗	ベッドなどから椅子などへの移動
Toileting	排泄	トイレに行くところから排泄，保清まで
Hygiene	入浴	背中を洗うなどある一部分の介助は要してもよい
IADL[6]（独立した生活）※2：SHAFTTTと覚える		
Shopping	買い物	行き帰りも含めてすべての買い物ができるか
Housekeeping	家事	掃除・洗濯を行い妥当な清潔さを保っているか
Accounting	金銭管理	日々の金銭管理ができていれば可
Food prep	炊事	献立，準備，給仕，片付けのすべてができるか
Transport	移動	自家用車の運転または公的輸送機関の利用
Telephone	電話	かけるまたは受けるのいずれかで可
Taking meds	服薬管理	正しい用量を正しい服用方法で内服できるか

※1：「DEATH」は不適切との指摘がある．Hygiene→Bathingに変えて，オリジナルKatz IndexにあるContinence（排泄コントロール）を加えて「ABCDE-T」と覚える方法を提案したい
※2：IADLの評価項目を「SHAFT」としているものを散見するが，特に服薬管理はIADL評価において重要であり，ぜひ「シャフト〜（SHAFTTT）」と覚えてほしい
BADL（basic ADL：基本的日常生活動作）
IADL（instrumental ADL：手段的日常生活動作）
文献5，6を参考に作成

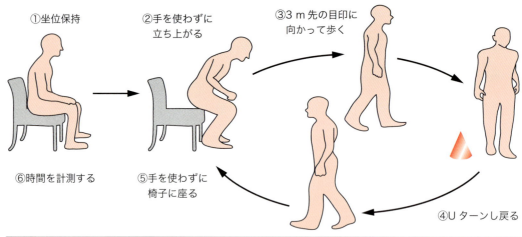

方法	評価項目
①両足が床に着くように椅子に座っている状態	椅子に安定して座っているか（バランス）
②椅子から手を使わずに立ち上がる	両手を使わず反動をつけずに1回で立ち上がれるか（筋力）
	立ち上がった後すぐに不安定にならないか，補助具を必要としないか（バランス） ※補助具が必要な場合，適切に用いているか
③3m先の目印に向かって，いつも歩いている速さで歩く	〈歩き出し〉歩き出しにためらい・困難さはないか（歩行）
	〈歩行中〉スタンスは適切か，歩幅は適切か，左右差がないか，足は床から完全に上がっているか，直進できているか，腕振りは十分か，体幹の揺れはないか（歩行） ※補助具が必要な場合，適切に用いているか
④3m地点の目印を180°Uターンし，戻る	継続した一連の動きでUターンできるか，安定しているか（バランス）
⑤手を使わずに椅子に座る	両手を使わずゆっくりと座れるか（筋力）
⑥要した時間を計測する	20秒以上は転倒ハイリスク ※80歳以上高齢者の平均が11〜12秒
⑦以上の指示に従うことができる	（認知機能評価）

図3 timed up & go testと評価ポイント

2 可動性評価

可動性を評価する信頼性の高いツールとしてTimed Up & Go（TUG）Testがある（図3）[7]．特に転倒をくり返す危険の高い患者には，下肢筋力，バランス，歩行の障害の評価は欠かせない．

3 簡易認知機能評価

限られた時間のなかで，信頼性の高い評価をするために，Mini-cog test[8]をお勧めしたい（図4）．この3分以内に行うことのできる認知機能評価のスクリーニングツールは，認知機能障害の発見にMMSE（mini mental state examination：ミニメンタルステート検査）と同等の感度・特異度をもつことが知られており[9]，見当識の評価とあわせれば，外来診療においても短時間で認知機能を評価できる．より簡便な6 item screener[10]も，より時間制限の厳しい救急外来での認知機能障害の発見に有用であることが示されている[11]．これは，Mini-cog testと同様の3つの言葉（3分後に想起で各1点）と3つの見当識（年，月，曜日）の6点満点で評価するテストで，3つ以上間違ったときの認知症に対する陽性尤度比は7.4である．

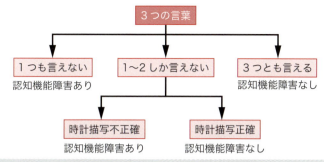

図4 Mini-cog testの方法と評価
文献8より引用

表4 5-GDS

①毎日の生活に満足しているか？
②毎日が退屈だと思うことが多いか？
③自分が無力だと思うことが多いか？
④外出したり何か新しいことをするよりも家にいたいと思うか？
⑤生きていても仕方がないという気持ちになることがあるか？

2点以上ならうつの疑い
5-GDS：5-item geriatric depression scale

　急性疾患を有する高齢者は来院時すでに意識変容をきたしていることも少なくないので，来院時の評価とともに，調子が悪くなる前の状態との比較を意識した評価が大切である（**第3章-1参照**）．

4 うつ（気分障害）の評価

　うつの迅速スクリーニングの二項目質問紙法PHQ-2でも65歳以上の高齢者を対象にした抑うつに対する感度は100％に近かったとする報告もある[12]．しかし，高齢のうつ患者では，病歴聴取に非協力的な場合や，うつの自覚がなくもっと曖昧な訴えで受診することも多い．曖昧な高齢者のうつを診断するためのツール，geriatric depression scale（GDS）の簡易版5-GDSはGDSと同等の感度特異度を有することが知られている[13]（**表4**）．

5. 「高齢者」を意識したプロブレムリストを立てる[3]

1 QOL改善をゴールに据えたプロブレムリスト

　4で得た情報をもとにプロブレムリストを立てるが，高齢患者であることを意識してリストを立ててほしい．つまり，複数の病態・疾患が絡み合って1つの症状を呈していることを常に意識

してつくる必要がある．不確実性を嫌うわれわれは，例えば食欲不振で受診した高齢患者に胸部陰影とCRP高値があり，低ナトリウム血症があると，プロブレムとしての食欲不振がいつの間にかなくなり，#1 肺炎，#2 低ナトリウム血症となってしまう．しかし実際にその患者のQOLを大きく左右している食欲不振には，嚥下障害，義歯不具合，抑うつ，便秘，内服薬の有害事象，社会的孤立などといったさまざまな問題が内在しうることを意識することができると，（肺炎の診断が正しいと仮定して）#1 食欲不振，#2 肺炎，#3 低ナトリウム血症…と続き，#2や#3は#1の要因の1つとのとらえ方が可能になる．**第1章-2**で，高齢者システムレビュー（多臓器横断的な評価と介入）として詳説する．

2 内服薬を正当化する

患者が内服している薬剤のすべてに診断があるはずである．診察時に把握されている医学的問題とすべての内服薬をマッチさせていくことで，適正処方か否か，薬剤間の相互作用，類似薬の重複，有害事象の可能性などについてチェックすることができる．特に入院時はそのよい機会である（**第4章-1参照**）．

3 「プロブレム」とはQOLを障害しうるものすべて

プロブレムリストには，医学的問題のみならず，機能的，精神的（認知・感情），社会的問題についてもリストアップすることも大切なポイントである．QOLの維持・改善がゴールであることを考えれば，当然ともいえる．また，急性かつ根源的な問題からより慢性的あるいは機能的な問題へとリストアップしていき，最後は退院支援（**第3章-11参照**）やリハビリプラン，アドバンス・ケア・プランニング（**第1章-3参照**）へと続く．

おわりに

以上，急性期医療現場で高齢者の全体像をつかむための包括的な評価方法を述べた．こうして構築されたプロブレムリストは他職種と共有され，多職種間の密接な連携（interdisciplinary teamwork）により治療介入が行われる．適切で効果的な介入のためには，医師であるわれわれによる包括的な評価，多職種間をつなぐに足るわれわれの知識と理解，そして円滑なコミュニケーションが必須であり，それができるのは君しかいないのだ！

文献・参考文献

1) Rosen SL & Reuben DB：Geriatric assessment tools. Mt Sinai J Med, 78：489-497, 2011
2) Murray SA, et al：Illness trajectories and palliative care. BMJ, 330：1007-1011, 2005
3) Rolfson D：Geriatric Giants Lecture Series：Frailty and Geriatric Assessment 2005
https://sites.ualberta.ca/~geriatri/Giants/texts/FrailtyandAging2005.pdf （2016年8月閲覧）
4) 「Geriatrics Review Syllabus 8th Edition」（Gail M, et al, eds）pp52-57, American Geriatrics Society, 2013
5) Katz Index of Independence in Activities of Daily Living
https://clas.uiowa.edu/sites/clas.uiowa.edu.socialwork/files/NursingHomeResource/documents/Katz%20ADL_LawtonIADL.pdf （2016年9月閲覧）
6) Lawton MP & Brody EM：Assessment of older people：self-maintaining and instrumental activities of daily living. Gerontologist, 9：179-186, 1969
7) Fleming KC, et al：Practical functional assessment of elderly persons：a primary-care approach. Mayo Clin Proc, 70：890-910, 1995

8) Borson S, et al：The mini-cog：a cognitive 'vital signs' measure for dementia screening in multi-lingual elderly. Int J Geriatr Psychiatry, 15：1021-1027, 2000
9) Holsinger T, et al：Does this patient have dementia? JAMA, 297：2391-2404, 2007
10) Callahan CM, et al：Six-item screener to identify cognitive impairment among potential subjects for clinical research. Med Care, 40：771-781, 2002
11) Carpenter CR, et al：The Six-Item Screener and AD8 for the detection of cognitive impairment in geriatric emergency department patients. Ann Emerg Med, 57：653-661, 2011
12) Li C, et al：Validity of the Patient Health Questionnaire 2（PHQ-2）in identifying major depression in older people. J Am Geriatr Soc, 55：596-602, 2007
13) Hoyl MT, et al：Development and testing of a five-item version of the Geriatric Depression Scale. J Am Geriatr Soc, 47：873-878, 1999

プロフィール

関口健二（Kenji Sekiguchi）
信州大学医学部附属病院総合診療科/市立大町総合病院総合診療科
CGAって急性期医療では使いにくいですよね．でもよりよい高齢者診療のためには「CGA的マインドセット」は欠かせません．本稿がそのマインドセットをもつきっかけになれば嬉しいです．

第1章 総論：高齢者診療のキホンを教えてください

2. 高齢者特有の問題を理解する

狩野惠彦

> **Point**
> ・高齢者のなかにはフレイルとよばれる予備能の低下した患者層が存在する
> ・老年症候群と呼ばれる問題の多くは，複数の要因が絡みあって起こっている
> ・高齢者特有の問題を評価するときに高齢者システムレビューの活用は有用である

はじめに

　周知のとおり，高齢者の診療は若年患者の診療と比べさまざまな点において複雑であることが多い．疾患の発症様式が非典型的なことが多かったり，患者本人からの病歴聴取が難しかったりなど，診療に苦慮する要因は多い．また基礎疾患が多く，それらが複雑にかかわりあってくることもある．その他にも家族との関係，介護の必要度といった社会的問題が医学的問題にかかわってくることもある．しかし，世界一の高齢化社会を有するわが国において診療を行う以上，高齢患者の診療は避けてはとおれない．

　本稿ではそのような高齢者の診療において，高齢者によくみられる特有の問題，またそれらの問題に対してのアプローチに関して概略を述べたい．

1. 高齢患者の特徴

　一口に高齢患者といってもさまざまである．基礎疾患が少なく若年患者と大差ない患者もいれば，多くの基礎疾患をもち生活機能の低下もきたしている患者や，生きていくのに介護が欠かせない患者もいる．

　しかし，加齢とともに，個人差こそあれ原則すべての臓器システムにおいてホメオスタシスの低下，つまり身体の恒常性を保つ予備能の低下が起こっている[1]．例えば，若い頃は多少身体が脱水気味になっても，水分の経口摂取や尿の濃縮など無意識で対処できたものが，高齢になると腎前性の腎不全を起こしたり，電解質異常を起こしたりすることもある．若い頃は，インフルエンザにかかってもすぐに回復できたものが，高齢になると回復により日数がかかるといったこともある．この予備能の低下は当然個人差があり，それまでどれくらいのリスク因子にさらされてきたか，どんな慢性疾患を保有しているかなどによっても大きく異なる．

　例えば，基礎疾患のない若年患者が肺炎を起こした場合は，呼吸器症状が前面に出る．しかし，

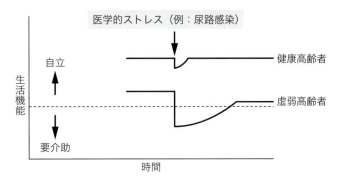

図1 「フレイル」な高齢者の生活機能レベルの変動
文献2より引用

　高齢患者の場合は，各臓器システムの予備能が低下しているため，その予備能の低下具合によって症状の出方が変わるのである．肺炎を起こしていても，せん妄や尿閉，転倒・骨折といった症状のため受診するといった「非典型的」な発症様式をとるのはこのような背景があるためである．

2. 「フレイル」な高齢者

　近年，高齢者診療においてフレイルという言葉を耳にする．英語でfrailやfrailtyとして使われるこの言葉は「か弱い，痩せ衰えた，脆い」とか「弱いこと，虚弱，はかなさ」といった言葉に訳される．**高齢者のフレイルとは，何か小さな医学的ストレスや変化（新しい薬の開始，軽い感染症など）の結果，著しい健康状態の変化（ADLの低下など）を呈しやすくなる状態，つまり脆弱性のことを指している**[2]．同じ高齢者であっても，もともとの生活機能レベルも高く，小さな病気をしても生活機能をそれほど落とすことなく元のレベルに容易に戻すことができる人もいる．しかし，「フレイル」な高齢者では，たとえ些細な出来事であっても，その影響で大きく生活機能を落とし，またその後の回復に時間がかかり，場合によっては元の生活機能レベルまで戻ることができないという事態が起こりうるのである（図1）．当然このようなエピソードをくり返すことにより徐々に生活機能が落ちていくということもよく起こる．また，後述する老年症候群を発症することでフレイルの程度が悪化し，別の老年症候群を引き起こすという悪循環に入ることも稀ではない（図2）．

　この「フレイル」とよばれる状態は単純に加齢だけでは生じないものの，加齢に伴い生じるさまざまな慢性疾患，それに伴う服薬，また環境的・教育的・精神的背景などが影響して起こりうるのである．一般に85歳以上の1/4〜半数は「フレイル」の状態であると推定されており，これらの群では，転倒やADL低下，施設入所，死亡のリスクが格段に高いと考えられている[2, 4]．

3. 老年症候群

　老年症候群という用語も日常診療においてしばしば使用される．しかし，この言葉に明確な定義は存在しない[2, 3]．一般に高齢者にみられる，どの疾患カテゴリーにも分類されない病態をこ

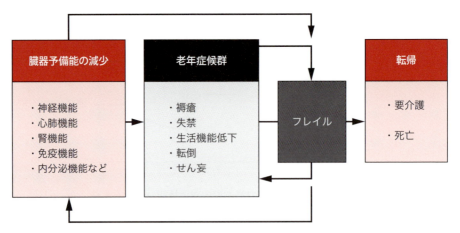

図2 老年症候群とフレイルの悪循環
文献3より引用

のようによぶ．アメリカ老年医学会のホームページでは老年症候群の箇所に認知症，せん妄，尿失禁，聴覚・視覚障害，低栄養，摂食障害，骨粗しょう症・骨軟化症，転倒・歩行障害，めまい・失神，褥瘡，睡眠障害をあげている[5]．しかし，論文やレビューなどでは上記以外にもさまざまな症状が老年症候群としてとり上げられ，議論されている．

一般的に「症候群」というものは，「疾病・疾患」とは異なり病因や病態生理がはっきりしないことがあるものの，複数の臨床的なサインや症状の組合わせによって定義されるものを指す．一方で老年症候群は複数の病因が存在し，それらが複雑に関連し合いながらその結果として1つの症状をきたす様相を呈する（表1）[1]．たとえば，老年症候群としての急性意識障害は若年患者に比べ新しい脳病変によるものである頻度は低い．老年症候群としてのうつ病も大抵の場合，単に精神疾患の結果起こるものではない．尿失禁や，転倒，失神も単に膀胱障害や神経症，心疾患のみで説明可能という場面は少ないのである．また老年症候群は一般の症候群と違い，異なる老年症候群間で病因が重複することが多いという特徴がある．このため背景に潜んでいる複数の要因・病因を丁寧にアセスメントし，一つひとつを治療していくことが重要になる．この，**複数の要因・病因が重なり合った結果として症状が出現するという考え方**が，高齢者診療において非常に重要になる．

具体例をみてみよう．

症例

87歳，男性．軽度認知症，白内障，難聴，高血圧，変形性膝関節症，不眠の既往がある．降圧薬，利尿薬，睡眠薬を服用している．尿失禁があったため最近抗コリン薬が追加された．ADLは自立しているが膝の痛みの影響もあり歩行に時間がかかる．最近つじつまの合わないことを言うことが増え，認知症が急に進んだのではないか，と家族に連れられ受診した．

診察にてせん妄と診断された．また他にも最近転倒することが多くなっていること，抑うつ気分があることもわかった．

上記患者のもつせん妄，転倒，尿失禁，抑うつ気分などは老年症候群にあたる．これらを評価

表1 「疾患」・「症候群」・「老年症候群」の違い

		病因	病態生理	症状・徴候
疾患		わかっている	わかっている	発現の仕方がさまざま
症候群	例①慢性疲労症候群	わかっていない	わかっていない	定義された症状や徴候
	例② Cushing 症候群	わかっていない	わかっている	定義された症状や徴候
	例③ Marfan 症候群	わかっている	わかっていない	定義された症状や徴候
老年症候群		複数の因子	複数の病態生理が関連しあう	1つの症状

文献1を参考に作成

すると下記のようなリスク因子があげられる．

> 転倒の病因：睡眠薬，降圧薬，抗コリン薬，利尿薬，視力低下，歩行障害
> せん妄の病因：認知症，睡眠薬，抗コリン薬，視力低下，聴力低下，歩行障害
> 排尿障害：利尿薬，視力低下，歩行障害
> 抑うつ気分：視力低下，聴力低下，歩行障害

　この患者のせん妄に関しては抗コリン薬投与開始がきっかけにはなっていると考えられるものの，その素地に認知症や，睡眠薬服用，視覚・聴覚障害，歩行障害などの複数のリスク因子があげられる．このような場合は，抗コリン薬を中止するのみならず，眼鏡による視力の調整，白内障の手術の考慮，補聴器などの考慮，歩行障害を改善するための歩行補助具の提案や，疼痛コントロールといった治療も重要になるのである．また，転倒，排尿障害，抑うつ気分といった他の老年症候群に関してもリスク因子に重複している項目は多い．

4. 高齢患者へのアプローチ

　高齢患者の診療においては，一般的な診療のアプローチとは少し異なる方法で問題を整理すると有用なことがある．若年患者を診察する場合，原則1つの疾患が原因となり，複数の症状，病態が出現していると考える．それゆえに，患者が有する症状，病態からどのような疾患が鑑別にあげられるかを考察し，確定診断へと至るために，さらなる情報収集や，検査を行うというプロセスをたどる．

　しかし，高齢者の有する問題のなかには前述したように複数の要因が重なり合った結果として出現する老年症候群が存在する．これらは，原因の疾患が1つ存在し，それを治療すれば軽快するということはむしろ少ない．それよりも，これらの症状，病態に関連しうる要因を多角的な目線からリストアップし，可逆的な問題・要因に対し一つひとつ丁寧に介入していくという地道なアプローチが有用であることが多い[4]．このようなアプローチを行うために**高齢者システムレビュー**（geriatric review of system）という手法が用いられる．

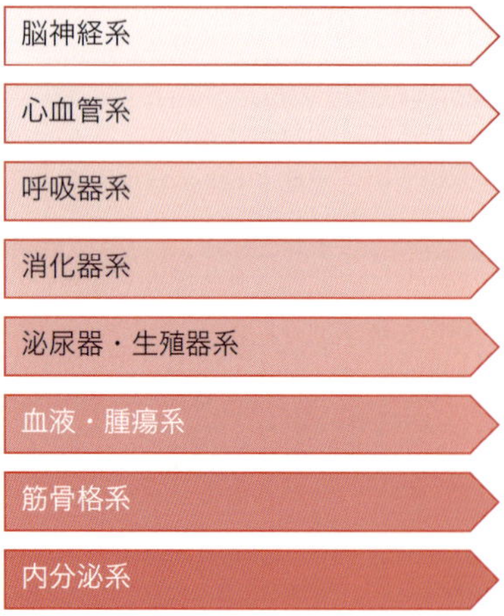

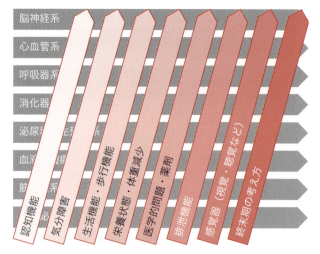

図3 内科的アプローチ
一般内科の診療では，図に示したように臓器別に問題点を整理して考察する手法を用いることが多い．

図4 老年医学的アプローチ
高齢者の診療では，一般内科とは少し異なる切り口から問題点を整理し，考察する手法を用いる．

5. 高齢者システムレビュー（geriatric review of system）

　一般内科の診療において私たちは臓器システムごとに問題を整理していく手法を用いるのが一般的である（図3）．患者の脳神経系はどうか？ 心血管系は？ 呼吸器系は？ 消化器系は？ というふうに各システムにどのような問題があるのかを整理していく手法である．一方，高齢者診療においては高齢者システムレビューと呼ばれる独特のアプローチを用いることにより，問題を整理する手法を用いる（図4）．高齢者によく生じる問題点を項目別に整理し，一つひとつ問題の有無を確認する[6]．認知機能はどうか？ 気分障害はないか？ 身体機能はどうか？ 食欲はあるか？ 排泄に問題はないか？ といった問題点について項目別に一つひとつ患者もしくは介護者に確認するシステムレビューである．これは高齢者診療で一般に行われる高齢者総合機能評価（comprehensive geriatric assessment：CGA）とよばれる高齢患者の総合的な評価のなかで用いられることが多い．一度にすべての情報を収集しようとすると時間がかかることがあるので，複数の機会にわけて情報を収集することもある．この作業を行うことにより高齢者によく起こる問題点を網羅することができる．

　このようなアセスメント法により患者，もしくは介護者もまだ問題点として認識しはじめていなかった事柄にも焦点を当て，早期に介入を開始することが可能になる．これにより一つひとつの問題が絡み合い複雑化し，老年症候群として出現する前に，また，高齢患者の生活機能低下という形で出現する前に，早期に各問題に対して対処することが可能になるのである．高齢化社会が進むなか，可能な範囲での高齢者の生活機能維持は重要課題である．そのため，早期に各問題点を拾い上げ，対処していくことは，老年症候群の出現，フレイルの進行，またこれらの連鎖や悪循環を早期に断ち切ることにつながり，とても大切なことなのである．

おわりに

　高齢者診療のゴールの1つは高齢者の生活の質をできるだけ維持することである．述べてきたように，老年症候群とよばれる問題は，1つの原因があり引き起こされているという性質のものではなく，複数の問題が積み重なることによって引き起こされていることが多い．このために，全体像をみながらも小さな問題でも一つひとつにスポットをあて評価し，可逆的なものを治療していくという一見地道な作業が，老年症候群の治療や予防，生活機能維持のために大切なのである．

文献・参考文献

1) Olde Rikkert MG, et al：Geriatric syndromes：medical misnomer or progress in geriatrics? Neth J Med, 61：83-87, 2003
2) Clegg A, et al：Frailty in elderly people. Lancet, 381：752-762, 2013
3) Inouye SK, et al：Geriatric syndromes：clinical, research, and policy implications of a core geriatric concept. J Am Geriatr Soc, 55：780-791, 2007
4) Fried LP：Frailty.「Geriatrics Review Syllabus, 8th edition」(Durso SC & Sullivan GM, eds), pp196-201, American Geriatrics Society, 2013
5) The American Geriatrics Society：Continuing Professional Education Mission and Goals Statement http://www.americangeriatrics.org/about_us/resolving_conflicts_of_interest/missiongoals/
6) Elsawy B & Higgins KE：The geriatric assessment. Am Fam Physician, 83：48-56, 2011

プロフィール

狩野惠彦（Shigehiko Karino）
厚生連高岡病院総合診療科
2001年金沢大学卒業．2008年に渡米，ハワイ大学内科レジデンシー，老年医学科フェローシップ，医学教育フェローシップ，デトロイトメディカルセンター感染症内科フェローシップを修了し2015年に帰国．同年11月より現職．

第1章 総論：高齢者診療のキホンを教えてください

3. アドバンス・ケア・プラニング（ACP）をはじめよう！

許　智栄

● Point ●

- アドバンス・ケア・プラニングは「死」についての話と誤解しない！
- 元気だからこそ，アドバンス（前もって）で話し合いを開始する．「元気だからしていない」は卒業する
- いきなり，結論や選択を迫らない．段階を踏んで話し合いを進める

はじめに

　高齢患者に，最後まで，その人らしい人生を歩んでもらうことは，総合診療医である私たちの願いである．でも，残念ながら，まだまだこの願いが行き届いていない現状が，私たちの目の前にある．

症例
　ある日のER．診療所から93歳女性の転送依頼．肺炎の疑いがあるという．
　救急医：今後の方針とか，急変したときのことって決まっていますか？
　かかりつけ医：そんなのしていないですよ．まだまだ元気ですから．

　患者にとっての非日常が日常であるERにいると，社会の問題がよくみえる．高齢救急患者が増えている現在，今後の方針もなく，状態が悪くなっては担ぎ込まれることをくり返す高齢患者を多く見受ける．これが本当の意味で患者が望む医療であるとは思えない．ただ単に，デフォルトである救命をくり返しているだけの医療．どのようにすれば，この矛盾を解消し，患者に寄り添った医療を提供できるのだろうか？　その答えは，私たち総合診療医が握っており，そのためのツールがアドバンス・ケア・プラニング（advance care planning：ACP）であると考える．

1. まずはACPについて知ろう

1 ACPとは？

　ACPとは，患者の価値観や生きがいなどを共有し，特に深刻な状態であったり，終末期であったりする場合において，患者が受ける医療のゴールを設定する「過程」[1]のことである．
　あくまで過程であり，いつでも患者本人の意思で変更可能であり，特定の書面などを指すもの

ではない．do not attempt resuscitation（DNAR）をACPと混同していることがあるが，これは完全な誤解であり，DNAR意思はACPの一部である．

もちろん，過程のなかで特に決めておくべきとされる項目（表1）がある．大切なことは話し合いの過程で共有している価値観であることを忘れないでほしい．

> ●**ここがピットフォール：ACPは死ぬことを話し合うことと誤解するな！**
> 患者に「死」のことを話すのはつらく，患者も受け入れがたい．「死」の話し合いをすると，多くの場合は上手くいかず，家族から「なんてこと言うの！ おじいちゃんが死ぬとでも思っているの！？」と怒りを受けることもありうる．
> しかし，ACPの話し合いは決して「死」についてではなく，そこに至るまでの「生」のあり方を話し合っているので誤解しないように！ 患者や家族にもそのことを理解してもらうように努めよう．

2 なぜ今，ACP？

大きく2つの理由から，**ACPを高齢者診療の基本**ととらえて進めていかなくてはならないと考えられる．

1）声にならない患者の思い

まず，人生の最終段階や急変時に患者自身が意思表示を明確にすることはほぼ不可能で，アメリカで行われた退役軍人の調査では，約70％の人が意思決定能力を欠如している状態[2]であったとされている．したがって，**事前に何らかの形で思いを伝えておかなければ，自分らしい人生を全うすることは難しい**．

2014年に厚生労働省から出された「人生の最終段階における医療に関する意識調査」によると，自分の人生の最終段階における医療について話し合ったことがある割合は60歳以上で約半数，そのなかでこれらを書面にしておく方がいいと約65％の人たちが考えているが，**実際に行っているのはわずか6％であった**[3]．つまり，声をもっているのに，それが確実に届けられるようにはなっていない．高齢入院患者の55.3％と半数以上が医療者と自分の希望を話し合っているカナダでさえ，患者の希望と医療記録が一致したのはわずか30.3％であった[4]ということを考えると，日本の現状でいかに高齢者の声が医療現場に届いていないかがよくわかる．

2）受け皿のない人生の最後の場

高齢化社会を迎え，多くの人は自宅での最後を望んでいるにもかかわらず，病院での死亡が増え続ける日本[5]．しかし，このままでは2030年にかけて非常に悩ましい状況を迎えると，厚生労働省も考えている．図1は，約40万人の人生の最後の場が確保できない状況を迎える危険があることを示している．

私たちの患者が，自分の人生の最後を行き場もなくさまよわないように，今から総合診療医がリードして準備をしていく必要がある．

2. ACPをはじめるタイミング

1 アドバンスの意味を重く受け止めよう

まず，「アドバンス」であって，アドバンスドではない．アドバンスド，つまり「上級者向け」

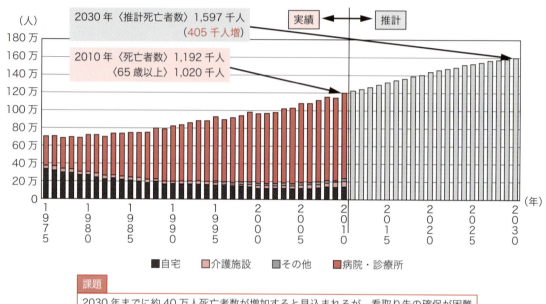

表1 ACPで確認しておくべき項目
・心肺停止状態での蘇生処置の希望
・重篤な状態での医療に対する希望
・経管栄養に対する希望
・代理の意思決定者

表2 ACPの現実的なタイミング
・健康診断や健康状態の変化
・認知機能障害, 初期の認知症の診断
・ケアの増加, 新たな機能低下
・退院後のフォロー時
・家族・社会状況の変化（例：伴侶の死亡）
・老人ホームや施設への入居時

課題
2030年までに約40万人死亡者数が増加すると見込まれるが, 看取り先の確保が困難

※介護施設は老健, 老人ホーム

図1 死亡場所別, 死亡者数の年次推移と将来推計
2010年（平成22年）までの実績は厚生労働省「人口動態統計」
2011年（平成23年）以降の推計は国立社会保障・人口問題研究所「人口統計資料集（2006年度版）」から推定
文献6より引用

と誤解している人をたまに見受けるがこれは完全な誤りである．「アドバンス」とは「事前」，つまり元気なときに落ち着いて考えることを意味する．元気な人に人生の最後の話を切り出すのは医師側に大きな抵抗があることも理解はできる．しかし，考えてほしい．つらく，しんどいときに話をするゆとりが，患者や家族にあるだろうか？ こういうときに話し合っても，どうしても話が短絡的になり，うまくいかないものである．話しづらい人には，表2¹⁾であげるタイミングが，比較的スムーズに話を切り出せるため，お勧めである．

2 「元気だから」は卒業しよう！

「はじめに」で出した症例，この93歳の患者が一体いつまで生きられるだろうか？ 非常に難しい問いであるが，あなたが，この患者に検診で推奨されているようなこと（例：大腸内視鏡）をやるかどうか迷ったとき，たとえ元気でも話し合いは開始されるべきである．なぜなら，こういった悩みの解決方法が話し合いでみえてくるからである．

表3　ACPをはじめるにあたり参考とする基準

SOFによるフレイル基準陽性
①この1年間で4.5 kg以上の体重減少（意図的なものは含まない） ②この1～2週間で，なんとなくやる気が起こらないことが3日以上ある ③手を使わずに，椅子から連続して5回起立することができない
以上で2項目以上はフレイルと判断．フレイルである場合，予後が限られる[7, 8]
MMSEおよび椅子からの起立試験の併用
男性：MMSEが24点未満ないし椅子から手を使わずに立てない 女性：MMSEが24点未満ないし椅子から手を使っても立てない 上記の場合は，できる人より予後が限られる[9]

SOF：study of osteoporotic fractures
MMSE：mini mental state examination（ミニメンタルステート検査）
文献7～9を参考に作成

「そんなこと言うと，後期高齢者のほとんどに話し合いをすることになり，時間がない」という意見が聴こえてくる．確かに，多忙な外来で全員に行うことは難しい．筆者は表3に示した基準に基づいて，優先順位をつけて，話し合いをはじめるよう心がけている．

3. ACPをはじめよう！

米国ではACPに診療報酬が認められるようになったが，日本はまだまだであり，外来でACPだけに時間をとって行うのは現実的でない．したがって，日頃から少しずつ話を進めていくことが大切である．

1 段階を踏もう

筆者が研修医のとき，「方針を決める」はつまり二者択一で，「挿管希望しますか？」「胸骨圧迫は？」というように，1つひとつの手技とそれに対する「Yes/No」をとることが話し合いと思っていたが，これは大きな間違いであった．しかし，研修医が患者や家族に話すのをみていると，このような話し合いがまだ行われていて，同じように苦労しているなと思うことが多々ある．

ACPはやはり禁煙指導などと同じで，いきなり結論を迫ってもうまくいくわけがない．禁煙指導で，いきなり「続けますか？ やめますか？」なんて聞くだろうか？ はじめは，喫煙に対する考え方や，いまの気持ちなどを共有するのではないだろうか？

ACPもこれと同じで，もっと大きな視点から話をはじめ，関心度によって段階を踏んで話を進めていくことが肝要である[1, 10, 11]．

2 ACPのステップ

【ステップ1～6】に沿ってACPを行う．

【ステップ1】心の準備や健康をどう思っているかを探ろう！

ACPを進めるには現状の認識が医師と患者で一致している必要がある．患者が自分の健康状態をどう理解しているか？ をまずは確認しよう．ずれがある場合は，まず修正することからはじめる．

> ● ここがポイント：高齢者の「もういつ死んでもいいわ」をうまく利用しよう
> 特に健康状態の話し合いの最中によく耳にするこの発言．これをそのまま笑って流さず，「本当に？ でもどうやって最後を迎えたいか考えたことある？ 一緒に考えてみる？」といった一言で，絶好の好機にするよう心がけよう．

【ステップ2】何を大切にしているのか？

現在の状況認識が一致したら，今度は患者の意思決定を手助けする際に最も大切な患者の価値観を確認する．価値観というと，漠然としていてとらえどころがないように思うが，ポイントは，いま何が大切か？ 何に生きがいを感じているかを大まかに共有してもらうことである．

【ステップ3】患者の考えを探る，「なぜ」を大切に！

現状の認識と価値観がある程度共有できたら，具体的な状況を例にして，どんな医療を受けたいかなどの話し合いをはじめる．筆者は【ステップ2】で話し合った生きがいが，健康状態により持続できなくなった場合や時間が経って生きがいとならなくなった場合に，どうしたいかを確認することからはじめている．

このステップでの話し合いに正解はない．しかし，患者の発言を単純に受け止めるだけでなく，「なぜ」をくり返すことで，話が深まることが多い．例えば，「最後は病院で」という発言に対し，そのまま受け止めるだけでなく，「なぜ」との質問に「痛みや苦しみは嫌だから，病院で治療してほしい」という返答があれば，本質は「病院で最後を迎える」ではなく「痛みや苦しみへの恐怖」であると理解できるからである．このように「なぜ」をくり返し，掘り下げてほしい．

【ステップ4】具体的な指示を確認しよう！

【ステップ3】の話し合いを深めたうえで，Physician Orders for Life-Sustaining Treatment (POLST，図2：生命維持治療に関する医師の指示書)[12, 13]に沿って話を具体的に進めることが整理しやすいと考えている．POLSTの構成は以下の3点であり，それぞれの注意点を簡単にまとめる．

> ①心肺停止状態で希望する処置
> ②呼吸や脈がある場合に希望する，大まかな治療方針
> ③人工栄養について

〈注意点〉

① ：蘇生処置を望む場合は，基本的に②・③は積極治療となる．なぜなら，蘇生後には通常集中治療が必要であり，集中治療はいらないが蘇生処置はしてほしいということは矛盾するからである．そういった考えの場合は矛盾を優しく指摘するとともに，なぜ蘇生だけ希望するかを掘り下げて質問する．

② ：一番難しいところであるため，時間をかける．【ステップ2】で共有した価値観を例にとり，いま大切にしていることができなくなるような疾患になった場合にどう思うか，どういったことを治療のゴールにしたいかを確認する．

> 〈3つの選択肢を用意〉
> 1) 緩和を目的とした治療：苦痛緩和を主たる目的とする
> 2) 限定的な医療：苦痛緩和に加えて，低侵襲な治療（点滴，抗菌薬など）
> 3) 積極的な医療：1），2）に加えて，人工呼吸器などの集中治療を含む

JAPANESE	HIPAAは必要に応じて他の医療専門家に対するPOLSTの開示を認めています

延命治療に関する医療提供者指示書（POLST）-HAWAI'I

まず本指示書を「最優先」して従って下さい．その後患者の医療提供者に連絡して下さい．本医療提供者指示書は患者の現在の病状と希望に基づいています．未記入の項目がある場合は，その項目に関しては最大限の治療を希望するものとします．すべての人は尊厳と敬意を持って治療されなくてはなりません．

患者の姓

患者の名前

生年月日　　　　　　　　　フォーム作成日

A （一つ選んでチェックをつけてください）

心肺蘇生（CPR）：　　**脈拍がなく，呼吸が停止している患者

☐ 蘇生術を試みる（CPR）　　☐ 蘇生術を試みない（DNAR）（自然死を希望）
（セクションB：最大限の治療処置を希望）
患者に脈がある場合は，セクションBおよびセクションCの指示に従ってください．

B （一つ選んでチェックをつけてください）

医療行為：　　**脈および/または呼吸のある患者

☐ **緩和的処置のみ**　痛みや苦しみを緩和するために，あらゆる方法での投薬，体位変換，傷の手当て，その他の処置を希望する．緩和に必要な場合は，酸素投与，吸引，および手を使った気道閉塞の対処法を行う．現在の場所で症状が緩和できない場合は，搬送する．

☐ **限られた範囲の追加医療処置**　上記の処置を含む．指定した医療処置，抗生剤，点滴をする．気管への挿管はしない．負担の少ない呼吸の補助を考慮する．（例えば，持続的気道陽圧（CPAP）または二相性気道陽圧（BiPAP））指示のある場合は，病院へ搬送する．集中治療は避ける．

☐ **最大限の治療処置**　上記の処置を含む．指示に従って，気管への挿管，高度な気道確保，人工呼吸器，除細動/電気的除細動器の使用を行う．指示のある場合は病院に搬送する．集中治療も行う．

その他の指示：_____
_____

C （一つ選んでチェックをつけてください）

人工栄養補給：可能であり望ましい場合は，食物および液体を口から摂ることを勧める．
（次ページの栄養＆水分補給に関する指示を参照してください）

☐ 経管栄養補給を行わない．　　☐ 指定した試行期間のみ経管栄養補給を行う．
☐ 長期的経管栄養補給を行う．　目標：_____
その他の指示：_____

D （一つ選んでチェックをつけてください）

署名および症状の概要　　話し合い参加者：

☐ 患者または　　☐ 法的代理人（LAR）．LARにチェックした場合は，以下のボックスもひとつチェックしてください．
☐ 保護者　　☐ 医療委任状に指名された代理人　　　　　　　　　　☐ 患者が指名した代理人
☐ 関係者の合意のもと選ばれた代理人（セクションEに署名してください）　☐ 未成年者の親

医療提供者の署名（ハワイ州で免許を受けた医師/APRN）
下記に署名をすることによって，本治療指示書が私の知る限り，患者の病状および治療要望に従ったものであることを表明します．

医療提供者の氏名	医療提供者の電話番号	日付
	医療提供者のライセンス番号	

患者または法的代理人の署名
下記の署名は，本書に記入した治療指示/蘇生方法が，私の希望に沿ったもの，または（LARによる署名の場合は）本書の対象者である患者の利益を最優先し，患者が表明した希望に沿ったものであることを表明するものです．

	氏名（活字体）	本人との関係（患者は「本人」と記入）
病状の概要	医療機関使用欄	

患者の移送時または退院時には本書と共に送り出すこと

（次ページに続く）

図2　ハワイ州公式POLST
日本語版は説明のみを目的とするものであり，正式なPOLSTフォームとしては使用できません．
署名入りのハワイ州POLSTフォームは，救急隊員が読んで指示を理解する必要があるため，英語で作成されていなくてはなりません．
文献12より転載

HIPAAは必要に応じて他の医療専門家に対するPOLSTの開示を認めています			
患者の氏名		生年月日	性別　男　女
患者の緊急時連絡先または法的代理人			
氏名	住所		電話番号
指示書を作成した医療専門家	作成者の役職	電話番号	指示書作成日

E　関係者の合意のもとに選ばれた代理人
（法的代理人についてはセクションDに概要が示されています）

わたしは，偽りの場合には偽証罪に問われることを承知の上で，本書に記載されている患者の法的代理人を務めることを，ここに宣言します．患者は主治医によって意思決定能力に欠けるとの診断を受け，医療代理人，司法当局が指定した保護者，患者が指定した代理人が存在しないこと，あるいは医療代理人，保護者，指名代理人が必要に応じることができないことを確認しました．主治医または医師の被指名人は，実践できる範囲内で最大多数の関係者を見つけるほどほどの努力を行いました．また，当該関係者に対し患者が意思決定能力に欠けること，患者の意思決定代理人を選ばなければならないことを通知しました．その結果として，ハワイ州修正法§327E-5に基づきわたしが患者の意思決定代理人として選ばれました．わたしは，以下のセクションCをよく読み，人工水分／栄養補給の一時停止または中止の決定に対して課される制限を理解しました．

	氏名	本人との関係

医療専門家に対する指示

POLSTの作成
- 患者の意思および医療情報に基づいて医療専門家が作成しなくてはなりません．
- POLSTはハワイ州で免許を受けた医師または上級実践看護師（APRN）および患者本人または患者の法的代理人の署名がないと有効になりません．医療提供者の口頭による指示は受け入れられません．
- オリジナルフォームを使用されることを強くお勧めします．署名入りPOLSTフォームの写真複写およびFAXも法的に有効です．

POLSTの使用
- POLSTの未記入セクションは，当該セクションの治療全てを許容することを意味します．

セクションA：
- 「蘇生術を試みない」を選んだ人には除細動器（自動体外除細動器を含む）は使用されません．

セクションB：
- 現在の場所において苦痛の緩和ができない場合は，「緩和的処置のみ」を選択した人を含めて，苦しみの緩和ができる施設へ搬送されます（股関節部骨折の治療など）．
- 緩和を目的とした点滴投薬は「緩和的処置のみ」を選択した人にも適切な場合もあります．
- 点滴による水分補給を希望する人は，「限られた範囲の追加治療処置」または「最大限の治療処置」を選択してください．

セクションC：
- 患者または法的代理人は人工栄養／水分補給に関する意思決定を行います．しかし，患者に指名されていない代理人（関係者による合意に基づいて選ばれた代理人）は，主治医および主治医以外の医師が患者の診療記録から人工栄養／水分補給の実施または継続が死期を延ばすだけであり，患者が将来神経性の反応を示さない可能性が高いことを確認した場合のみ，人工栄養／水分補給の一時停止または中止を決定できます．HRS§327E-5．

POLSTの再検討
POLSTは定期的に再検討することをお勧めします．再検討が推奨されるのは次のような場合です．
- 患者が他の医療環境または医療レベルに移されるとき．または
- 患者の健康状態に大きな変化があった時．または
- 患者の治療方針に関する要望が変わった時．

POLSTの修正と取り消し
- 意思表示能力のある患者，または患者に能力のない場合は法的代理人は，治療計画の変更を希望し，何時でもPOLSTを取り消すことができます．変更の意思はあらゆる方法で通知することができます．
- POLSTフォームを取り消すまたは変更するには，オリジナルフォームとすべてのコピーのセクションAからセクションEまでに線を引き，大きな文字で「取り消し（VOID）」と記入します．取り消し線に署名し日付を記入します．修正した新しいPOLSTフォームを作成します．
- 患者の医療提供者は，患者を医学的に評価し，患者の現在の健康状態や治療の目的に基づいて，新しい治療指示について助言を与えることができます．

Kōkua Mau-Hawai'i Hospice and Palliative Care Organization
Kōkua Mauはハワイ州におけるPOLST利用を推進しています．POLSTのコピーと詳細情報については，www.kokuamau.org/polstからダウンロードできます．このフォームは2014年7月に保険局に採用されました．
Kōkua Mau・PO Box 62155・Honolulu HI 96839・info@kokuamau.org・www.kokuamau.org

患者の移送時または退院時には本書と共に送り出すこと

（前ページの続き）

図2　ハワイ州公式POLST

③：やはり②と同じような状況で食べられなくなった場合に人工栄養を希望するか確認する．

②と③はやや具体的な状況を想定しているため，可能であればいろいろな状況（例：脳出血後遺症で意識なく寝たきり，病の末期ではあるが身体機能は保たれている）でも確認してみるとよい．

また，ここで話した内容は，家族や代理意思決定者と共有することが望ましい．

【ステップ5】患者の一番の理解者で代弁者は？

ACPのもう1つの柱は，患者自身が意思決定できなくなったときに，誰を代理決定者にするかであり，これを確認する．

【ステップ6】まとめと今後

これまでの話し合いをまとめて，診療録に記載すること．POLSTのような書面にすることができればなおさらよいが，診療録に記載して印刷し，医師・患者の両者がサインをするという形でも十分であると考える．

● Tips

① まだ巻き込んでいないなら，大切な家族や代理意思決定者をこの段階で巻き込む．医師・患者だけでなく，患者を支える環境にも共有してもらうことが大切で，対立が生まれる場合はその調整に努力する．

② 必ず，「これで終わりではなく，いつでも変更可能で，考えが変わった場合はいつでも話し合いに応じる」ことを伝える．

③ 何らかの書面にした場合は，医師の連絡先を明記すること．また患者にこの書面をすぐわかるところに置いておくように伝えること．

4. ACPは総合診療医の必須スキル

ACPの効果はすでにさまざまな観察研究で証明されてきたが，2010年に患者数309人（年齢80歳以上）と小規模であるものの，はじめて，RCTがオーストラリアで出された[14]．結果，ACPを行った群では通常診療群に比較して，人生の終焉での希望がより多く認知されており（80％ vs. 30％，$P < 0.001$），残された患者家族の不安やうつの発症率は低く，満足度も高かったという結果であった．

ここからいえることは，目の前の高齢患者が，人生の最後まで自分らしく生きることができるかどうかは，総合診療医の熱意とスキルにかかっているということであり，「ゆりかごから墓場まで」を専門とする医師の必須のスキルといえる．

おわりに

入院患者や外来の患者にこのような話をして，本人やその家族から拒否をされたり，怒られたりしたことはこれまで一度たりともない．多くの高齢患者は喜んでくれ，さらに深く，患者の考えを理解できる絶好の機会であるように考えている．皆さんも，高齢者医療の基本として，積極的に取り組んでもらいたい．

文献・参考文献

1) Lum HD, et al：Advance care planning in the elderly. Med Clin North Am, 99：391-403, 2015
2) Silveira MJ, et al：Advance directives and outcomes of surrogate decision making before death. N Engl J Med, 362：1211-1218, 2010
3) 終末期医療に関する意識調査等検討会：人生の最終段階における医療に関する意識調査報告書．厚生労働省，2014
4) Heyland DK, et al：Failure to engage hospitalized elderly patients and their families in advance care planning. JAMA Intern Med, 173：778-787, 2013
5) Nishie H, et al：Living will interest and preferred end-of-life care and death locations among Japanese adults 50 and over：a population-based survey. Acta Med Okayama, 68：339-348, 2014
6) 鈴木康裕：平成24年度診療報酬改定について．厚生労働省，2012
7) Kiely DK, et al：Validation and comparison of two frailty indexes：The MOBILIZE Boston Study. J Am Geriatr Soc, 57：1532-1539, 2009
8) Chamberlain AM, et al：Frailty Trajectories in an Elderly Population-Based Cohort. J Am Geriatr Soc, 64：285-292, 2016
9) Thinggaard M, et al：Survival Prognosis in Very Old Adults. J Am Geriatr Soc, 64：81-88, 2016
10) Emanuel LL, et al：Advance care planning as a process：structuring the discussions in practice. J Am Geriatr Soc, 43：440-446, 1995
11) Fried TR, et al：Stages of change for the component behaviors of advance care planning. J Am Geriatr Soc, 58：2329-2336, 2010
12) Provider Orders for Life-Sustaining Treatment
    http://www.kokuamau.org/polst（2016年9月閲覧）
13) Hickman SE, et al：Use of the physician orders for life-sustaining treatment program in the clinical setting：a systematic review of the literature. J Am Geriatr Soc, 63：341-350, 2015
14) Detering KM, et al：The impact of advance care planning on end of life care in elderly patients：randomised controlled trial. BMJ, 340：c1345, 2010

■ もっと学びたい人のために

1) 「Being Mortal：Medicine and What Matters in the End Gawande」（Gawande A），Metropolitan Books, 2014
   ↑安全という名のもとに制限される高齢者の自立やそのなかでの高齢者の思い，ACPの重要性を一般社会に説明している名著．米国のハワイ大学老年科でフェローを行ったが，この本との出会いは新たな境地で，目からウロコだった．ぜひ，一読を！

プロフィール

許　智栄（Ji Young Huh）
アドベンチストメディカルセンター家庭医療科
専門医：米国家庭医療専門医・米国老年科専門医・日本プライマリ・ケア連合学会認定医・日本救急医学会専門医
はてしない光の海，ゆたかに流れ行く風につつまれる沖縄で，大好きな家族と楽しく過ごしながら，この地のプライマリ・ケアに少しでも貢献できればと奮闘中です．

第2章 救急外来で困るあれこれ

1. ERですばやく患者把握するには？

許　智栄

●Point●

- 高齢者は非典型が当たり前．曖昧な症状でも緊急性判断は慎重に！
- 一般成人と同じと考えることなかれ．隠れた問題にも気を配る時間を覚悟せよ！
- 見た目に騙されないために，ある程度の検査は必要．エコーをうまく活用せよ！
- チームでアプローチが原則．必要な情報をとってもらい，共有すべし！

1. 高齢救急患者の評価に潜む危険

高齢の救急患者を単純に一般成人の延長で考えて対応することはできない．

1 非典型な症状や徴候

高齢者の場合，経過が非典型的になることはよく知られている．実際，教科書の典型症例はあまり経験するものではなく，もはや**典型症例**は，**高齢者では非典型**と考えていた方がよい．これまでの研究からわかっている非典型の2大横綱[1]は以下の2つで必ず押さえておきたい．

●ここがポイント：非典型の2大横綱

① 感染症なのに，発熱がない．
② 急性腹症や急性冠症候群（acute coronary syndrome：ACS）なのに，痛みがない．
高齢者のACSでは胸痛がなかったり，腹痛を主訴として来院し，急性腸炎と診断されて見逃されることもある．認知症患者で，こういった2大横綱になりやすいことも併せて理解しておく．

2 高齢者には隠れた問題がある

一見なんともない高齢の救急患者が，さまざまな身体的・社会的問題を抱えている[2]ことが実はよくあることだが，ERでは見過ごされている．時間制限，主訴と直接関連がないことがその要因である．

例えば，歩行困難．高齢救急受診患者の47％に認めたが，半数以上はなんの転倒予防もされていなかったという報告[2]がある．軽症肺炎の診断で帰宅させたはいいが，実はもともと歩行困難があって，転倒してしまい，骨折や頭部外傷に至るということは避けたいものである．このように，とりあえずの問題だけを解消しても，不十分な対応になってしまう危険が潜んでいる（第2

章-7，8参照).

このような隠れた問題のなかには，見逃されると予後に大きな影響を与えるものが存在する．その代表が**せん妄**であり，ERで多くの場合，見逃されてしまっている[3]．せん妄の見逃しは，**特に退院時に致命的なことにつながる**[4] ことがあるので要注意である．せん妄状態であるため，退院時指示が理解できずに悪化した場合，見逃した医師の責任は逃れられない．

3 緊急性の判断が難しい

高齢救急患者の主訴は曖昧なことが多く，約20％は「生活の不都合」という曖昧な受診理由であることが知られている．これらの主訴からは緊急性は想像もできないが，スイスのERでの研究では51％に急性の疾病が認められ，うち26％はバイタルサインの異常がないなどの理由でアンダートリアージとなっていたとされている[5]．一見なんともないような主訴，緊急性がないような主訴でも，油断は禁物である（第2章3〜6参照）．

2. ERでの高齢患者の評価

短時間でさまざまな患者対応を行うERでは，すばやく緊急性を判断し対応するような評価が求められる．しかし，高齢救急患者を「通常のER概念」だけで評価することは危険で，*1* でとりあげたピットフォールに陥りやすい．

では，どうすればピットフォールを回避しつつ，「すばやい」評価が可能なのか？

1 ERの大原則はABC

一刻を争う状況で，最も優先されることはABCの評価と対応であり，**高齢者であってもこの原則は変わらない**．例えば気管挿管といった処置を長期的にみると，ときに苦痛や苦悩をもたらす場合もあることをわれわれは知っているため，ためらい，「どこまでするの？」という考えが頭をよぎる．しかし，緊急時にこの判断をくだすことはほぼ不可能である．**できうることは，家族などの関係者に患者の意思表示（アドバンス・ケア・プランニング）があるかどうかを確認すること，ただその1点のみ**．なければ，ABC（気道・呼吸・循環）への一番ベストと思われる対応を行い，あればその意思表示に従う（第2章-2参照）．

なお，家族や関係者に状況を説明し，今後の方針の話し合いをはじめるのは，患者の状態が**秒や分単位ではなく，時間単位で安定する**ようになってからである．この話し合いのときのTipsは以下のとおりである．

①どれだけ忙しくとも，患者と家族には話し合いの場が大切な時間であることを忘れない
②患者中心の意思決定を行うため，短くてもいいから患者の背景（性格や生き様）をまず共有する
③状況を明瞭に説明する．厳しい状況でもお茶を濁さない
④「患者本人ならどういう決定をするか？」を家族と一緒に考える
⑤結論を急がない．ERのゴールは家族や関係者と話し合いをはじめること

2 ギアのチェンジ

　患者が話すことができ，評価にある程度の時間が許される状況では，ERの通常概念からギアを高齢救急患者にシフトすることが必要である．以下，高齢救急患者の評価における3つの心構えを紹介する．

> ①「短時間」ではなく，「急いてはことを仕損じる」．ある程度の時間を覚悟する
> ②「表在化した問題」だけではなく，「隠れた問題」にも気を配る．その場の対応だけでなく，帰宅後のケアにも気配りすることが治療効果を最大にする
> ③見た目に騙されない．慎重な鑑別，緊急性の判断を行う

3 高齢救急患者の評価のTips

1) 時間の天敵

　限られた時間における正確な病歴聴取の最大の障害が「難聴」と「認知症」である．満足度を得るにはないがしろにするのではなく，可能な範囲での病歴聴取を心がける．

> ①低く，大きめの声で，ゆっくりと歯切れよく．怒鳴らないよう注意する
> ②要点を簡潔に質問する
> ③集音器や老眼鏡の活用．可能であればERに整備する

　認知症の場合は，患者をないがしろにしないことが最も大切である．**痛みやつらさは訴えられるものであり，必ず患者本人から確認する**．また，周辺からの情報収集を行う場合も，可能な限り患者本人の許可を得るよう心がける．

2) CGA（comprehensive geriatric assessment 高齢者総合機能評価）

　「隠れた問題」を見落とさないためには，通常診療に加えて，ある程度一般的な評価を行うことが必要である．**この評価は，一見不必要にみえても，ER後の経過に影響を与えるため，ここで時間を短縮したい気持ちをぐっとこらえることが大切である．**

　注目されるのはCGAの概念[6〜8]であるが（第2章-8参照），ERで，全高齢患者に，完全なCGAを行うことは効率的でない．危険が高い高齢者に絞り込んで行うことがベストだが，現在，最も検証されているのはidentification of seniors at risk[9, 10]がある．詳しくは**第2章-8**を参照してほしい[11]．

　一方，ER版の簡易CGAは確立されていない．筆者は認知機能および運動性とADL機能が，特に予後に深くかかわる項目と認識し，最低限としてこれらの項目を可能な限り簡便に行うようにしている（**表1**）．これに加えてせん妄の評価は**第3章-3**を参照してもらいたい．

　大切なことは，評価を行ったうえで，起こりうる危険を分析し，次につなげていくことである．**多くの場合は，サポート体制の確立やプライマリ・ケア医との連携が求められることになる．**

3) 見た目に騙されるな！

　高齢者の身体診察もやはり困難をきわめる．「典型的なサイン」が高齢者では現れにくいこと，普段との違いがわかりにくく，見落としてしまうことがその原因としてあげられる．そのために見た目に騙され，軽症と判断してしまい，後でヒヤッとしたことは筆者も1度や2度ではない．特に騙されやすいケースを**表2**にまとめた．

　見た目に騙されないためには，ある程度の検査が必要である．そこで活用すべきはERでよく

表1 これだけは押さえておきたいERでのCGA

認知機能	minicog	
	3つの言葉の記銘と時計描きテストを組合わせる．短期記憶と実行機能を簡単に評価する．	
運動機能	five time sit to stand test（FTSS）	
	手を使わずに椅子から立ち上がり座る動作を5回．15秒以上で転倒のリスク大[12]．立ち上がれない場合はフレイルの危険あり[13]．	
ADL	DEATH	
	衣服の着脱（dress），食事（eat），歩行（ambulation），排泄（toilet）および衛生（hygiene）の5項目で自立度を評価．	

表2 誤解しやすい身体症状

項目	患者の状況	誤解
意識	意識障害がある	認知症によるもとの意識レベルと判断
	難聴で話が聞こえていないだけ	意識障害と判断
	失語で発語がないだけ	意識障害もありと判断
脈拍	薬剤の影響や生理変化で頻脈になっていないだけ	ショックでないと判断
血圧	高血圧患者で正常血圧	ショックでないと判断
呼吸音	肺の加齢による異常音	肺炎などと判断
腹部触診	筋性防御がない	腹膜炎がないと判断

表3 最初に集めるべき情報

- 基礎疾患，内服薬，かかりつけ医，アレルギーの有無
- 平常時の認知機能とADL，重度認知症ではコミュニケーションのとり方
- あれば事前指示書や意思確認

使われる**エコー検査**である[14]．簡易で，低侵襲であり，なによりもベッドサイドで行え，身体診察や治療評価の補助に使えるため積極的に活用すべきである．

3. 連携が大切

　一般的な診療に加え，**2**で説明したようなスクリーニングを1人で行うことは難しく，認知症や多様な基礎疾患をもつ場合やさまざまな理由でコミュニケーションがとれない場合は，なおさらである．**必ず，スタッフと連携して診療にあたり，役割分担を行う**．スクリーニングやCGAはある一定のトレーニングで誰でもできるものであり，ERとしてフローを決めて取り組んだ方が効率的である．

　また，病歴などの情報収集では，**医師はリーダーとなって，チームに対して誰に何を確認してほしいかを明確に指示する必要が**ある．下記3点は，筆者が心がけている情報収集時の注意点である．

①代理決定者（多くは家族）と患者の日頃の状態を知る人（介護者）を特定する
②情報は介護者を中心に直接問い合わせる
③最初に集めるべき最低限の情報（表3）

施設からの転送などでは,情報漏れが多く,患者にとって不利益につながることも多い[15]ため,手間と思わずに積極的に電話し,連絡を取り合って顔が見える関係を築いていくことが大切である.

おわりに

ERでの高齢者診療は多くのピットフォールが存在し,苦手意識をもつ方も多いが,これは一般成人の概念をそのまま適応しようとしているためである.高齢者は一般成人とは異なり,したがってその診療でも異なるアプローチを行う必要がある.ERで求められるスピード・時間短縮は,高齢患者では逆に手間と人をかけることで実現可能であり,さらに安全性も確保できること,見た目に騙されないためにはピットフォールを知り,エコーを積極的に活用することを忘れないでほしい.

文献・参考文献

1) Limpawattana P, et al：Atypical presentations of older adults at the emergency department and associated factors. Arch Gerontol Geriatr, 62：97-102, 2016
2) Stevens TB, et al：Prevalence of nonmedical problems among older adults presenting to the emergency department. Acad Emerg Med, 21：651-658, 2014
3) Han JH, et al：Delirium in the older emergency department patient：a quiet epidemic. Emerg Med Clin North Am, 28：611-631, 2010
4) Kakuma R, et al：Delirium in older emergency department patients discharged home：effect on survival. J Am Geriatr Soc, 51：443-450, 2003
5) Rutschmann OT, et al：Pitfalls in the emergency department triage of frail elderly patients without specific complaints. Swiss Med Wkly, 135：145-150, 2005
6) Ellis G, et al：Comprehensive geriatric assessment in the emergency department. Clin Interv Aging, 9：2033-2043, 2014
7) Graf CE, et al：Efficiency and applicability of comprehensive geriatric assessment in the emergency department：a systematic review. Aging Clin Exp Res, 23：244-254, 2011
8) Wright PN, et al：The impact of a new emergency admission avoidance system for older people on length of stay and same-day discharges. Age Ageing, 43：116-121, 2014
9) McCusker J, et al：Detection of older people at increased risk of adverse health outcomes after an emergency visit：the ISAR screening tool. J Am Geriatr Soc, 47：1229-1237, 1999
10) Asomaning N & Loftus C：Identification of seniors at risk (ISAR) screening tool in the emergency department：implementation using the plan-do-study-act model and validation results. J Emerg Nurs, 40：357-364, 2014
11) Graf CE, et al：Identification of older patients at risk of unplanned readmission after discharge from the emergency department – comparison of two screening tools. Swiss Med Wkly, 141：w13327, 2012
12) Buatois S, et al：Five times sit to stand test is a predictor of recurrent falls in healthy community-living subjects aged 65 and older. J Am Geriatr Soc, 56：1575-1577, 2008
13) Kiely DK, et al：Validation and comparison of two frailty indexes：The MOBILIZE Boston Study. J Am Geriatr Soc, 57：1532-1539, 2009
14) Peterson D & Arntfield RT：Critical care ultrasonography. Emerg Med Clin North Am, 32：907-926, 2014
15) Kessler C, et al：Transitions of care for the geriatric patient in the emergency department. Clin Geriatr Med, 29：49-69, 2013

プロフィール

許　智栄（Ji Young Huh）
アドベンチストメディカルセンター家庭医療科
詳細は第1章-3参照

第2章 救急外来で困るあれこれ

2. その救急外来の患者さん，どこまでの医療介入をすべき？
①救急医の立場から

太田 凡

Point

- 高齢者の重症救急症例では，救命のチャンスもあるが，延命に終わる可能性が高くなる
- 「看取りを考えながら助けることを考える」「助けることを考えながら看取りを考える」
- 人生の最期は誰にでもある．ワンパターンの対応ではなく，患者さんの人生に敬意を表し，家族の心情に十分配慮し，自分の家族である場合と同じように考えたい

はじめに

　高齢者の救急診療は難しい．軽症症例は軽症と断定するのが難しく，たとえ軽症であっても若年者に比べて重篤化しやすい[1]．そして，重症の場合は「どこまで医療介入をするのか？」が常に問題になる点で難しい．

　救命と延命は紙一重である．オーバーラップしているといってもよい．たとえ高齢者であっても，救急医療によって心肺停止（cardiopulmonary arrest：CPA）や多発外傷など重篤な状態から生命が救われる可能性はある．しかし，人工呼吸器や血液浄化装置を用いるような重症診療を行い，来院前の生活に戻ることをめざしても，治療効果が得られず延命に終わる場合もある．特に予備能力に乏しい高齢者ではその確率が高くなる．

　生命には寿命があり，人生の最期は誰にでもある．本人や家族が，「人生の最期は安らかに迎えたい」「迎えさせたい」という願いをもっているのであれば，医療機器に囲まれた最期は望まれない．したがって重症の高齢者の場合，単に救命をめざすだけではなく，「看取りを考えながら助けることを考える」「助けることを考えながら看取りを考える」ことが大切になる．「助けること」と「看取ること」は対立するものではない．

　本稿では，以下に高齢者救急診療の2例を提示し，「どこまで医療介入をすべきか？」を検討する．

1. CPA症例から学ぶ

> **症例①**
>
> 　85歳女性．5年前に夫が他界してから独居．認知症なく生活は自立している．近所に娘さん家族が暮らしている．既往歴に高血圧症と脂質異常症があり，近医よりカルシウム拮抗薬とスタチン製剤の投薬を受けている．出産以外に入院歴はない．
>
> 　救急搬送当日，娘さんが本人宅を訪問したところ，本人が自宅居間のソファーでぐったりとしており，意識も呼吸もなく救急要請した．意識を失った瞬間は目撃されていないが，30分前に屋外から自宅に戻るところを隣人が確認している．救急要請後に消防司令からの口頭指導により胸骨圧迫が開始された．
>
> 　救急隊が到着時，JCS300，呼吸停止，頸動脈触知せず．皮膚温は温かく死斑は認められず．AEDによる心電図波形確認は心静止であった．オンラインメディカルコントロール下に乳酸リンゲル液による輸液と，声門上デバイスによる気道確保が行われ，胸骨圧迫と酸素投与下の人工呼吸を続行しながら病院搬送となった．
>
> 　病院到着時，救急担当医は付き添いの娘さんから希望を確認し蘇生を続行した．病院到着時には心電図波形は心静止であったが，アドレナリン1 mgの静脈内投与を4分間隔で2回行ったところで心拍再開を確認した．心拍再開後の12誘導心電図と心臓超音波検査からは左前下行枝領域の急性心筋梗塞が疑われた．自発呼吸の再開は認められずバッグバルブマスク換気は続行している．瞳孔は両側とも7 mmで対光反射は認められない．

1 症例①のポイント

　本症例は架空の症例である．ADLは自立しているものの，85歳という高齢で，CPAの目撃者はなく，初期心電図波形は心静止であり，予後不良の可能性が高い．しかし，病院到着後に心拍再開が得られ，原因として急性心筋梗塞が疑われた．心拍再開後も呼吸は停止したままで瞳孔も散大している．

2 どこまで医療介入をするのか？

- 急性心筋梗塞がCPAの原因となっていると考えられることから，緊急冠動脈造影と経皮的冠動脈インターベンションによる再灌流療法を行うのか？
- その場合，自発呼吸の再開は認められていないため，声門上デバイスを気管挿管に入れ替え，人工呼吸器を使用するのか？
- 心拍再開は得られたが，脳神経機能予後が厳しいと予想されることを家族に伝え，これ以上の積極的治療を行わない方法も考慮するか？

　正解は1つではない．担当医の医学・医療に対する価値観や経験から，家族に対する説明は変わってくるだろう．

3 わが国における高齢者CPA症例の現状

1）第19回日本臨床救急医学会総会・学術総会（2016年5月福島）パネルディスカッション「高齢者救急の問題点と課題」より[2]

　このパネルディスカッションでは，3つの医療機関から，高齢者のCPA症例診療の現状と問題点が報告された．

〈横浜市立市民病院救命救急センターからの報告〉
- 2011年度から4年間に搬送されたCPA症例は1,432例で、このうち70歳以上が956例（66.8％）、80歳以上が630例（44％）を占めていた
- 来院後に確認されたDNAR（do not attempt resuscitation：蘇生処置不要）は328例（22.9％）であったが、事前の書面によるDNARの希望は64例（19.5％）のみであり、すべて高齢者施設からの症例であった
- DNARは70歳以上が83.8％を占め、70歳代では22.8％、80歳代では35.1％、90歳以上では51.8％であった
- 高齢者施設からのCPA症例は224例（15.6％）であったが、そのうち56.7％の127例にDNARが示され、そのほぼ全例にADL障害が認められた

〈和歌山県立医科大学附属病院高度救命救急センターからの報告〉
- 2011年12月からの4年間で救急搬送された院外CPA患者493例のうち、75歳以上は291例（59％）で、68例が医療介護施設で発生、心電図の初期波形として心室細動が有意に低かった
- 75歳以上291例のうち、心拍再開85例は心拍非再開206例と比較し優位に目撃ありが多く初期波形で心静止が少なかった
- 救急搬送時間が平均32分であったが救急搬送時間と心拍再開の間には相関は認められなかった
- 75歳以上では心拍再開後に家族が積極的治療を望まないことが多く、医療介護施設からの搬送ではDNAR症例が多く含まれ、心拍再開した85例のうち、35例は救急室で死亡確認に至り、生存退院・転院は8例であった

〈公立陶生病院救命救急センターからの報告〉
- 過去3年間で、85歳以上の救急搬送は2,904例、うちCPA症例は135例（男性50例、女性85例）で平均年齢92.3歳であった
- 介護施設からの搬送は54例、自宅からの搬送は78例であった
- 救急隊接触時の心電図波形は、無脈性電気活動（PEA）30例、心室細動80例、心静止25例であった
- 心拍再開し入院となったのは11例で、救命例は1例で高度脳障害を残した。介護施設からのCPAは全例死亡した

〈医療機関における高齢者CPAのまとめ〉

3施設の発表をまとめると、高齢者のCPAは心拍再開が得られても社会復帰率が低いこと、事前に書面でDNARの意思表示をしていることは少ないが、医療機関搬送後に救急担当医が確認をすると、家族が積極的治療を望まないことが多いこと、介護施設からはDNAR症例でも蘇生処置を受けながら搬送されることが少なくないことがあげられる．

2）総務省消防庁データより

- 総務省消防庁が全国の救急搬送された心肺機能停止傷病者を対象として実施している調査データでは、2005〜2012年の8年間で885,014人のCPAが登録され（年齢未登録の65人を除く）、そのうち85歳以上（超高齢群）が229,602人（全年齢の25.9％）で、84歳以下（対象群）が655,412人であった
- このうち目撃がなくバイスタンダーによる心肺蘇生術もなく、救急隊接触時の心電図が心静止であったのは、超高齢群59,290人（超高齢群全体の25.8％）、対象群191,364人（対象群全体の29.2％）で、そのうち1カ月後も生存し、CPC（cerebral performance category）1：脳機能カテゴリー良好、OPC（overall performance category）1：全身機能カテゴリー良好、と

社会復帰可能なレベルに回復したのは，超高齢群で18名（目撃・バイスタンダーなし・心静止の0.03％），対象群で168名（同じ条件下での0.09％）であった
- このデータからわかるように，目撃者・バイスタンダーのない心静止症例では，年齢を問わず機能回復例は少なく予後不良である．ただし，こうした予後不良が予測される条件であっても，超高齢群の100％が社会復帰不可能とは断定できない点で，その蘇生の価値判断は難しい

4 DNARについて

がんの末期で病状の回復が望めない場合に，安らかな最期を迎えたいという患者本人・家族の意向を尊重し，living willとして，本人が正常な意思表示をできる時期に，書面でDNARの意思を記載しておくことは悪いことではない．ただし，蘇生処置が必要とされるのは，多くの場合，静かに息を引きとるときではなく，食事介助中に食物で窒息した場合や，先ほどまで元気だったのに急に心停止をきたした場合など，予測されない急変の場合である．

したがって，DNARがあらかじめ意思表示されているからといっても，発見者が蘇生処置を求めた場合には，蘇生処置が行われることも許容されなくてはならない．

蘇生処置を行っている最中に，あるいは心拍再開が得られた後に，さらなる積極的な治療を希望しないという家族の意向も尊重しなければならない．その際には，上記のデータや救急担当医の経験をふまえ，回復の見込みをできる限り正確に伝え，家族とともに真摯に患者本人の幸福を考えることが前提となる．

2. 肺炎からの敗血症性ショックが疑われる症例から学ぶ

> **症例②**
>
> 脳出血後に寝たきりとなり特別養護老人ホームに入所中の95歳女性．2年前から経口摂取不能となり胃瘻栄養を継続している．認知症もあり意思疎通不能で発語なし．
>
> 救急搬送当日，意識レベル低下，血圧低下，発熱，SpO_2低下を認めたため，嘱託医の電話指示にて救急要請となった．理解力の期待できる家族が付き添っている．
>
> 病院到着時身体所見．意識：痛み刺激で開眼（普段は自発開眼あり），血圧：80/50 mmHg，脈拍：90/分・整，体温：37.8℃，SpO_2：85％（RA），呼吸数：24/分，右下肺野に吸気時ラ音を聴取する．腹部平坦軟．四肢は屈曲拘縮しているが褥瘡はない．

1 症例②の解説

本症例も架空の症例である．終の棲み処（ついのすみか）として介護施設に長期入所中で，もともと著しいADLの低下があり意思疎通不能の超高齢者である．誤嚥性肺炎，敗血症性ショックが疑われる．治療方針については本人の意思確認はできず，家族と相談することになる．

2 どこまで医療介入をするのか？

状態としては重症である．どこまでの医療介入をするのか家族と話し合い，治療方針を決めていくことになる．入院後に心停止をきたした場合に蘇生処置を行うのか？ あるいはDNAR（蘇生処置不要）を希望するのか？ 低酸素血症に対し酸素マスク投与を開始するとしても，さらに酸素

化が悪化した場合，気管挿管のうえで人工呼吸器を使用するのか？ 血圧が下がることがあれば昇圧薬を使用するのか？

蘇生処置も希望しない，気管挿管も希望しないということであれば，酸素投与の希望があるかどうかも問うことができるのではないか？ そうであれば，そもそも輸液を行うかどうかも選択肢になるのではないか？ 抗菌薬を投与するのか？ 血液検査を行うのか？ 血液ガス分析は？ 胸部X線は？ 超音波検査は？ 喀痰グラム染色は？ 喀痰培養は？ 血液培養は？ 選択肢は蘇生処置の有無と人工呼吸器使用の有無だけではないだろう．

病院では何も行わず，特別養護老人ホームで可能な範囲の治療を行い，静かに看取る方法もあるのではないか？

おそらく現在の日本では，こうした患者に対し，「蘇生処置はなしで，気管挿管はなしで，酸素投与と輸液と抗菌薬投与は行って，それでダメならあきらめましょう」といったところに落ち着いているのが多くの急性期病院の診療ではないかと想像される．しかし，ADL低下の超高齢者の診療がワンパターンでよいということはないはずである．

救急担当医にも葛藤がある．家族の考えを誘導してよいのか？ そもそも初対面の救急外来担当医が，そうした問題に関与してよいのか？ しかし，筆者には救急の場で話を進めることにも意義があるように感じられる．

3 若手医師向けセミナーでのアンケート結果

2011年7月に沖縄で開催された「ERアップデート」という救急診療講習会において，筆者は「お年寄りにやさしいERになりたい」との講義をさせていただいた．その講義に先立ち，受講生と講師陣にアンケート調査を行い，その結果も講義で発表した．

アンケート内容は次のとおり（症例②を同じ文面で提示）．

質問：「こうした患者さんの診療にあたり，どのように対応されることが多いですか？
回答（最も近い対応を1つ選んでください）
①肺炎からの敗血症性ショックが疑われるため，迅速に病態評価と治療を開始し入院とする
②積極的な病態評価や治療を行わない選択肢もあることを家族に伝える．家族の理解が得られれば嘱託医に連絡し，看取りを前提として特別養護老人ホームに戻っていただく
③診療方針につき院内の倫理委員会に諮る

アンケート回収率は受講生40.4％（55名，うち初期研修医45名），講師・スタッフ83％（15名，うち救急科専門医11名）で，①の回答（積極的診療）を選んだのは受講生の62％，講師・スタッフの53％，②の回答（看取りを考慮）を選んだのは受講生の38％，講師・スタッフの47％であった．③の回答（倫理委員会）を選んだ者はいなかった．

講師・スタッフの約半数が②を選んだが，救命救急センター勤務の医師は①を，救急室を中心に総合診療型の救急診療を行っている医師は②を選択する傾向が認められた．初期研修医が中心の受講生の38％が②を選択したのは意外であった．

4 筆者の対応

こうした症例に対し，筆者は2008年ごろから，救急室で，できる限り時間をかけて病状を説明し，施設に戻っての看取りも選択肢として家族に提示している．症例②の場合，大まかには以下のような説明をしている．

> 「肺炎からの敗血症性ショックが疑われます．人工呼吸器などで積極的に治療するご希望があれば集中治療室で治療を行います．そこまで積極的な治療を望まなければ，一般の病室に入院し，そこでできる範囲の治療を選ぶこともできます．あるいは，積極的な病態評価や治療を行わず，看取りを前提として特別養護老人ホームに戻る選択肢もあります．残念ながらご本人自身の希望を確認できないため，ご家族の希望（○○さんの代理意思決定者のお考え）に従って診療方針を決めようと思います」

　個人的な経験では，このような説明で施設に戻したいと希望されるのは，現時点で10家族のうち1家族ほどである．多くの家族は一般病室での入院加療を望まれ，人工呼吸器までは使用しない方針で肺炎診療を行うことが多い．施設に戻ることを希望された場合には，施設に連絡し，看取りを前提として戻ることに施設が理解された場合のみ，施設の都合のよい時間帯に戻っていただいている．
　筆者は，この対応が唯一の正しい方法と主張するつもりはない．それぞれの医療者が，家族とともに，高齢者の救急患者さん一人ひとりのために考えていく問題である．

おわりに

　救急医療の現場は，突然の病気やケガから生命が救われる場所にもなる．生命にかかわらずとも，それまでの生活が守られる場所にもなる．痛みが軽くなる場所にもなり，ただ安心を得るためだけの場所にもなる．しかし，それだけではない．救急医療の現場は，新たな障害が決定づけられる場所でもあり，人生の最期を迎える場所でもある．少なからざる高齢者にとって，救急医療の現場が人生の最期の場所になっている．
　人生の最期は誰にでもある．ワンパターンの対応ではなく，患者さんの人生に敬意を表し，家族の心情に十分配慮し，自分の家族である場合と同じように考えたい．

文献・参考文献

1) 太田 凡：高齢者救急診療のピットフォール．日本内科学会雑誌，104：526-531, 2015
2) パネルディスカッション4．日本臨床救急医学会雑誌，19：233, 2016

プロフィール

太田　凡（Bon Ota）
京都府立医科大学救急医療学教室
若い人たちが成長していく姿を見ながら，自分が老いていくのも当たり前のことだと思うようになりました．本当に当たり前ですね．少しでも良い未来を若い人たちに渡したいと願い仕事をしています．

第2章 救急外来で困るあれこれ

2. その救急外来の患者さん，どこまでの医療介入をすべき？
②高齢者救急にかかわる救急医の立場から

岩田充永

Point

- 高齢者救急ではすべての症例に万能な正解はない
- 症例ごとに最善の選択肢を考えることが重要
- 臨床倫理の4分割法を用いて短時間でも施行することは重要

はじめに

人口の高齢化にともない，高齢者の救急受診も増加している．筆者の勤務していた施設でも15年前は救急受診者のうち高齢者は10％であったのに，現在では25％を超し，救急入院患者の半数以上は高齢者となっている．また都市部の80歳以上に占める救急搬送率は20％と報告されている[1]．つまり，80歳以上高齢者の5人に1人は年に1回以上救急車で病院に搬送されるという時代になったということである．このような時代に救急外来でストレスを感じないで働くためには「要介護高齢者の救急」についても考えておくことが大切である．

症例

93歳，男性
主訴：心肺停止（CPA）状態
介護老人保健施設入所中．朝，施設の職員が部屋を訪ねたら，心肺停止状態であったのを発見されて，救急要請．救急救命士による一次救命処置，救急外来での二次救命処置により心拍は再開したが，呼吸や意識状態の改善は認められていない．

■ 研修医Ⅰの対応

Ⅰ君が家族と介護老人保健施設の職員に話を聞いたところ，ADLは全介助であったが，昨日まで意思疎通も可能で，突然の出来事に「まさか，こんなことになるとは…先生，何とか助かりませんか!!」と家族も施設職員も混乱している様子であった．Ⅰ君はぼぜんとした表情で指導医のK先生に尋ねた．

研修医Ⅰ：突然のことで慌てる気持ちはわからないではないけれど，ADLも低下している超高齢者の場合は，やはり病院で救命治療を行わなければならないのでしょうか？ もう少し，人生の最期はどうあるべきかを，事前に考えて話し合っておくことが必要なのではないでしょうか？

K先生はどう思われますか？

I君の悩みはよく理解できるものである．一生懸命に医療を行う気持ちがある人ほど悩む問題であろう．真剣に考えている医療者が「高齢なのだから，救命治療はしなくてよいと思っているのでしょう」と誤解されては困るので，少し問題を整理してみたい．

1. 高齢者の救急症例にどのように対応すべきか？

1 高齢者CPAの予後

最初に，高齢者のCPA症例の蘇生成功例はどの程度なのかを考えてみたい．

施設高齢者のCPAからの復帰率はどれくらいか知っているだろうか？　実は，日本ではそのような疫学調査も十分には行われていないのが実情である．ある政令指定都市の調査では，4年間に684名の施設高齢者が心肺停止状態になり，蘇生治療の結果，心肺停止以前の意識状態に回復できた症例は4名（0.6％）しかいないことがわかった．

では，どうして高齢者のCPA症例は予後が悪いのだろうか．高齢だからという説明だけでは，先ほどの「高齢だから延命治療の適応にはならないのか‼」という誤解につながってしまう危険がある．

これも実は十分な調査がないのだが，CPA症例で最も回復が見込まれるのは「目撃ありの心室細動（VF）や脈なし心室頻拍（VT）」で，このような症例を救命するためにAEDが普及してきている現状がある．実は目撃ありCPA症例を解析したところ，80歳以上では18〜69歳までのCPA症例に比べてVFや脈なしVTである割合が極端に低下してしまうという報告がある．なぜ，目撃ありCPA症例で，加齢とともにVFや脈なしVTの割合が低下するのかはまだ明らかになっていないが，家族に説明するにあたって，高齢者CPA症例の復帰率は非常に低いという具体的なデータと，目撃あり心停止でも救命可能性の高いVF，脈なしVTの割合が加齢とともに低下するという事実は知っておく必要がある．

2 蘇生治療に関する事前意思表示の問題

次に，人生の終末期における治療の問題である．最近は，自分が意思表示ができるうちに蘇生治療や臓器提供に関する事前意思表示を書面で行う方も増えてきているが，まだまだ一般的ではない．また，仮にそのような意思表示を行っていても家族が救命治療を強く希望したために救急搬送せざるを得ない場合や，医療スタッフの問題などで，看取りは行わないという施設も多く，看取りのために救急搬送される場合もある．このような事情で本人の意思とは無関係に救急搬送されることに，I君と同じように疑問を感じる医療者は多いことだろう．しかし，この問題はすぐに解決するのは難しいのも事実である．「すべての人間に平等に，確実に訪れる"死"というものについて，自分はどのように迎えたいのか，それまでの人生をどのように生きたいのか，"死生観"を考えることの重要さ」を国民に伝えることも医療者の大切な役割なのではないだろうか．非常に時間のかかる作業であるが，地道に情報を発信しなければならない．

表1 臨床倫理の4分割法

医学的適応	患者の意向
① 患者の医学的な問題点，病歴，診断，予後はどうか？ ② 急性の問題か慢性の問題か？ 重篤か？ 救急か？ 回復可能か？ ③ 治療の目標は？ ④ 成功の可能性は？ ⑤ 治療に失敗したときの対応は？ ⑥ 総合的に，医学治療と看護ケアでこの患者は恩恵を受け，有害なことを避けられるか？	① 患者は精神的対応能力と法的判断能力があるか？（ないとすれば根拠は？） ② 対応能力がある場合，患者は治療についてどのような意向を示しているか？ ③ 患者は治療の利益とリスクについて説明を受け，理解し，同意しているか？ ④ 判断能力がないとしたら，代理決定は誰か？ 適切な基準で選ばれた者か？ ⑤ 患者は以前に治療に関する意向を示したことがあるか？ 事前指示はあるか？ ⑥ 患者は治療に非協力的か？ 協力できない状態か？ もしそうならなぜか？ ⑦ 総合的に，倫理的・法的に許される範疇で患者の選ぶ権利は尊重されているか？
QOL	**周囲の状況**
① 治療した場合としなかった場合の患者がもとの生活に戻る可能性はどの程度か？ ② 治療に成功した場合に患者が身体的，精神的，社会的に失うものは何か？ ③ 医療者によるQOL評価に影響を与えるバイアスはないか？ ④ 患者の現在の状態や将来予想される経過は，延命が望ましくないかもしれないと判断されるような状態か？ ⑤ 治療を中止する計画やその根拠はあるのか？ ⑥ 緩和ケアの予定はあるか？	① 治療の決定に影響を与える家族の要因はあるか？ ② 治療の決定に影響を与える医療提供者（医師，看護師）側の要因はあるか？ ③ 財政的，経済的な要因があるか？ ④ 宗教的，文化的な要因があるか？ ⑤ 守秘義務を破るとしたらその正当性があるか？ ⑥ 資源配分の問題があるか？ ⑦ 治療決定に法律はどのように影響するか？ ⑧ 臨床研究や教育の要因は影響しているか？ ⑨ 医療者や施設側で利益対立はあるか？

文献2より転載

2. 医師の使命と臨床倫理

　われわれ医療者にとってはある程度予想される事態であっても，今まで死について考えたことがなかった家族にとっては「突然の」出来事に思うのも無理はない．まず，家族の「突然でびっくりしている」ことに理解を示すことが大切なのではないだろうか．難しい言葉を言わなくても「突然のことでびっくりされていますよね」という共感の言葉で十分である．それから今後の治療について家族や医療スタッフと一緒に考えていくしか方法はないと思う．治療方針を議論するときの基準として，表1のような**臨床倫理の4分割法**の概念を共有しておくことは大変役に立つ（**第3章-12参照**）．救急現場で時間的な猶予が許されないときだからこそ，「医学的適応」「患者の意向」「QOL」「周囲の状況」という要素で問題を整理して短時間でも深い議論をする必要がある．

■ 医師として考え続けていくことが重要

　医師の使命には「治るべき病気を治るようにする．そして治る病気を増やす」ことと「治療を尽くしても治らない病気になった人，その人を愛する家族が希望をもつことができる」という2つがある．前者については心肺蘇生に関するガイドラインが示されるようになり，ガイドラインに準拠した蘇生治療講習会も普及してきている．しかし，後者については，医療現場で私たちが後輩に重要性を伝えていかなくてはならない．「蘇生治療を実施しても残念ながら回復する見込みが限りなく低い患者とその家族にわれわれは医療者として何ができるのか？」すぐに答えが出る問いではないが，考えることを放棄しないで，医師として日々悩みながら症例と向き合っていくことが，医師として，人間としての成長の糧となり，いつか自分なりの答えがみつかるものなのだと信じている．

おわりに

　高齢者の救急医療は，医学的な最善がその患者や家族の人生の最善になるとは限らない．症例ごとに最適な選択は異なる．だからこそ，症例ごとに最善を考えることが重要である．考える際には臨床倫理の4分割法は，大きな手掛かりとなる．

文献・参考文献

1) Iwata M et al : The level of agreement regarding patient disposition between emergency physicians and consultants in the emergency department. Int J Emerg Med, 6 : 22, 2013
2) 「臨床倫理学」（Jonson AR, 他/著, 赤林 朗, 他/訳），新興医学出版社，2006

プロフィール

岩田充永（Mitsunaga Iwata）
藤田保健衛生大学救急総合内科学

第2章 救急外来で困るあれこれ

3.「元気がない」はどこまで検索する？

小野咲弥子，関口健二

● Point ●

- 「元気がない」は各論的に解剖してアプローチしよう！
- 「元気がない」のonset（発症）とprogression（経過）を同定しよう！
- 急性変化であっても，老年症候群とのオーバーラップを意識しよう！
- 高齢者は複数の病態・疾患が絡み合って1つの症状を呈していると心得よう！
- 解剖できない「元気がない」は，きたし得る疾患群を，身体診察と検査から鑑別する！

はじめに

　高齢者の「元気がない」という主訴は，漠然とした表現であり，臨床推論が難しいが，高齢者救急においては，5番目にcommonな受診理由であり，避けては通れない．65歳以上のER受診を分析した米国のコホート研究では，「元気がない（generalized weakness and/or fatigue）」で受診した患者（n＝141万）はより多くの検査を要するのみならず，55％が入院しており（対照群は36％），重症度も高い[1]．同報告での最終診断は表1のとおりである．
　本稿では，この3割の"特定できない"「元気がない」にいかにアプローチするのか，高齢者のどういった部分に気をつけてアプローチするか，について解説したい．

ステップ1.「元気がない」を解剖しよう！

　何が一番の問題なのか？ 問題解決の軸を患者（および患者家族）とまず一緒に定義することが問題解決の鍵である．そのために，まずこの質問からはじめよう．

> 「『元気がない』ということはいつもと違うということだと思います．では，いつもはどんな感じで，今日はどう違うのか教えてください」

　「元気がない」という症状には，

表1 「元気がない」を主訴にER受診した65歳以上高齢者の最終診断

最終診断	割合%	最終診断	割合%
肺炎	14%	発熱,有熱性疾患	4.6%
尿路感染症	14%	貧血	4.5%
失神	11%	脱水	4.5%
心不全	7%	消化管出血	4.2%
細胞外液量減少	7%	特定できないだるさ・倦怠感	29%

文献1より引用

①だるい
②食べられない・体重が減った（第3章-8参照）
③反応がにぶい・様子がおかしい（第2章-5参照）
④ふらつく・転倒した（第2章-7参照）
⑤熱がある（第2章-4参照）

というような印象を含んでいる．病歴聴取の際には本人の認知機能が問題ないかを考えながら話を聞く．病歴を十分提供できない患者は，同伴者がいることがほとんどであり，同伴者に病歴を確認する．施設からの患者は，同伴者が病状を把握していないことも多いので，施設に電話しよう．後日に電話すると担当職員（看護師）が不在の場合があるので，診察時に電話すれば，施設の担当職員（看護師）がいないという事態を避けることができる．

もし上記②〜⑤のいずれかが問題の主体だとわかれば，それぞれの章を参照にしつつ以降のアプローチを進めよう．

ステップ2. onset（発症）とprogression（経過）を把握する

1 onsetを把握する

われわれが迷うのは，「元気がない」が老衰によるものなのか？ 介入可能な急性疾患によりそれが生じているか？ である．それを把握するためには，次のように質問する．

「（患者が）いつもどおりであったのは，いつが最後ですか？」

この質問により，**急性（数時間〜数日）か慢性（数週間〜数カ月）**か，大まかにつかむことができる．しかし，いつからですか，と尋ねても「最近」，「少し前から」など，変化の時期がはっきりしない返答となることが多いのも高齢者の特徴である．答えやすい質問となるよう，いつまで元気だったのかを**季節や行事に関連づけて確認する**（例：お正月は散歩ができていましたか？ 先週末はいつもやっている畑仕事をやりましたか？ など）．

表2 ERで「非特異的症状」とされた高齢患者の最終診断
（スイスのcross-sectional研究）

	非重篤疾患（人）(n = 90)	重篤疾患（人）(n = 128)
新規急性疾患	14	77（死亡7）
慢性疾患増悪	53	9（死亡2）
慢性疾患に関連した急性イベント		
自然経過	10	20（死亡3）
治療関連	3	22
原因不明	10	0

平均81歳，計218名．30日以内の最終診断
文献2より引用

2 progressionを把握する

「それからどのように変わったのですか？」

「元気がない」という一症状の背後に絡み合う，さまざまな要素（過程）をひもとくことができると，アプローチが促進される．以下に症例を例示する．

症例

軽度認知症および両側に変形性膝関節症を有する86歳女性．週末に訪れた家族が「元気がない」と心配してERに受診．

元気がない意味を尋ねると，ご飯があまり食べられず，どうやらふらついて2回転倒したということが判明した．ふらつきの原因を考えるため，本人に確認したところ，嘔気・嘔吐のため，数日間は食べられなかったという．原因をERにて検索したところ，尿路感染が尿検査およびグラム染色で判明．病歴聴取を進めると，もともとの両膝の痛みが増悪し，トイレにいくのもままならない状態で，最近失禁することが増えたということであった．機能性尿失禁から尿路感染を合併，嘔吐のため脱水となり，ふらつき転倒とともに，「元気がない」状態となったと考えられた．

病歴がはっきりしない場合は，ADLを具体的に確認する．すなわち，BADL（basic ADL：基本的ADL）とIADL（instrumental ADL：手段的ADL）の項目（第1章-1参照）を用いて，できていたこと，できなくなったこと，いつからできなくなったのかを，1つひとつ確認していくと，経過だけでなく，漠然とした「元気がない」に具体性が含まれてくる．

また，急性経過の場合は，新規に急性疾患が生じている可能性を考えたくなるが，「元気がない」患者では，基礎疾患の急性増悪である場合も多いことを知っておく（表2）．

●ここがポイント

高齢患者は，救急受診理由が急性変化であったとしても，単一疾患により生じていることはむしろ少ない．**基礎疾患の増悪**に加えて，われわれが常に意識すべきは，**老年症候群とのオーバーラップ**である．
フレイルな高齢者では特に，**より包括的アプローチを要する**（第1章-1，2参照）．

フレイルとは
特定の原因疾患がなく，加齢を背景とした複数の要因により①体重減少（1年間で5％以上），②易疲労，③握力低下，④歩行速度低下，⑤活動性低下（5項目のうち3項目で診断）を認め，要介護状態に至る虚弱状態．この状態に何らかの疾患やストレスが加わると，geriatric failure to thriveと呼ばれる，thrive（生存）できなくなる虚弱進行状態へと進行する危険がある[3]．

ステップ3. 絞り込めなければ，疾患群にフォーカスを移す

いくつか症状が組合わさっており主体となる訴えが絞れない場合や，「元気がない」「だるい」以上に絞り込めない場合は，これ以上症状にフォーカスを当てても意味がない．症状の組合わせや，「元気がない」や「だるい」をきたし得る疾患群にフォーカスを当てて，身体診察と検査から鑑別を進める（表3）．

●ここがポイント
急性変化は1つの病態・疾患があって，それがさまざまな症状・徴候を呈するものであると一般的に理解されている．しかしながら高齢患者は，**複数の病態・疾患が絡み合って1つの症状を呈していることも多い**[10]．この原則を念頭において，詳細な病歴聴取と包括的評価を行いたい．

ステップ4. 薬剤の可能性を必ず一度は考える

症状や経過によっては，内服中の薬剤の血中濃度変化や新規に投薬された薬剤の影響である可能性がある．お薬手帳や内服中の薬剤を持参しているかを確認し，できるだけ薬剤の情報を得ることが重要である．患者や患者家族から情報が得られないときは，かかりつけ医に情報提供を依頼する（第2章-6参照）．

ステップ5. 鑑別診断を想定しながら身体診察・検査を行う

高齢者の症状経過は軽微であったり非典型的であったりするがゆえに，身体診察がその謎を解くカギであることも多い．診察所見も非典型的であるが，「○○があるかも知れない」との意識をもって，**積極的にその異常所見の有無を探しにいくことが大切**．具体的には，脱水・外傷・関節炎・膠原病の可能性を考慮して体表面や関節の観察，感染症の可能性を考慮して炎症巣の探索，貧血をきたす疾患を考慮して直腸診を行う，神経疾患を疑って神経学的診察を実施する，などである．

1 入室時から身体診察ははじまる

診察室入室時に，歩行状態を確認する．入室時に歩行器や車いす使用であれば，普段はそのような補助具を使用しているのかを改めて確認する．患者の動作・表情にも注目する．診察室の椅

表3 高齢者の疾患にみられる主な疾患の非特異的症状

領域	疾患例	倦怠感	体重減少	意識障害	ふらつき	転倒	発熱	コメント
感染症	腎盂腎炎	○	○	○	○	○	○	認知機能障害＋ADL低下の高齢者はUTIと肺炎が特に多い
	肺炎	○		○		○	○	
	感染性心内膜炎	○					○	
	脳炎, 髄膜炎			○			○	
心肺疾患	心不全	○	○	○				心不全：認知機能低下，錯乱，傾眠，食欲不振が主症状のことあり．高齢者ほどHFpEFが多い 心筋梗塞：心電図で異常を指摘できないことも多く，STEMIに比べACSのほうが予後はむしろ悪い（治療遅延，ガイドライン遵守率低下）．85歳以上でNSTEMIの60％，STEMIの43％に胸痛の訴えがなかった
	心筋梗塞	○		○				
	慢性閉塞性肺疾患	○	○					
悪性腫瘍		○	○				○	症状のバリエーションが多く，表としてまとめるのは困難だが，常に念頭におきたい．ERでは最終診断よりも，確実に次へとつなげることが大事
血液疾患	貧血，MDS，白血病，リンパ腫，MM	○			○		○	
脳神経疾患	脳血管障害			○	○	○		神経学的所見は必ずとるべし
	ALS, MG, GBS, MS, 自律神経障害				○	○		
関節・自己免疫系	偽痛風	○	○	○			○	GCA/PMR：客観的所見では筋力低下を認めず，主症状は痛みであることが多い
	関節リウマチ	○	○				○	
	GCA/PMR	○	○				○	
	成人Still病	○					○	
内分泌疾患	甲状腺機能亢進	○	○	○			○	甲状腺疾患：症状が非特異的であり，検査スクリーニング必須 副腎不全：最も多い原因は長期ステロイド内服
	甲状腺機能低下	○		○				
	副腎不全	○	○	○	○	○	○	
電解質異常	低ナトリウム血症	○		○				摂食不良，脱水，新しい薬剤（特に利尿薬）を開始したときは特に電解質異常を疑いたい 意識障害をきたす電解質異常として，低ナトリウム血症，高ナトリウム血症，高カルシウム血症をおさえたい
	高ナトリウム血症	○		○				
	低カリウム血症	○			○			
	高カルシウム血症	○		○				
その他	脱水症	○		○	○			ビタミンB欠乏症：高齢者は白米に偏った食事により，アルコール摂取がなくてもビタミンB欠乏症をきたし得る CO中毒：暖炉や豆炭を使用している高齢者は少なくない．基礎疾患を複数有する高齢者はCO中毒に対する許容度が特に低い
	ビタミンB欠乏症	○						
	薬剤	○		○	○	○		
	CO中毒	○		○	○	○		
精神疾患	うつ	○	○		○			せん妄には必ず併存疾患があると考えるべし
	低活動性せん妄	○	○	○	○			

UTI：urinary tract infection（尿路感染）
HFpEF：heart failure with preserved ejection fraction（拡張不全による心不全）
STEMI：ST-segment elevation myocardial infarction（ST上昇型心筋梗塞）
ACS：acute coronary syndrome（急性冠症候群）
NSTEMI：non-ST-segment elevation myocardial infarction（非ST上昇型心筋梗塞）
MDS：myelodysplastic syndrome（骨髄異形成症候群）
MM：multiple myeloma（多発性骨髄腫）
ALS：amyotrophic lateral sclerosis（筋萎縮性側索硬化症）
MG：myasthenia gravis（重症筋無力症）
GBS：Guillain-Barré syndrome（Guillain-Barré症候群）
GCA：giant cell arteritis（巨細胞性動脈炎）
PMR：polymyalgia rheumatica（リウマチ性多発筋痛症）
文献4〜9を参考に作成

子から診察台への移動や，衣服の着脱衣などの軽労作は円滑か，動作時に苦悶様表情はないか，診察時に触診で苦悶様表情はないかなどを確認すると，訴えとして表現されない筋力低下，疼痛を推測するのに役立つ．

2 バイタルサインを見逃すな

脈拍（数や整不整），呼吸数は自分で確認し，不整脈の有無や，軽労作で頻呼吸が出現しないかを評価する．高齢者は重症感染があっても高熱がでにくく，また関節痛でNSAIDsを内服している可能性があるため注意が必要である．体温測定をする機会が多い施設入所中の高齢者を対象とした調査では，平熱より1.1℃以上高いと感染の可能性があると示唆されている[11]．**受診時に測定された体温をみたときには，必ず平熱と比べよう．**

3 意外と見逃されている局所神経所見

「元気がない（generalized weakness）」の訴えで受診した高齢患者の**35％に局所神経所見（筋力低下）を認め，そのうちの3/4は脳血管障害**であったとの報告があり[12]，神経診察を省略してはならないことを肝に銘じよう．

4 何かうつっぽい，と思ったら

気分障害を疑えば，認知機能とうつ症状の評価を行う．ERでの認知機能評価は，簡便なMini-Cog-test（第2章-1参照）を用いる．うつ状態の評価には，patient health questionaire（PHQ-9）やgeriatric depression scale（GDS：高齢者うつ評価）を用いる．診察室で会話が困難な難聴があるときは筆談をして評価しよう．聴力だけの問題であれば，筆談で十分な意思疎通が可能で，家族も把握していないような患者の状態がわかることがある．

5 検査をオーダーする

病歴聴取と身体診察をふまえて，検査を行う．典型的な症状が乏しい可能性や，非特異的な症状しか出現しない病態があることを考慮すると，疾患が想起できない場合にルーチンに勧められる検査は表4のとおり．検査結果については，高齢患者の生理・代謝状態をふまえて解釈する必要があるので注意する．

ステップ6. それでも病態が絞り込めないとき

1 それはフレイルかもしれない？

フレイルの状態に至ると，その予備能力の低下のために，感冒などのちょっとしたストレスでもふらついたり，ご飯が食べられなくなったり，意識混濁をきたしたりすることがある．また，加齢による変化は緩やかな変化だが，同居していない家族が久しぶりに本人に会ったら「元気がない」と驚いて救急外来に連れて来たのかもしれない．

しかし一方で，ERで病態が同定されなかった社会的入院適応患者の50％に急性疾患が後に同定されたとの報告もあり[16]，単回評価の限界を認識する必要がある．

表4 「元気がない」に対するルーチン検査

検査	高齢患者に対するポイント
血液（血算，電解質，TSH，ESR，CRP）	TSH：「元気がない」という主訴であれば想起しやすいのは甲状腺機能低下症であるが，高齢者の場合，甲状腺機能亢進症でも同様の症状で受診することもある 電解質：慢性的に経過する低ナトリウム血症や高カルシウム血症は症状が生じにくく，生じても倦怠感，嘔気といった非特異的な症状となる ESR：高齢者の正常値は〈男〉年齢／2，〈女〉（年齢＋10）／2とするものと，50歳以上の上限を〈男〉20 mm／時，〈女〉30 mm／時とするものがある
検尿沈渣	65歳以上女性の50％，男性の30％に無症候性細菌尿を認めることを忘れずに
心電図	「元気がない」を主症状とするACS，AMIを鑑別する
胸部X線	寝たきり患者の肺炎に対する感度32～65％であり，臨床的に強く疑うときは胸部CTを行う．今後肺エコーが主流になるかもしれない
画像検査	転倒の既往がある患者は頭蓋内疾患否定のために頭部CTの閾値は低く設定したい．局所神経所見があれば脳MRI，脊髄疾患を疑えば脊髄MRIを行う

TSH（thyroid stimulating hormone：甲状腺刺激ホルモン）
ESR（erythrocyte sedimentation rate：赤血球沈降速度）
ACS（acute coronary syndrome：急性冠症候群）
AMI（acute myocardial infarction：急性心筋梗塞）
文献5，13～15を参考に作成

2 帰すべきか帰さざるべきか，それが問題だ

　漠然とした症状で，最終的に介入可能な疾患があるかどうかわからないとき，きっとその患者はさまざまな基礎疾患を有し，たくさんの薬剤を内服し，往々にして患者を取り巻く周辺環境にも何らかの問題があることだろう．おそらく，複数の病態をもち，「元気がない」原因は1つではないだろう．安易に入院させてしまいそうになるが，そんな患者こそ，入院により生じうる不利益（hazards of hospitalization）は小さくない．診療中に見出されたプロブレムを1つひとつ意識に留めておき，この患者が入院することでどんな利益を享受し得るのか，どんな不利益が予想されるか，を慎重に検討し，**家族や患者本人と問題共有し，優先順位を設定する必要がある**（フォローアッププランの詳細は**第2章-8**を参照）．

おわりに

　高齢者の"特定できない"「元気がない」にいかにアプローチするのか，高齢者のどういった部分に気をつけてアプローチするか，について段階的に解説した．非特異的な症状に隠れた重篤な病態や入院適応のある病態を見逃さないように，また本当に入院すべき患者なのかどうかを判断できるように，高齢患者の診療のコツを押さえて情報整理をしよう．

文献・参考文献

1) Bhalla MC, et al：Weakness and fatigue in older ED patients in the United States. Am J Emerg Med, 32：1395-1398, 2014
2) Nemec M, et al：Patients presenting to the emergency department with non-specific complaints：the Basel

Non-specific Complaints (BANC) study. Acad Emerg Med, 17 : 284-292, 2010
3) 「Extending Life, Enhancing Life : A National Research Agenda on Aging」(Committee on a National Research Agenda on Aging, Division of Health Promotion and Disease Prevention), National Academy of Sciences, 1991
4) 「Brocklehurst's Text of Geriatric Medicine and Gerontology. Seventh Edition」(Fillit MH, et al, eds), pp205-210, Elsevier, 2010
5) Anderson RS Jr & Hallen SA : Generalized weakness in the geriatric emergency department patient : an approach to initial management. Clin Geriatr Med, 29 : 91-100, 2013
6) Hunt SA, et al : 2009 focused update incorporated into the ACC/AHA 2005 Guidelines for the Diagnosis and Management of Heart Failure in Adults : a report of the American College of Cardiology Foundation/American Heart Association Task Force on Practice Guidelines : developed in collaboration with the International Society for Heart and Lung Transplantation. Circulation, 119 : e391-e479, 2009
7) Glickman SW, et al : Development and validation of a prioritization rule for obtaining an immediate 12-lead electrocardiogram in the emergency department to identify ST-elevation myocardial infarction. Am Heart J, 163 : 372-382, 2012
8) Samaras N, et al : Older patients in the emergency department : a review. Ann Emerg Med, 56 : 261-269, 2010
9) National Center for Environmental Health : Centers for Disease Control and Prevention (CDC), 2006. Centers for Disease Control and Prevention (CDC) http://www.cdc.gov/co/faqs.htm (2016年9月閲覧)
10) Inouye SK, et al : Geriatric syndromes : clinical, research, and policy implications of a core geriatric concept. J Am Geriatr Soc, 55 : 780-791, 2007
11) High KP, et al : Clinical practice guideline for the evaluation of fever and infection in older adult residents of long-term care facilities : 2008 update by the Infectious Diseases Society of America. Clin Infect Dis, 48 : 149-171, 2009
12) Nickel CH, et al : Weakness as presenting symptom in the emergency department. Swiss Med Wkly, 139 : 271-272, 2009
13) Chiovato L, et al : Thyroid diseases in the elderly. Baillieres Clin Endocrinol Metab, 11 : 251-270, 1997
14) Miller A, et al : Simple rule for calculating normal erythrocyte sedimentation rate. Br Med J, 286 : 266, 1983
15) 「Drug Information Handbook for Oncology. 14th edition」(Clay LD, et al, eds), Lexicomp, 2016
16) Rutschmann OT, et al : Pitfalls in the emergency department triage of frail elderly patients without specific complaints. Swiss Med Wkly, 135 : 145-150, 2005

プロフィール

小野咲弥子(Sayako Ono)
信州大学医学部附属病院総合診療科
高齢の患者さんは人生の大先輩なので「先生」と呼ばれると恐縮してしまいますが,その敬称に見合う仕事・勉強をしていかなければと身が引き締まります.

関口健二(Kenji Sekiguchi)
信州大学医学部附属病院総合診療科/市立大町総合病院総合診療科
信州大学の総合診療科は設立からこの11月で4年目を迎えます.スタッフ一人ひとりが地域病院を主舞台として,それぞれの能力を活かして楽しく地域医療を盛り上げています!

第2章 救急外来で困るあれこれ

4. 熱源はどこまで検索する？

山田直樹

Point

- 高齢者であっても感染症診断に関しては，感染臓器の特定，感染微生物の推定・特定，重症度の判定が重要である[1]．
- 高齢者の症状は非典型例が当たり前である．時間経過を味方につけて，意識，呼吸数，低血圧，低体温，といったバイタルサインに強くなる（合言葉はqSOFA）
- 感染源は肺，尿路，皮膚が80％．合言葉は発熱精査（fever work-up）．併せて発熱精査の弱点や限界を知ろう

はじめに

症例

78歳，女性，介護施設入所中の方で嘔吐と傾眠傾向で搬送された．既往には認知症，高血圧，2型糖尿病，軽度の腎不全がある．バイタルサインは血圧：106/45 mmHg，脈拍：75回/分，呼吸数：24回/分，体温：38.9℃，SpO$_2$：95％であった．診察では衰弱が強く，傾眠傾向で協力は得られない．皮疹はない．
　最も診断に寄与するものは何？
　A．腹部骨盤CT，B．血液培養と白血球，C．胸部X線と尿一般，D．頭部CTと腰椎穿刺

　これはアメリカ救急専門医のための問題集の第1問である．アメリカの救急医もたくさんこういった患者さんを診なくてはいけないのだろう．答えはB[2]．
　日本でしばしばみかける例だが，アメリカ救急専門医の問題集にも上記のような内容が載っている．本稿では，上記のような症例に出会っても，悩むことなく患者を診るポイントを把握できるような高齢者の発熱アプローチとそのピットフォールについて解説する（図1）．

1 高齢者の発熱ー熱があったらもうけもの!?

　高齢者の発熱は他の所見が軽微であるなど，重症度が見極めにくい．
　発熱をきたす高齢者の80％は熱源が肺，尿路，皮膚といわれている[2]．また救急外来に来る発熱の高齢者は細菌感染症の割合もぐんと高い（90％という報告も）（表1）[2]．すなわち，発熱・意識障害で最も可能性が高いのは肺炎や尿路感染症によるものである．発熱をきたす感染症以外の疾患については表2を参照されたい[3]．

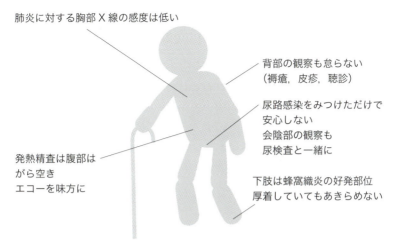

図1　発熱精査のピットフォール

表1　感染症に関連した高齢者の発熱の原因リスト

		順位	全患者数に対する診断された各疾患の割合 % (95%CI)
救急外来	下気道感染	1	26.2 (25.7〜26.6)
	尿路感染	2	25.3 (25.0〜25.7)
	敗血症	3	18.9 (18.3〜19.6)
	蜂窩織炎	4	12.7 (12.4〜12.9)
	上気道感染	5	5.5 (5.3〜5.7)
入院	敗血症	1	32.2 (31.1〜33.3)
	下気道感染	2	27.8 (27.2〜28.4)
	尿路感染	3	17.0 (16.5〜17.6)
	蜂窩織炎	4	8.1 (7.9〜8.3)
	腸管感染	5	5.7 (5.5〜5.9)

文献3より引用

表2　発熱および高体温をきたし得る非感染性疾患・徴候

致死的疾患	緊急疾患	非緊急疾患
・急性心筋梗塞	・うっ血性心不全	・薬剤性
・肺動脈血栓症，肺塞栓症	・脱水	・悪性腫瘍
・脳出血，脳梗塞	・痙攣	・痛風・偽痛風
・悪性症候群	・移植の拒絶反応	・サルコイドーシス
・甲状腺クリーゼ	・急性膵炎	・Crohn病
・急性副腎不全	・深部静脈血栓症	
・熱中症		

文献4より引用

　施設からの高齢者は発熱をきたしにくく，37.2℃をカットオフ値にしても感度が83％という報告もある[5]．そこで**いつもの体温から1.1℃上昇していれば発熱とみなす**[6]．救急外来を受診した高齢者で菌血症だった患者のうち15〜20％が熱はなかった．また逆に**低体温**の方が，予後が悪かったという報告もあり[7]，患者の低体温にも敏感になりたい．

1. 発熱精査はこれからはqSOFAが合言葉

　発熱がみつかった場合，感染症の疑いとして最も注意したいのが，敗血症である．

　日本の15施設での前向き観察研究では，敗血症の624人のうち約半数の282人は敗血症性ショックであった．敗血症の平均年齢は69歳であり，死亡となった平均年齢は72歳であった．敗血症の平均年齢をみても，生存と死亡に年齢差があったことからも年齢が1つのリスクであることは明らかである[8]．

　最近，敗血症の新しい診断基準として，SIRS（systemic inflammatory response syndrome：全身性炎症反応症候群）に代わってSOFA（sequential organ failure assessment）スコアが採用されている．ICU外ではより簡便なqSOFA＊が提唱されている．意識（GCS＜5），呼吸数（22回/分以上），収縮期血圧（＜100 mmHg）を看護師と一緒になって積極的にとりにいきたい[9]．もともとの意識レベルが清明でない人は時間経過を味方につけて心血管イベントなのか感染症なのか（またその合併か）を見極めたい[10]．

＊qSOFAとは臓器障害の程度を示す指標であるSOFAをもとにICU外で敗血症をスクリーニングするために導入された「quick SOFA」である

　施設入所者や認知症がある場合は傾眠傾向のみならず，①食事をよくこぼす，②頻回に転倒する，③食事量が減っている，④会話量が減った，といった徴候には注意を払おう[10]．

　qSOFAが少なくとも1項目以上あてはまり，①〜④の徴候がある場合は発熱精査（一般的な血液検査，胸部X線，尿一般/培養，血液培養2セット，喀痰培養）からはじめたい．

2. 肺炎は高齢者のお友達!?

　上記はかの有名なWilliam Osler先生の言葉である．高齢化率が世界No.1の日本ではついに肺炎が脳血管疾患を抜いて2011年より死因の第3位となった[11]．

1 高齢者の肺炎罹患リスク

　49歳以下を基準とすると60歳以上64歳以下は肺炎罹患リスクが2.75倍，70歳以上は4.17倍である．肺炎球菌肺炎に限った研究では認知症，痙攣，うっ血性心不全，慢性閉塞性肺疾患（COPD）がリスクである[11]．

2 高齢者の肺炎の鑑別

　典型的な呼吸器症状はあてにならないが（咳，痰，呼吸苦），呼吸数や呼吸様式には着目したい．呼吸数12〜20回/分を基準とすると，27〜33回/分であると死亡率は1.72倍，33回/分以上は2.55倍であるという報告がある[12]．

　胸部X線では，最初の撮影で陰影を認めるのは21％と，残念な結果である．陰影を認めなくても24〜48時間以内に再検査が望ましい[11]．また状態不良の高齢者ではポータブルX線撮影が多く（肩甲骨が入ったり，側面像がなかったり），余計に精度が低い．そのため聴診だけでも背面からしておきたい．褥瘡がないかなど，背部の観察にもなる）．肺炎もエコーで診断する時代で感度94％，特異度96％ともいわれているが，もちろん術者の腕によるところが大きい．

3. 尿路感染症は高齢女性の恋人！？

　これは誰かの言葉というわけではない（こう思うのは筆者だけ！？）．解剖的，生理的なことが相まって閉経後の女性は感染症リスク因子であり，他に神経因性膀胱，カテーテル留置があげられる．尿路感染症は大きく2つに分けられ，尿路に解剖的，生理的に異常がなければ単純性，神経因性膀胱や腫瘍などに起因する場合は複雑性である．男性に多い複雑性の原因はBPH（benign prostatic hyperplasia：前立腺肥大症）である[13]．これを診療録からみつけてくるのが最初の仕事だ．

　市中の80歳以上の高齢者では男性の5〜10％，女性の20％が無症候性の細菌尿があるといわれており，施設入所者ではその倍である．入所者で尿道カテーテル留置者のうち45〜56％は菌血症をきたすといわれている[13]．

■ 尿路感染症の鑑別・診断

　疑う場面は発熱以外に随伴症状を認めないときである．よく言われる尿の濁り，においがきつくなったというだけでは不十分である．肺炎と同様，転倒や意識障害をきたし受診する例も多く，本人のみならずケアにあたっている人に病歴を聴取するべきである．臨床的には急な排尿障害，発熱，意識障害，悪寒戦慄に加えて尿意切迫，頻尿，血尿，尿失禁，CVA（costovertebral angle：肋骨脊柱角）叩打痛が少なくも1つ以上あれば診断に寄与する[13]．

　高齢男性の場合は複雑性と分類されることが多く，かなり積極的に泌尿器科にコンサルトをするよう奨励する記事もある（採尿の手順もかなり煩雑）[14]．自身の施設での高齢男性の尿路感染症についてのマネージメントを確認しよう．

　確定診断は尿の培養検査で10^5 CFU/μLであるが救急室ではわからないことが多い．尿一般検査で細菌尿や膿尿が検出されたというだけで飛びつかないようにしたい．不要な抗菌薬曝露は偽膜性腸炎や耐性菌のリスクとなる．また発熱＋細菌尿の患者の32〜75％は他の感染源ももっていた（本当に尿路感染？）という報告もあり感染源検索は慎重に行いたい[15]．尿路感染症の17％が菌血症もきたしており血液培養もぜひとるべきである．

4. 衣類と戦え！ 皮膚軟部組織感染症

　尿路感染症に続いて頻度が高い皮膚軟部組織感染症は，訴えのないことや罹患部が隠れてしまっていることが多いため見逃しにつながりやすい．また特異的な検査があるわけではなく発熱精査だけでは太刀打ちできない．

　高齢者のおよそ70％は浮腫や皮膚剥離などの皮膚のトラブルを抱えているといわれている[16]．患者本人は気にしていなくても家族やケアしている方々はそんな情報をもっているかもしれない．

　乳がんや婦人科，静脈・リンパ管手術は重要な感染のリスク因子である．また一番多い感染部位は「下肢」であり[16]，発熱精査の際にちょっと失礼してみてしまうのがよいであろう（会陰部も看護師と一緒に導尿や着替えに入って診察してしまおう）．寝たきりの場合は褥瘡のチェックや胃瘻の周囲の発赤なども忘れずにしたい[16]．

　血液培養はqSOFAがすべて陰性であれば不要かもしれないが発熱がある場合には24時間以上の入院が望ましいとする報告もあり[17]，入院して抗菌薬を静注するのであればその前に採血するのが一般的な診療と思われる．

5. 発熱精査では隙だらけ！ 腹腔内感染症

日本でICUに入室する感染症のなかでは腹腔内感染症が第3位である[8]．発熱精査は肺や尿路をメインのターゲットとしているため**4**の皮膚軟部組織や腹腔内感染症は手薄になりがちである．採血やオーダーなどに一生懸命になりすぎて診察がおろそかにならないように注意したい．

胆のう炎や胆管炎の診断にはエコーが有効でありエコービギナーでも頑張ってトライしてもらいたい．ただし，胆のう炎の初期は典型的な三層構造や胆のう周囲のエコーフリースペースなどが出ないことも多い[18]．また，症状の乏しい初期の総胆管結石からの急性胆管炎も肝臓内の胆管拡張や総胆管拡張に注意してエコーをあてたい．

発熱があり，尿が濃くなってきたからといって尿路感染症と安易に考えていると胆道感染症が原因で生じたビリルビン尿であることがあるので注意したい．

6. レアだが生命にかかわる細菌性髄膜炎

細菌性髄膜炎の発症率については，少し古いアメリカのデータではあるが3症例/100,000人/年という疫学的調査がある．発症率が少なくはあるが，細菌性髄膜炎の死亡率は若年青年（18〜34歳）では8.9％であるのに対し高齢（65歳以上）になると22.7％まで跳ねあがる[19]．

典型的な頭痛，項部硬直，Kernich徴候やBrudzinski徴候などが出ることは少ない．ただし意識障害や巣症状が出やすい傾向がある[20]．

まずは発熱精査ではcommonでかつ命にかかわるもの（肺炎，尿路感染症，皮膚軟部組織感染症，胆道感染症）をみつける努力をし，それでは説明がつかない際に腰椎穿刺を考慮しよう．発熱を伴う高度意識障害とショックで搬送され，一般採血と採尿，血液培養のみを行ったうえで髄液検査を待たずに抗菌薬治療を実施することは許されている[20]．細菌性髄膜炎を強く疑い，肺炎球菌を疑う場合，ステロイド投与を抗菌薬投与前ないし同時に行う[21]．

7. その他の生命にかかわる感染症

寿命が延びたことの宿命なのだろうか．他にも感染性心内膜炎や骨髄炎（よくみられる症状として褥瘡や糖尿病性壊疽），化膿性関節炎など高齢者が高熱をきたし，生命にかかわる感染症には枚挙にいとまがない[22]．ただここで行った検査や培養が後に診断に寄与することは少なくない．後医は名医というように後になって症状がそろってくることは多く経験するため，初療の時点での所見を陰性所見も含めて記載しておくことはフォローする側の医師にとって有用である．

文献・参考文献

1) 岩田健太郎：高齢者感染症診断のコツとピットフォール．日本老年医学会雑誌，48：447-450，2011
2) 「PEER VIII：Physician's Evaluation and Educational Review in Emergency Medicine, Vol 8」(Wagner MJ, et al, eds), American College Emergency Physicians, 2011
3) Goto T, et al：Infectious Disease-Related Emergency Department Visits of Elderly Adults in the United States, 2011-2012. J Am Geriatr Soc, 64：31-36, 2015
4) 「Rosen's Emergency Medicine – Concepts and Clinical Practice, 2-Volume 8th Edition.」(Marx J, et al), Saunders, 2013

5) Caterino JM：Evaluation and management of geriatric infections in the emergency department. Emerg Med Clin North Am, 26：319-343, 2008
6) High KP, et al：Clinical practice guideline for the evaluation of fever and infection in older adult residents of long-term care facilities：2008 update by the Infectious Diseases Society of America. Clin Infect Dis, 48：149-171, 2009
7) Tiruvoipati R, et al：Hypothermia predicts mortality in critically ill elderly patients with sepsis. BMC Geriatr, 10：70, 2010
8) Ogura H, et al：Epidemiology of severe sepsis in Japanese intensive care units：a prospective multicenter study. J Infect Chemother, 20：157-162, 2014
9) Singer M, et al：The Third International Consensus Definitions for Sepsis and Septic Shock（Sepsis-3）. JAMA, 315：801-810, 2016
10) 岩田充永：救急診療における高齢者のアセスメント・初期対応．日本老年医学会雑誌，48：322-325，2011
11) 総務省：政府統計の総合窓口（人口動態調査）https://www.e-stat.go.jp/SG1/estat/GL08020103.do?_toGL08020103_&listID=000001137965&disp=Other&requestSender=dsearch（2016年9月閲覧）
12) Marrie TJ & File TM Jr：Bacterial Pneumonia in Older Adults. Clin Geriatr Med, 32：459-477, 2016
13) Nicolle LE：Urinary Tract Infections in the Older Adult. Clin Geriatr Med, 32：523-538, 2016
14) Schaeffer AJ & Nicolle LE：CLINICAL PRACTICE. Urinary Tract Infections in Older Men. N Engl J Med, 374：562-571, 2016
15) Hepper HJ, et al：Infections in the elderly. Crit Care Clin, 29：757-774, 2013
16) Compton GA：Bacterial skin and soft tissue infections in older adults. Clin Geriatr Med, 29：443-459, 2013
17) Sabbaj A, et al：Soft tissue infections and emergency department disposition：predicting the need for inpatient admission. Acad Emerg Med, 16：1290-1297, 2009
18) Berlin A & Johanning JM：Intraabdominal Infections in Older Adults. Clin Geriatr Med, 32：493-507, 2016
19) Walker RA & Wadman MC：Headache in the elderly. Clin Geriatr Med, 23：291-305, 2007
20) Nentwich LM & Grimmnitz B：Neurologic Emergencies in the Elderly. Emerg Med Clin North Am, 34：575-599, 2016
21) Brouwer MC, et al：Corticosteroids for acute bacterial meningitis. Cochrane Database Syst Rev, doi：10.1002/14651858, 2015
22) Liang SY：Sepsis and Other Infectious Disease Emergencies in the Elderly. Emerg Med Clin North Am, 34：501-522, 2016

プロフィール

山田直樹（Naoki Yamada）
福井大学医学部附属病院救急部
高齢者診療は奥が深いですよね．たくさん現場に出ていろんなバリエーションを先輩の医師と経験してください．許先生みたいにはなかなかなれませんが，地道に現場で汗をかこうと思っています！皆さんの診療の一助となってくれるとうれしいです．

第2章　救急外来で困るあれこれ

5. 様子がおかしい（意識変容）はとりあえず頭部CT？

松岡由典

> **●Point●**
> - 高齢者の意識変容では，意識変容＝頭蓋内疾患と飛びつくと落とし穴にはまる
> - 頭蓋外疾患では特に感染症，心血管疾患・呼吸器疾患，電解質異常，代謝・内分泌疾患，また，精神科疾患などを念頭におき診療にあたる必要がある
> - 高齢者の診療においては医原性（薬剤性）を鑑別から外さない！

はじめに

　意識変容＝頭蓋内疾患，頭部CTという思考回路は誰しもが陥る落とし穴である．意識変容を呈した患者においては脳卒中などの頭蓋内疾患のみならず，同時に頭蓋外疾患も含めて鑑別していく必要があり，そのいずれもが致命的になりうるため，救急医療の現場では特に臨床医のセンスが試される場面である．
　また，高齢者となると鑑別疾患は実に多岐にわたり，意識変容の原因が感染症や心血管系疾患，薬剤に起因するせん妄であることが少なくない．
　本稿では救急の現場においていかに高齢者における意識変容に対してアプローチすべきかを考察した．

1. 高齢者における意識変容

　高齢者の意識変容と対峙するときには大きく，

　①頭蓋外疾患（感染症，心血管・呼吸器疾患，電解質異常，代謝・内分泌疾患）
　②頭蓋内疾患（急性 vs. 亜急性〜慢性）
　③精神科疾患（うつ病，認知症など）
　④医原性

4つの枠組みで鑑別疾患を考慮するようにしている（表1）．
　これらの疾患はどれもあいまいな症状・徴候で受診することが多く，まずは「疑う」ことからはじまる．高齢者の診療において検査が多くなることはやむを得ないが，やみくもに検査をオーダーし「検査漬け」にしたところで正確な診断につながることはほとんど期待できない．鑑別疾

表1　高齢者の意識変容の鑑別疾患（救急外来）

①頭蓋外疾患	感染症	肺炎，尿路感染症，髄膜炎など
	心血管疾患・呼吸器疾患	心筋梗塞，肺塞栓症，COPD急性増悪など
	電解質異常，代謝・内分泌疾患	低ナトリウム血症，低・高血糖，高カルシウム血症，甲状腺疾患など
②頭蓋内疾患	急性	脳卒中
	亜急性〜慢性	慢性硬膜下血腫，正常圧水頭症，脳腫瘍など
③精神科疾患	うつ病	特に治療可能なものを念頭に（表2を参照）
	認知症	
④医原性	薬剤性など	ベンゾジアゼピン系薬剤，オピオイド鎮痛薬，抗ヒスタミン薬・コリン薬など

患をしっかりと考え，それぞれの疾患に対する「らしさ」，「らしくなさ」をしっかりと検討していくことが正しい診断や治療方針決定への唯一の近道である．

以下，それぞれの項目について救急外来でのアプローチの仕方について言及していきたい．

近年，救急外来におけるせん妄の重要性が唱えられているが，せん妄そのものの取り扱いについては第3章-3を参照していただき，本稿では救急外来で除外すべき疾患・病態に着目していきたい．

2. 頭蓋外疾患

1 感染症：せん妄・意識変容の裏には感染症が潜んでいる

高齢者は感染症に罹患しても症状・徴候が軽微あるいは非典型的なため，診断に苦慮することも少なくない．例えば，発熱に関しても明確に体温が上昇することは少なく，多くの場合いわゆる微熱を呈して受診する．

そのため，救急外来においては

・体温＞37.2℃

・平熱より1.3℃以上高い

ことを発熱としてとらえるべきとされている．

逆に明らかな発熱を呈した場合（体温＞37.8℃）は90％が細菌感染症であり，75％は重篤な感染症（血液培養陽性，1カ月以内の死亡，外科処置などの侵襲的介入が必要など）であるとされるため慎重な対応が必要である[1〜3]．

1）肺炎

高齢者の肺炎では，発熱や咳・痰などの呼吸器症状といった典型的な症状を伴わず，意識変容，易転倒性，衰弱といった非典型的な症状で受診する．実際，Harperらは高齢者の肺炎のうち発熱，咳，息切れなどの症状を呈するものは約56％にすぎなかったと報告している[4]．それに対して，**高齢者の肺炎では意識変容を呈することが多く，実に約45％において意識変容を認めていた**との報告もある[5]．

2）尿路感染症

前立腺肥大などによる尿路の閉塞，尿路感染に対する防御機構の低下（尿流速低下，尿路粘膜

の変質など），尿・便失禁による汚染，医療器具の使用（尿道カテーテルなど）といった理由により，高齢者において尿路感染症はより罹患率が高くなる．

高齢者の尿路感染症も他の疾患と同様に非特異的な症状を呈し，病歴や身体所見のみで疑うことは難しい．尿路症状はたったの26％，発熱・低体温（＞37.7℃もしくは＜35.0℃）は17％にしか認めないのに対して，意識変容は26％に認めたとの報告がある[6]．

3）髄膜炎

高齢者の意識変容の原因として感染症を考慮した場合には，当然髄膜炎などの中枢神経感染症が懸念される．

ルーティンで腰椎穿刺を行う必要はないが，

- ・有意な発熱を伴うが明らかな熱源が不明なとき
- ・髄膜刺激徴候を認めるとき

など髄膜炎が少しでも疑われるときにはためらわずに腰椎穿刺を試みる必要がある．

上記のように高齢者の感染症は非特異的な症状で救急外来を訪れることが多い．そのため，**発熱と意識変容を呈した高齢者では積極的な fever work-up を行うことが推奨される**．

徹底的な身体所見（頭のてっぺんからつま先まで，特に褥瘡や蜂窩織炎を見逃さない）はもちろんのこと，胸部X線，尿定性，各種培養（喀痰，尿など），血液培養を施行する．いったん髄膜炎を疑ったなら腰椎穿刺をためらってはならない．

2 心血管疾患・呼吸器疾患：意識変容なのに心臓や肺の病気を考える？

意識変容と心血管疾患や呼吸器疾患を結びつけることは意外に難しいかもしれない．

例えば高齢者の心筋梗塞などは胸痛以外の主訴で受診する傾向にあり（atypical is typical），実際に85歳以上の60〜70％は胸痛を訴えないとされ[7]，主訴では呼吸苦が一番多く40〜50％に認め，その他には冷汗25〜30％，嘔吐20〜25％と続くが，実に5〜20％に意識変容を認めるとされる．

そのため，それまで普段どおりであった高齢者がある日突然意識がおかしくなったというような場合には，心筋梗塞などに伴うせん妄などを必ず考慮すべきである．

その他にも肺塞栓症や肺炎，COPD急性増悪などが原因で意識変容をきたすことがあるが，痛みや心拍出量の低下，低酸素・高二酸化炭素血症などが意識変容の要因として考えられている．

上記をふまえると**意識変容で来院したすべての救急患者に対して，心電図および胸部X線は施行されるべきであり**，その他の検査については基礎疾患やリスク因子に応じて施行する．

3 電解質異常，代謝・内分泌疾患

高齢者の意識変容をきたすものとしては電解質異常（低ナトリウム血症，高カルシウム血症など），血糖異常，甲状腺疾患などの代謝内分泌疾患が代表的である．

高齢者の意識変容では脱水やそれに伴う腎不全といった全身状態の悪化が，もともと存在していた代謝・内分泌疾患を顕在化させることもある．また，内服薬の飲み忘れなどによる原疾患の増悪なども考慮しなければならない．

3. 頭蓋内疾患：発症時期，時間経過に注目する

　急性発症のなかには分単位〜時間単位で発症するような脳卒中（脳梗塞，脳出血など）が含まれる．亜急性〜慢性の疾患には日，週単位で経過する慢性硬膜下血腫であったり，月単位で経過しうる脳腫瘍，正常圧水頭症などが考えられる．

　病歴聴取が診療の根幹をなすことは間違いないが，高齢者の意識変容では本人から正確な病歴をとることは難しく，家族や施設職員への病歴聴取が肝要である．特にベースラインとの比較が何より重要となる．

　また，高齢者の意識変容では本人から協力を得ることができず正確な身体所見をとることが難しい場合が少なくない．そのような場合でも瞳孔所見・眼位，顔面左右差，粗大な四肢麻痺，病的反射といった神経所見は有用であり，また非痙攣性てんかん重積状態などを考慮したときには口唇周囲や手指の微細な動きに注目する．

　せん妄の診療では頭部CTは一般的に有用でないとされるが，救急外来における急性の意識変容，神経所見を伴う場合，脳卒中の既往，あるいは出血傾向があるときには必須の検査である．

4. 精神科疾患：意識変容をうつ病・認知症の視点から眺める

　うつ病や認知症は意識変容の原因そのものになることもあれば増悪因子にもなりうるため，救急外来での評価が必要となる．

　せん妄と認知症の鑑別には，**時間経過と注意力を保てるかどうかが大きな分岐点となる．**

　せん妄は急性（**日〜週単位**）の動揺する意識・認知の変化が特徴であるのに対して，認知症は**月から年単位**で経過する神経変性を反映しているため慢性の経過を呈することが基本である．

　ただし，認知症のなかでも微小血管の梗塞に伴う認知症や正常圧水頭症は急性の経過で救急外来を受診することがある．また，初期診療においては治療可能な認知症（treatable dementia）を常に考慮しなければならず，それらが認知症全体の0〜23％を占めているとの報告[8〜10]もあり，注意を要する．その鑑別疾患を**表2**に示す．

5. 医原性：高齢者の救急受診では常に薬剤による影響を考慮する

　高齢者が救急受診した際にはいかなる主訴であれ薬剤による影響を常に考慮する必要がある．Hohlらは，救急外来を受診した高齢者は平均約4剤を内服しており，救急受診の原因の約11％が処方薬で説明可能であったとしている[11]．

　意識変容をきたしうる薬剤としては抗ヒスタミン薬，抗コリン作用をもつ薬剤，ベンゾジアゼピン系薬剤，オピオイド鎮痛薬などが有名であり注意を要する．

表2 治療可能な認知症の鑑別疾患

器質性病変（外科的介入を要する）
・慢性硬膜下血腫，正常圧水頭症，悪性腫瘍，膿瘍
中枢性感染症・炎症性疾患
・髄膜炎（真菌，結核，悪性腫瘍など），脳炎（辺縁系，HIV，ヘルペス） ・リンパ腫 ・血管炎 ・神経梅毒 ・サルコイドーシス
内分泌疾患，ビタミン欠乏症など
・甲状腺機能亢進症・低下症 ・橋本脳症 ・副甲状腺機能亢進症・低下症 ・下垂体機能不全，Cushing病，Addison病 ・ビタミン欠乏症（ビタミンB_1，B_6，B_{12}，葉酸，ナイアシン）
その他
・てんかん ・精神科疾患：うつ病など ・薬剤性（ベンゾジアゼピン系薬剤，オピオイド鎮痛薬，抗ヒスタミン薬・コリン薬など） ・中毒：重金属（ヒ素，水銀，リチウム，アルミニウム，鉛） ・アルコール使用障害 ・辺縁系脳炎（傍腫瘍性，自己免疫性）

まとめ

「小児は小さな大人ではない」といわれるように「高齢者は年老いた大人ではない」という格言があり，高齢者の診療では特別な配慮が必要になる．高齢者における意識変容は多岐にわたる疾患が原因となり，それぞれ非典型的なプレゼンテーションで受診するため非常に困難をきわめる．本稿を通じて高齢者救急特有の問題点を知り，意識変容に対するアプローチについて少しでも理解が進めば幸いである．

文献・参考文献

1) Castle SC, et al：Fever response in elderly nursing home residents：are the older truly colder? J Am Geriatr Soc, 39：853-857, 1991
2) Norman DC：Fever in the elderly. Clin Infect Dis, 31：148-151, 2000
3) Norman DC, et al：Fever in the elderly. Infect Dis Clin North Am, 10：93-99, 1996
4) Harper C & Newton P：Clinical aspects of pneumonia in the elderly veteran. J Am Geriatr Soc, 37：867-872, 1989
5) Riquelme R, et al：Community-acquired pneumonia in the elderly. Clinical and nutritional aspects. Am J Respir Crit Care Med, 156：1908-1914, 1997
6) Ginde AA, et al：Predictors of outcome in geriatric patients with urinary tract infections. J Emerg Med, 27：101-108, 2004
7) Bayer AJ, et al：Changing presentation of myocardial infarction with increasing old age. J Am Geriatr Soc, 34：263-266, 1986
8) Clarfield AM：The reversible dementias：do they reverse? Ann Intern Med, 109：476-486, 1988
9) Weytingh MD, et al：Reversible dementia：more than 10% or less than 1%? A quantitative review. J Neurol, 242：466-471, 1995
10) Clarfield AM：The decreasing prevalence of reversible dementias：an updated meta-analysis. Arch Intern Med, 163：2219-2229, 2003

11) Hohl CM, et al：Polypharmacy, adverse drug-related events, and potential adverse drug interactions in elderly patients presenting to an emergency department. Ann Emerg Med, 38：666-671, 2001
12)「Geriatric Emergencies：A discussion-based review」(Mattu A, et al, eds), Wiley-Blackwell, 2016
13) Adedip A & Lowenstein R：Infectious emergencies in the elderly. Emerg Med Clin North Am, 24：433-448, 2006

プロフィール

松岡由典（Yoshinori Matsuoka）
神戸市立医療センター中央市民病院救命救急センター
最近になって研修医と一緒に救急外来で働けることの大切さをよく感じています．なるべく救急診療の楽しさが研修医に伝わるように工夫して頑張っています．何科に進むにしても救急のことを理解してくれる医師になってくれると嬉しいなと思いながら，研修医の成長を眺める日々を過ごしています．

第2章　救急外来で困るあれこれ

6. この症状，もしかして薬のせい？

佐々木隆徳

Point

- 原因がはっきりしない高齢者の主訴や症状では薬剤性も必ず疑うこと
- 高齢者救急では常に服薬リストを把握し，ポリファーマシー（多剤併用）やハイリスク薬を見逃さないこと
- 診療現場で医師や看護師が活用できるハイリスク薬リストを薬剤師と協働で作成すること
- 内服薬の作用増強や作用減弱をきたしうる要因が潜んでいないか注意すること

はじめに

　75歳以上の後期高齢者の86％は外来で何らかの慢性疾患を治療し，64％は2種類以上の慢性疾患を治療している[1]．また治療のために受診する頻度も高く，外来受診している後期高齢者の50％弱が毎月受診しており，75歳未満と比較して3.1倍の受診率である[1]．複数の医療機関を受診している割合は後期高齢者で高く，75歳未満では32％であるのに対して，後期高齢者では52.3％が2件以上を受診している[2]．これらを背景に薬剤を内服している高齢者は多く，市中病院内科に入院した日本人高齢者700例を対象とした後方視的研究では，平均薬剤数 6.36 ± 4.15 剤（最大26剤），63％が多剤併用（5剤以上）であり，薬剤有害事象の有病率4.9％という報告もある[3]．そのためポリファーマシーは高齢者に特有の問題の1つといえる[4]．

　以上を背景として薬剤相互作用やアドヒアランス不良（薬をきちんと飲めていない）による高齢者救急が増えてきている．そこで今回は実例を紹介しながら高齢者救急における薬剤有害事象への対応について考えたい．

症例①

　84歳，女性．朝からの意識障害を主訴に救急搬入．10日前から下痢症状と食欲不振を認めていた．5日前にかかりつけ医を受診して胃腸炎と診断されて内服薬〔整腸剤（ミヤBM®）〕が処方された．その後，下痢症状は落ち着いたものの，さらに食欲が低下していた．当日は昼になっても本人が起床してこないため，家族が心配して寝室へ訪れたところ意識障害に陥っている本人を発見して救急要請．かかりつけ医へは慢性心不全と高血圧で通院していた．検査の結果，高度脱水による高ナトリウム血症（Na 162 mEq/L）と腎前性腎不全（BUN 118 mg/dL，Cre 3.12 mg/dL）であった．家族によると，「身体を守るため，毎日の薬だけは欠かさず服用していた」とのこと．かかりつけ医からは利尿薬2種類，降圧薬2種類が処

方されていた．10日前からの下痢症状と食欲不振に伴う内服薬による脱水状態に対する薬剤有害事象が疑われた．

症例②

78歳，男性．転倒による頭部外傷を主訴に救急搬入．家族から話を聞くと1カ月前から転倒することが増えているとのこと．主に夜から朝方にかけて多い模様．普段は脂質異常症と糖尿病と認知症で，複数の医療機関へ通院中．糖尿病のコントロールが悪いため2カ月前から内服薬（SU薬）が追加になった．診察の結果，外傷は頭部打撲のみであったが，低血糖（血糖値 54 mg/dL）を認めた．またHbA1c 5.9％であった．本人に話を聴くと，「糖尿病が悪化していると言われたので真面目に内服するようになった」と言っていたものの，家族の話によると，これまでは自宅に大量の残薬があり，数カ月ごとに廃棄していた模様．アドヒアランス不良のために糖尿病が悪化し，SU薬追加とアドヒアランス改善によって薬剤有害事象が生じたと考えられた．

1. 高齢者を診る際には薬剤有害事象を鑑別の1つにあげておく

冒頭で述べたとおり，高齢者は複数の慢性疾患を抱えてポリファーマシーになっていることが多い．高齢者人口が今後も増え続ける社会背景を考慮すると，薬剤有害事象による高齢者救急も増大することが予測される[5, 6]．しかし突然の体調不良が薬剤有害事象によるものか，病歴や身体所見だけで判断することは難しい．高齢者救急に対応するにあたっては，常に薬剤有害事象を鑑別の1つにあげておくことが大切である[7]．

2. 患者が服用している薬剤を把握する

薬剤有害事象によるものか判断するためには，少なくとも患者が現在服用している薬剤についてすべて把握することが重要である．服用中の薬剤は必ずしも単一の医療機関から処方されているとは限らず，複数の医療機関から処方されていることもある．また，市販薬やサプリメントの類，過去に処方され自宅に残っている薬剤，家族が服用している薬剤が原因となることもある[8]．そのため高齢者が受診した際は本人や家族から服薬歴について情報収集するだけではなく，お薬手帳を確認する・診療録の処方歴を参照する・他医療機関に問い合わせをすることも大切である．

また本人や家族，救急隊へむけて「外出や医療機関を受診する際は常にお薬手帳を携帯してください」と普段から伝えることも重要だろう．

●ここがポイント：他医療機関へ問い合わせをする場合のコツ

平日日中であれば地域医療連携室など紹介窓口を利用する．夜間であれば「夜分遅くすみません．そちらへ定期通院中の方が先ほど，救急受診されました．これから検査を進めていくのですが，普段の診療内容や内服薬について教えていただけませんでしょうか」と，可能な限り医者から医者へ直接電話で依頼するのがよい．この際，相手も夜間業務のため疲労困憊していることが多いので，相手に配慮した言葉遣いが大切である．

表1 救急外来における高齢者の薬物管理

主訴にかかわらず救急外来を受診したすべての高齢者で服薬リストを把握すること
・救急外来で正確に把握することは容易ではない．そのため患者本人だけではなく，家族や介護者などからも情報を得ることが重要である ・電子カルテシステムを活用して常に最新の服薬リストを記録・保存しておくこと
診療を担当する医師と看護師がいつでもすぐに最新の服薬リストを確認できるよう整備しておくこと
医師と看護師は次の視点から服薬リストをチェックすること
・ポリファーマシー（6剤以上）ではないか？ ・ハイリスク薬を服用していないか？
病院薬剤師はハイリスク薬の一覧リストを作成すること．その際は「Beers criteria」や他のガイドラインなどを参考にすること
【ハイリスク薬の一覧リスト（例）】
・抗凝固薬および抗血小板薬 ・血糖降下薬 ・心疾患治療薬（ジゴキシン，アミオダロン，β遮断薬，カルシウム拮抗薬） ・利尿薬 ・オピオイド ・向精神薬 ・免疫抑制薬，化学療法薬
ポリファーマシーやハイリスク薬を服用している高齢者が入院した際は，薬剤師を含めた多職種チームがかかわること
・薬剤相互作用を最小限に抑え，薬剤の種類やハイリスク薬の使用を必要最小限にすることを，入院中に多職種チームは主治医と協働して取り組むこと
救急外来から帰宅する高齢者がポリファーマシーやハイリスク薬を使用している場合は，現状で最適な薬物治療に調整されているか，かかりつけ医へ確認を依頼すること
以上の取り組みが効果的に行われるよう，次の点についても実践すること
・毎年，ハイリスク薬の一覧リストを更新すること ・毎年，ハイリスク薬の使用方法について見直すこと．例えば，ジフェンヒドラミン（商品名：レスタミン）は可能な限り高齢者に対して使用しないことを確認する，など ・薬剤有害事象による自院への入院について，症例数と原因薬剤について把握すること ・ポリファーマシーやハイリスク薬を使用している高齢者の入院症例へ，薬剤師がどのようにかかわっているか把握すること

文献9を参考に作成

3. ハイリスク薬をリストアップする

　米国救急医学会など高齢者救急に関連する4団体は救急外来を受診する高齢者に対して，薬剤有害事象を減らし，適切な薬物治療が行われるためのガイドラインを提示している（表1）[9]．ガイドラインでは，薬物相互作用やアドヒアランス不良によって重大な有害事象をきたす内服薬をハイリスク薬として位置づけ，その一覧リストを各医療機関で作成するよう言及している．具体的にどのような種類の薬剤をハイリスク薬として位置づけるかは，医療機関の規模や役割によって少しずつ異なるだろう．そのため「高齢者の安全な薬物療法ガイドライン2015」[10]や「Beers criteria」[11]，「STOPP/START criteria」[12]，「NORGEP criteria」[13]などを参考に，自施設で使用頻度あるいは遭遇頻度の高い薬剤についてリストアップし，医師や看護師が普段の診療現場で容易に活用できるよう具体的な商品名で整えておくことも重要である．また次々と新薬が開発されることから，作成したハイリスク薬リストは毎年見直すことも大切だろう．

表2 薬剤有害事象に気づくためのコツ

最近，内服薬の変更や追加，増量や減量などが行われていないか？
・患者本人だけでなく家族や介護者からも聴取する ・お薬手帳や処方歴を参照する
患者の服薬リストから作用増強または作用減弱による薬剤有害事象の可能性はないか？
・薬剤相互作用の可能性 ・過剰内服や飲み忘れの可能性 ・脱水がないか ・薬理代謝にかかわる肝機能や腎機能の悪化がないか ・併存疾患へ悪影響を与えていないか ・食べ物やサプリメントによる影響を受けていないか
家族など，他の者の薬を服用していないか？
迅速にモニタリングできる方法はないか？
・血圧や脈拍測定，PT-INR，薬剤血中濃度，電解質濃度，血糖値，12誘導心電図，尿中薬物スクリーニングなど

PT-INR（prothrombin time-international normalized ratio：プロトロンビン時間国際標準比）
文献13を参考に作成

4. 多職種チームとして患者を診る

　以上のようなハイリスク薬のリストアップや更新，患者の服薬内容の把握，そして薬剤有害事象の可能性について医師や看護師だけで取り組むのは労力と時間を多大に要する．そこで是非，薬のプロである薬剤師にも協力を仰いでほしい．前述のガイドラインでも薬剤師の参加について言及しているとおり，治療方針や薬剤の調製について薬剤師もチーム医療の一員として積極的に参加するのが望ましい[14]．

　さて，救急外来あるいは高齢者救急のための薬剤有害事象に関する評価ツールは現在のところない．そのため診療現場では常に「この症状，もしかして薬のせい？」と疑うことが大切である．代表的な臨床推論の鑑別フレームである「VINDICATE P」[15]や意識障害の鑑別フレーム「AIUEO TIPS」（第3章-5参照）でも薬剤有害事象の可能性が鑑別の1つとして含まれている．常に疑うことを前提に，今回は「NORGEP criteria」[13]で紹介されている考え方をもとにしたコツを紹介したい（表2）．くり返しになるが，診断がついたとしても「薬の影響で今回の病態が説明つかないか？」と考える習慣を身につけてほしい．

　当院では救急外来を受診した方の服薬リストについて，必要があれば24時間いつでも薬剤師へ服薬内容の鑑別，薬剤相互作用の可能性などについて相談しており，非常に心強い存在である．特に，開業医から処方された一包調剤の現物だけを夜間に家族が持参した際は，薬剤1つひとつについて識別コードから調べるしか手立てがないため，薬剤師に大変助けられている．また最近はICUや一般病棟の入院診療においてもカンファレンスや回診時に薬剤師も同席し，現在の患者の状態に応じた薬物治療の提案を積極的にあげてくれている．

まとめ

　高齢者はポリファーマシーであることや，ハイリスク薬を服用していることが多い．そのため薬剤有害事象による救急受診は珍しくない．今後，日本の高齢者人口がさらに増えていくのに備

え，診療現場で活用できるハイリスク薬のリストを薬剤師と協働で作成し，高齢者では常に服薬リストを把握できる仕組みを構築し，診療では必ず薬剤有害事象の可能性についても検討してほしい．

文献・参考文献

1) 平成28年5月26日 第95回社会保障審議会医療保険部会「高齢者医療の現状等について」
   http://www.mhlw.go.jp/file/05-Shingikai-12601000-Seisakutoukatsukan-Sanjikanshitsu_Shakaihoshoutantou/0000125582.pdf（2016年9月閲覧）
2) 「医療給付実態調査平成26年度 調査結果の概要」，厚生労働省
   http://www.e-stat.go.jp/SG1/estat/GL08020103.do?_toGL08020103_&tclassID=000001074318&cycleCode=0&requestSender=estat（2016年8月閲覧）
3) Fushiki Y, et al：Polypharmacy and adverse drug events leading to acute care hospitalization in Japanese elderly. General Medicine, 2：110-116, 2014
4) Hustey FM, et al：Inappropriate prescribing in an older ED population. Am J Emerg Med, 25：804-807, 2007
5) Samaras N, et al：Older patients in the emergency department：a review. Ann Emerg Med, 56：261-269, 2010
6) Scheffer AC, et al：Risk factors associated with visiting or not visiting the accident & emergency department after a fall. BMC Health Serv Res, 13：286, 2013
7) Hohl CM, et al：Do emergency physicians attribute drug-related emergency department visits to medication-related problems? Ann Emerg Med, 55：493-502, 2010
8) Welker KL & Mycyk MB：Pharmacology in the Geriatric Patient. Emergency Med Clin North Am, 34：469-481, 2016
9) GERIATRIC, Emergency Department Guidelines Task Force, et al：Geriatric emergency department guidelines. Annals of emergency medicine, 63：5, e7, 2014
10) 「高齢者の安全な薬物療法ガイドライン2015」（日本老年医学会・日本医療研究開発機構研究費・高齢者の薬物治療の安全性に関する研究研究班/編），メジカルビュー社，2015
11) Sue R, et al：American Geriatrics Society 2015 updated beers criteria for potentially inappropriate medication use in older adults. J Am Geriatr Soc, 63：2227-2246, 2015
12) O'Mahony D, et al：STOPP/START criteria for potentially inappropriate prescribing in older people：version 2. Age Ageing, 44：213-218, 2015
13) Rognstad S, et al：The Norwegian General Practice（NORGEP）criteria for assessing potentially inappropriate prescriptions to elderly patients. A modified Delphi study. Scand J Prim Health Care, 27：153-159, 2009
14) American College of Emergency Physicians：Clinical pharmacist services in the ED. Ann Emerg Med, 66：444-445, 2015
15) 「コリンズのVINDICATE鑑別診断法」（金城紀与史，他/著），メディカル・サイエンス・インターナショナル，2014
16) 内閣府：平成27年版高齢社会白書（概要版）
   http://www8.cao.go.jp/kourei/whitepaper/w-2015/html/gaiyou/index.html（2016年9月閲覧）

プロフィール

佐々木隆徳（Takanori Sasaki）
みちのく総合診療医学センター/坂総合病院救急科
家庭医療専門医である家庭内上司（妻）と，母親譲りの自己主張を身につけてきた5歳の娘，猪突猛進でハイハイする1歳の息子の3人で川の字で毎日寝ています．地域医療と家庭医療，医学教育へ興味をもちながら，研修医と一緒に地域救急に従事しています．地域社会で「なんでも診る」医者になりたい方，一緒に働きましょー♪

7. その転倒の患者さん「ナートして帰宅」でよい？

百武 威

● Point ●

- 患者（家族）の気持ちに寄り添っても患者（家族）の気持ちになってはいけない！
- JCSよりGCSより家族が言う「様子がおかしい」が大事！
- どのようにして起こったのか？ 誰よりも関心をもつのはあなたしかいない！
- 「ナートして帰宅」は実はハードルが高い！？

はじめに

　一見単純な外傷であっても背景に介入すべきさまざまな疾患，病態，環境が隠れていることが高齢者の外傷の特徴であり，多岐にわたる注意と関心を要する．例えば，つまずいた一歩に次の一歩が出ないため転倒し，とっさに出る手で守りきれず頭部外傷を引き起こしやすいことも加齢性変化の1つである．

　深夜・早朝などの医療者側の「めんどくさい」という気持ちのバイアスが潜む時間帯に特に注意すべきこととして，以降のポイントを考えたい．「ちょっと転んだだけ（ならいいのだが）」のなかから talk and deteriorate や talk and die（どちらも T&D：受診時会話可能な状態であったが数時間のうちに悪化，ときに死亡する病態）を非専門医がERで見逃さず，さらに必要な介入をするためのポイントを考えたい．

1. 頭から血を流している＝死んでしまうんじゃないかと思うものである！

　頭皮は鈍的外傷で頭蓋骨と挟まれ容易に裂傷（パカッと裂けた傷）を生じる．また血流が豊富であり，表層の細動脈出血であっても適切に圧迫止血しなければなかなか止血しえない．図1Aは10 mL，図1Bは50 mLを，著者の実父にかけた50％濃度ケチャップであるが，それほど量が多くなくても頭部顔面への流血は重症感たっぷりであり患者・家族ともに慌てるものである．一般採血＋血液培養を2セットとって…としていると50 mLである．ERで一緒になって慌ててはいけない．

　一方少し慣れて「またか，たいしたことない，ナートして帰宅だな」と思う頃に落とし穴がある．軽症そうな重症例（T&D）を見逃さないのはもちろんのこと，軽症例の背景にまで介入するにはめんどくさがっていてははじまらない．

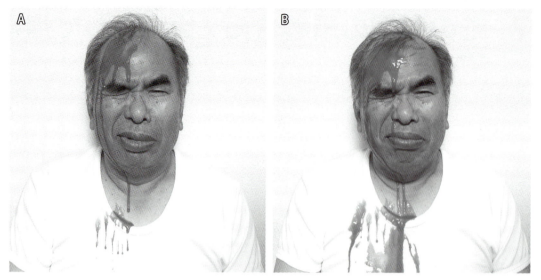

図1 出血量のイメージ
A) 10 mL, B) 50 mL. 50％濃度のケチャップ使用（Color Atlas参照）

> ● ここがポイント
> 患者（家族）の心理を知ることは「めんどくさい」バイアスを避ける1つの方法である！

　また個人的見解であるが，患者はタオルなどの柔らかいもので圧迫してしまいがちで「現在止血しております！」という救急隊の横で，付き添いの妻が持つビニール袋に真っ赤なバスタオルが入っているというようなこともあり出血量を見誤ってはいけない．

2. "普通とちがう" 危険性を知る！

1 グレーゾーンをどう見分ける？

　気道（A）・呼吸（B）・循環（C）の異常や，切迫するD（Dysfunction of CNS）といわれるGCS（Glasgow Coma Scale）スコア8以下の患者，GCSスコアで2以上の急速な悪化，瞳孔不同，片麻痺などの切迫脳ヘルニアを疑う症状を認めた場合には，CT撮影すべきか？ 脳外科コンサルトすべきか？ などと迷う余地はない[1]．医療資源を最大限集めて救命にあたるのみである．
　しかしながら，軽症頭部外傷とされるGCS 14〜15の患者や普段から今ひとつはっきりしないJCS（Japan Coma Scale）1の患者，もともと認知症で名前・生年月日が言えないJCS 3の患者であればどうであろうか？ この場合は，JCSよりGCSより家族が言う「様子がおかしい」＝「意識障害」ととらえられるかが大事となるのである．**高齢者診療において十分な情報収集を本人からできないことは決して珍しいことではない．**

> ● ここがピットフォール
> 家族の言葉を素人の意見とあなどってはならない！

表1 頭蓋内病変合併の危険因子

- 高齢（60歳以上から危険因子）
- どのように受傷したか不明
- 高エネルギー外傷
- 軽度であっても意識障害
- 意識消失・外傷性健忘
- 痙攣
- 何らかの神経症状
- 頭痛
- （くり返す）嘔吐
- 抗血小板薬・抗凝固薬服用中（積極的な病歴聴取が必要）
- アルコール・薬物の摂取

2 加齢による生理学的変化を知る

　高齢者では硬膜が頭蓋骨に強く癒着し架橋静脈が引っ張られている．その変化は硬膜外血腫のリスクを減らすが，硬膜下血腫のリスクを高める．また30〜70歳の間で約30％の脳容量が減少するといわれている．硬膜下血腫による少量の血液貯留では症状がでず，発見の遅れにつながることがある一方，高齢者のT&D症例においては意識レベル悪化までの時間が比較的短く，病状増悪も急激である[2]．手術の有無にかかわらず高齢者では予後不良例が多いものの，適切な早期介入のチャンスを逃してはならない．

3 ガイドラインの限界を知る

　頭部外傷における各種ガイドライン[3〜5]を素直に読み込めば，高齢であること自体が危険因子となり，60歳以上の患者は全例にCTを撮影し入院を勧めることになりうるが，ここではその是非を問わないこととする（第3章-6参照）．頭蓋内病変を合併する危険因子としてあげられているものの多くは各ガイドラインなどで共通しており（表1），高齢以外の危険因子を見逃さないように注意したい．

3. 100人の怪我に100とおりの物語がある！

> **症例**
> 救急隊：76歳男性，自宅で何かにつまずいて机で前額部打撲，裂傷約3 cmです．現在意識清明，つまずいて転んだことも覚えていらっしゃいます．受傷部は圧迫止血できており，前額部の痛みと両肩の痛みを訴えております．
> 研修医：頭と一緒に肩も打ったかな？　両肩のX線も追加で…

　筆者の若かりし頃の症例である．上級医が「では両肩を同時にぶつける転び方してみて」と．確かにそれは難しい．不可能ではないがその可能性はかなり低い．
　前額部打撲→頸部過伸展（後屈）→頸椎症の悪化→両肩の痛み発症！　が本症例の物語であった．

●ここがポイント
受傷機転を考えよう！頭部外傷と頸部外傷はセットで起こりうる！
高齢者の転倒では独居，本人の記憶があいまいなどのためすべての受傷機転を知ることはときに困難である．起こりうる典型的な外傷[2]を知ることで，本人から症状を聞き出せないような場面でも見逃しを防ぎたい．

以下に外傷における各部位の受傷原因・注意点などを記す．

1 頸椎損傷
- 立位からの転倒のような低エネルギー外傷でも受傷しうる
- 歯突起骨折に注意，開口位でのX線撮影（＋頸椎CT）が必要となる

2 中心性頸髄損傷
- 頸椎過伸展によって受傷することが多く，何らかの頸椎症をもつことが多い高齢者は受傷しやすい
- 下肢よりも上肢に強い運動麻痺が起こり，膀胱機能障害，さまざまなレベルの感覚障害を引き起こす

3 肋骨骨折
- 高齢者において**肋骨骨折は死につながる疾患**である
- 65歳以上で1本肋骨骨折が増えるごとに約19％死亡率が増えるとする報告[6]まである．1本の肋骨骨折であっても入院経過観察を勧めることがある
- また，高齢喫煙者においては胸部の痛みのため日常的な咳を我慢するようになり，痰づまりから容易に肺炎を引き起こすので注意する（自験例の最若年喫煙者は38歳で肺炎を併発した）．そのため，胸腔内臓器損傷の検索に加え，十分な疼痛管理が必要である
- 比較的元気な患者を帰宅させ経過観察とするときも「発熱，咳・痰の増悪など肺炎の症状がでれば再来」を説明として付け加えることを銘記したい

4 腹部打撲
- 一般成人の受傷機転とほぼ同様である
- 高齢者は若年者に比して身体所見がはっきりせず，エコー検査による腹腔内検索の重要性が高まる
- 下位肋骨骨折では胸部にとどまらず，腹腔内臓器損傷をも考えるべきであることは言うまでもない

5 股関節周囲の骨折
- 転倒，腰部への側方外力で発症することが多い
- 受傷機転と患肢の外旋位から容易に想起され，X線撮影で判明する大腿頸部骨折から，MRIでのみ判明する不顕性骨折までさまざまである
- 恥骨・仙骨翼の不全骨折を単独・合併受傷することがあり，見逃しやすい[7]

⑥ 椎体圧迫骨折[8]

- しりもち転倒ではもちろんのこと骨粗しょう症がある場合には中腰や前屈の姿勢で荷作業をしたりする程度で圧迫骨折を引き起こすことがある
- なかには疼痛のない圧迫骨折もあり、受傷機転から積極的に疑い腹臥位にて棘突起の叩打痛を調べたい

4. 背後に隠れた物語に耳をそばだてる！

> **症例**
> 救急隊：78歳男性，就寝中喉が渇き，水を飲もうと立ち上がったところ，ふらついて自宅の柱で左前額部打撲裂傷し救急要請．5 mm程度の傷で現在出血は止まっておりナートはいらないかもしれません．
> 研修医：（夜中の3時だぞ，血が止まっているなら様子みていたらいいのに）ではバイタルサインお願いします．
> 救急隊：血圧105/67 mmHg，脈拍113回/分，体温38.5℃，SpO_2 93％，呼吸数24回/分です．
> 研修医：むむむっ！？

病状を詳しく聞くと立ち上がって2〜3歩目に目の前が真っ暗になり一瞬気を失ったとのこと．また1週間前より咳が止まらず3日前より38℃台の発熱があるようだ．頭部CTでは異常所見なしであった．

入院後肺炎の治療をすすめるとともに，漫然と処方継続されていた薬を調整し（第2章-6，第4章-1，2参照）2週間後自宅独歩退院となった．

肺炎→脱水→起立性低血圧→失神→転倒が本症例の物語であった．

高齢者で評価すべき急性変化，慢性変化，環境要因（第1章-1，2参照）が結果として転倒を引き起こしていることが多く，転倒によるER受診は高齢者へ包括的に介入するチャンスである．転倒リスクを評価し積極的に介入しよう[9]．

> まずは1)〜3)の質問を行い，次に4)〜6)の病態にも注意したい．
> **1) 最近はじめた薬，増やした薬（表2）はありますか？**
> 処方薬（漢方薬含む）＋市販薬＋サプリメントまで積極的に病歴聴取しよう
> **2) 転倒の前にめまいやふらつきがありましたか？**
> 起立性低血圧を精査：安静仰臥位での血圧・脈拍測定→可能であれば立位2分後再測定（起立できなければ立坐位で）→20 mmHg以上の収縮期血圧の低下→原因検索へ
> **3) 転倒の前に胸苦しさがあったり意識がなくなったりしましたか？**
> 失神を精査：心機能，不整脈の精査，発症状況確認し神経原性失神を検索
> **4) 代謝性疾患**
> 脱水，糖尿病，やせ（体重減少），ビタミンD欠乏症（骨粗鬆症評価）
> **5) 精神・神経学的疾患**
> せん妄，うつ病，転倒恐怖感，Parkinson病，末梢神経障害

表2 転倒しやすさに影響を与える9つの薬剤のメタ分析

	オッズ比	95％信頼区間
降圧薬	1.24	1.01〜1.50
利尿薬	1.07	1.01〜1.14
β遮断薬	1.01	0.86〜1.17
鎮静薬，睡眠薬	1.47	1.35〜1.62
抗精神病薬	1.59	1.37〜1.83
抗うつ薬	1.68	1.47〜1.91
ベンゾジアゼピン系薬	1.57	1.43〜1.72
医療用麻薬	0.96	0.78〜1.18
NSAIDs	1.21	1.01〜1.44

文献10より引用

6）その他
急性疾患，アルコール摂取，貧血，睡眠時無呼吸症候群，尿失禁（尿意切迫）

5. 正しく虐待を疑って関係者みんなを助ける！

> **症例**
> 救急隊：82歳女性，30年来透析をされている方です．畳の部屋でしりもちをつき腰背部の痛みを訴えております．その際後頭部も打撲したようで1cmの裂傷あり，現在出血は止まっております．
> 研修医：腰椎圧迫骨折だな，透析はリスクの1つだから頭部CTも必須だな，傷はステープラー1針ってとこかな…
> 　腰椎X線：L1/L2圧迫骨折，頭部CT：急性硬膜下血腫
> 研修医：畳でしりもちをついてからの後頭部打撲．透析しているとそこまでの外傷になるのだろうか…？

　患者が経過観察入院となった後に養護者に突き飛ばされていたことが発覚した．高齢者虐待として社会資源の活用によるケアプランの見直し，養護者・患者の負担軽減策が行われた．
　すべての外傷に高齢者虐待を疑っていては医師—患者（家族）関係に問題が生じる．一方ER担当医の介入がきっかけとなり救われる事例もある．「虐待を受けたと思われる高齢者を発見した場合には市町村に通報する義務がある」とは言うまでもなく養護者への刑罰を目的としたものではない．虐待を疑うサイン（表3）を見逃さないようにしたい．

■ 必要に応じて患者を一人にして聴取することが必要
　虐待の結果としてのうつ状態，せん妄，認知症の悪化，問題行動の増多，あきらめや投げやりな態度，無力感の訴えが起こりうることに注意が必要である．

表3 虐待を疑うサイン

ネグレクト（放棄，放任）	性的虐待
・褥瘡 ・栄養失調・脱水（体重減少） ・不適切な衣服，清潔環境（異臭・汚れが目立つ） ・必要な治療，投薬ケア，治療具の欠落	・肛門生殖器周辺の傷・あざ 　→不自然な歩行・坐位 ・新しい性病への罹患 　→尿路感染が発見のきっかけとなることもある
身体的虐待	経済的虐待
・新旧さまざまな傷・あざ・火傷などがある ・手首・足首のすり傷→抑制の可能性 ・頬・顎・歯の骨折→殴られた可能性 ・病状説明・受傷機転のつじつまが合わない	・薬，食事，必要なケアなどの支払いができていない ・新たな受診の予約ができない ・慢性疾患が理由なく悪化している ・病状に合わない低栄養，体重減少
心理的虐待	
〈診察前（受付時など）の情報が有用〉 ・おびえる・わめく・泣く・叫ぶ ・身体を萎縮させている ・睡眠・食欲の変化が激しく，体重の増減を伴う	

文献11, 12を参考に作成

6. 「ナートして帰宅」にはまさしく総合診療力が必要！

　内因性疾患がなく，表1の危険因子のうち年齢以外の因子がなく，適切な経過観察ができる家族と同居の単純頭部外傷の高齢者は帰宅できる可能性がある．各施設の「頭部外傷時の注意書き」を渡し，経過観察の重要性，悪化時の再来，今後の慢性硬膜下血腫発症などの注意点を説明する．

　また転倒による受診が虐待の早期発見となるサインを見逃さないようにし，ポリファーマシー問題にも介入したい．例えば，睡眠薬を中止する場合であれば，筆者は「眠れないことよりも，薬でふらついて転んで頭を打つことのほうが命を縮める可能性が高くなりました」と説明している．もちろんナートもしっかりとできていなければならない．「転んだだけ」などとうかつに口にはできない．

　あなたの総合診療力が試されているのである！！

おわりに

　ERとは理不尽が横行する危険な場所である．必要な知識不足・経験不足もさることながら「なんでこんな時間に，これぐらいの症状で！?」といった気持ちからくる注意・関心不足によってERをより危険な場所にしてはならない．

　プロフェッショナルとしての矜持をもって診療にあたりたい．

文献・参考文献

1) 「外傷初期診療ガイドラインJATEC（改訂第4版）」（日本外傷学会，日本救急医学会/監，日本外傷学会外傷初期診療ガイドライン改訂第4版編集委員会/編），へるす出版，2012
2) Colwell C, et al：Geriatric trauma：Initial evaluation and management. UpToDate®, 2015
3) Stiell IG, et al：Comparison of the Canadian CT Head Rule and the New Orleans Criteria in patients with minor head injury. JAMA, 294：1511-1518, 2005
4) Vos PE, et al：EFNS guideline on mild traumatic brain injury：report of an EFNS task force. Eur J Neurol, 9：207-219, 2002
5) 「重症頭部外傷治療・管理のガイドライン（第3版）」（日本脳神経外科学会，日本脳神経外傷学会/監，重症頭部外傷治療・管理のガイドライン作成委員会/編），医学書院，2013
6) Bulger EM, et al：Rib fractures in the elderly. J Trauma, 48：1040-1046；discussion 1046-1047, 2000
7) Fiechtl J, et al：Minor pelvic fractures in the older adult. UpToDate®, 2015
8) 馬場秀夫，他：腰椎圧迫骨折．関節外科，28：56-63, 2009
9) Moncada LV：Management of falls in older persons：a prescription for prevention. Am Fam Physician, 84：1267-1276, 2011
10) Woolcott JC, et al：Meta-analysis of the impact of 9 medication classes on falls in elderly persons. Arch Intern Med, 169：1952-1960, 2009
11) Lachs MS & Pillemer KA：Elder Abuse. N Engl J Med, 373：1947-1956, 2015
12) 「高齢者虐待防止法活用ハンドブック（第2版）」（日本弁護士連合会高齢者・障害者の権利に関する委員会/編），民事法研究会，2014

■ もっと学びたい人のために

1) 「救急外来 ただいま診断中！」（坂本 壮/著），中外医学社，2015
   ↑教育にかける著者のpassionごと救急外来の醍醐味を感じとっていただきたい．
2) 「救急白熱セミナー 頭部外傷実践マニュアル」（堀 進悟/監，並木 淳/著），中外医学社，2014
   ↑頭部外傷どれか1冊ならこれ1冊．

プロフィール

百武　威（Takeru Hyakutake）
星ヶ丘医療センター総合診療/呼吸器外科
総合診療力を試される症例（呼吸器外科なら膿胸）は高いストレスと高い満足を与えてくれます．自分自身が診ない理由を探さない医師であり続ける努力を怠らず，同じ志の仲間を増やす活動（教育）にも夢を描いています．

第2章　救急外来で困るあれこれ

8. この患者さん，帰してもいいですか？

林　恒存

●Point●

- 高齢患者の帰宅許可にはより多角的視点での判断が求められる
- 帰宅時のリスク評価は，急性病態のリスクに加えて高齢者総合機能評価（CGA）の項目を基本に検討する
- 帰宅後のリスク軽減に必要な情報を外来ケアスタッフへ着実に伝達する

はじめに：高齢患者の帰宅判断は悩ましく煩雑！

　救急外来を受診した患者を帰宅させてよいかの判断は，患者の年齢を問わず決して容易ではないが，とりわけ高齢患者の場合はより一層慎重さが求められる．「帰宅としても大丈夫そうだけど，でも…」と二の足を踏んでしまう理由の1つには，表1に示すように"高齢者には臨床上の特殊性が数多くみられる"ことがあげられる．そしてもう1つは，高齢患者の場合，急性の疾患ごとの予後・入院適応判断だけでなく，その疾患が患者の日常生活上の自立度・介護度に及ぼす影響などを念頭に総合的な判断が必要だからである．帰宅の最終決断に必要なもうひと手間は常時多忙な救急外来では敬遠されがちであり，結局のところ下記の研修医のいうように「高齢だし念のため入院で」といった判断になってしまうのもある程度はやむを得ないのかもしれない．

> **とある研修医クンの素朴な疑問**
> 「救急外来は多忙だし，高齢患者では無理にでも帰宅してもらおうと煩雑な評価は行わず，一律に『高齢患者だから念のため入院』にすれば，最も安全でベストな選択なのでは？」
> 「家族も『その方が安心』と言って賛成してくれることも多いし…」

　しかし，この意見に賛同してしまえば，本稿の存在意義が全くなくなり元も子もないので，ここでは「最も安全でベストな選択とはいえない」という点から考察する．その理由は大きく2つあげられる．
　1つめの理由は，今後この選択肢自体が現実的でなくなる可能性が高いからである．確かに，患者の容態を入院下で継続的にモニターしておけば，不測の事態に迅速な対応が可能であるという点では，自宅よりは安心安全といえるかもしれない．しかしながら高齢者医療のニーズが年々急増し，有限の医療資源の有効活用を真剣に考えなければならない時代に「高齢患者だから念のため入院」といった画一的な決断は今後難しくなるだろう．逆に入院病床が確保できず，いかにして外来や在宅で入院に替わる治療を行うかを模索する必要性がより高まると予想される．

表1　救急外来を受診する高齢患者にみられる臨床上の特殊性

①主訴が漠然としている
例：だるい，ぼーっとする，もやもやする，あちこち痛い，など
②主訴の原因が，単一ではなく，複合要因であることが多い
例：倦怠感＝電解質異常＋薬剤副作用＋うつ症状＋感染症
③非定型的症状で表現されやすく，逆に典型的症状はないことが多い
例：感染症で体温正常，心筋梗塞で胸痛がなく，嘔気が主訴など
④患者本人からの病歴聴取が限定的となりやすい
例：認知機能低下，せん妄，失語，難聴など
⑤急性の病状を契機に，慢性疾患が増悪して重症化・複雑化しやすい
例：急性腸炎で脱水となり腎機能増悪．軽度の肺炎を契機に心不全悪化，シックデイで高血糖など
⑥急性の病態による，ADL低下が起こりやすい
例：インフルエンザによる高熱で立てない，歩けない，食べられない

文献1〜4を参考に作成

表2　高齢患者における入院のリスクとそれに伴う二次的弊害の例（hazards of hospitalization）

①せん妄リスク
認知機能低下，不眠，転倒，骨折，低栄養，脱水，尿路感染，誤嚥性肺炎
②認知症患者の認知機能悪化リスク
転倒，骨折リスク増加，低栄養
③長期臥床リスク
肺塞栓，褥瘡，転倒，骨量減少，骨折，サルコペニア，低栄養，脱水，体重減少，転倒，失神，ADL低下
④検査・手技・治療関連合併症リスク
出血，感染，薬剤副作用，アレルギー
⑤院内感染リスク
人工呼吸器関連肺炎，偽膜性腸炎，カテーテル関連感染症，耐性菌曝露

文献1, 2, 5を参考に作成

　もう1つの理由は，高齢患者は**入院による弊害**（hazards of hospitalization）にさらされやすいからである（表2）．「入院」そのものが高齢患者の長期予後不良の大きな要因となることはこれまでに数多くの論文で示されている[5]．入院を極力回避または最小限にすることが最も予後不良リスクを減らせるのであれば，むしろその方が安全でベストな選択ということになる．

1. 帰宅許可までの手順

　では高齢救急患者に安全に帰宅してもらうためにどのような評価手順が必要か考えてみることにしよう．本稿では，患者の急性の病態はコントロールされ，医学的観点からは外来治療が可能な状態と仮定し，そこから先の評価・検討部分に着目してみる．

表3 高齢者総合機能評価（CGA）の構成要素

分類	具体的項目
①医学的評価	・急性病態 ・合併症 ・基礎疾患 ・栄養状態（体重変化，摂食量） ・服用薬剤（薬剤リスト）
②認知・精神機能	・認知機能 ・気分（うつ，不安）
③身体機能	・BADL（排泄，入浴・整容，食事摂取，歩行，着替え） ・IADL（買い物，家事，金銭管理，食事準備，乗り物での外出，電話使用，薬剤管理） ・バランス・歩行・介助用具の使用 ・転倒リスク
④社会的環境	・家族構成 ・キーパーソン，主たる介護者 ・住居環境（自宅，施設） ・経済状況 ・利用中の公的サービス

BADL（basic activities of daily living：基本的ADL）
IADL（instrumental activities of daily living：手段的ADL）
文献1〜4，6を参考に作成

2. 簡便なツールなどを活用しながら，CGAの項目に沿ってざっくりと情報収集を行う

　高齢患者の帰宅に伴うリスク評価では，医学的評価以外に，認知・精神機能，身体機能，社会的環境を含めて多角的に行う必要がある．それを全て網羅しているのは**高齢者総合機能評価（comprehensive geriatric assessment：CGA）**であり，CGAの評価項目を全て検討すれば基本的には完全にカバーできる（**表3**）．適切なCGAにより，死亡率低下，再入院率低下，在宅生存率増加，ADLや認知機能の維持・向上に寄与することは以前からメタアナリシスで示されており[6]，CGAを救急外来患者に行った場合でも，患者の病状悪化リスク，救急外来再診率や入院率を減らせたという報告もある[7,8]．

　しかしながら多忙な救急外来において，丁寧に行えば患者1人あたり1時間近くかかるフォーマルなCGAを行うのはまず無理である．その現状を踏まえ，世界各国の医療施設で高齢の救急外来受診患者の短期的・長期的予後を推定する簡便なツールがいくつも提唱されているが，2014年に発表されたメタアナリシスによれば，それ単独で十分な精度をもって使用可能な万能スクリーニングツールは現時点では存在しないと報告されている[9]．ただしそれは，ツールの使用が全く役に立たないという意味ではなく，多くのツールはCGAの項目を直接的・間接的に含むため，どれを使っても患者予後に影響する潜在リスクを拾い上げるきっかけとなり，完璧でないにしても個々の患者レベルでの有害事象リスク低減に必ず役立つはずである．

　ちなみに，数あるツールのなかでその妥当性が十分に検証され，世界各国の臨床現場や臨床研究で頻繁に採用されているものは，1999年にカナダより発表された**ISARスコア**である（**表4**）[10〜12]．このスコアの利点は簡便さにある．ベッドサイドで2〜3分程度で施行でき，さらに踏み込んだリスク評価が必要かどうかのスクリーニングには十分役立つ．

表4　ISARスコア

①救急外来受診以前に，日常生活において他人の助けを必要としているか？
②今回，救急外来受診のきっかけとなった症状出現以来，他人の介助が必要な状態か？
③この6カ月以内に，1日以上入院したことがあるか？
④視力に問題はないか？
⑤日常において，記憶力の面で深刻な問題はないか？
⑥毎日3種類以上の内服薬があるか？

患者さんに質問しYESかNOでそれぞれ回答してもらう．
各質問でYESなら1ポイントずつ，合計で2ポイント以上は長期的予後不良のリスクの高い患者とみなす
ISAR：identification of senior at risk
文献10を参考に作成

● **ここがポイント！：情報収集のコツ**

一般的に高齢の救急外来診患者本人からは正確で十分な情報を得られる可能性は低い．そこで患者の家族・施設，クリニックなどの紹介元・介護スタッフ，救急隊，救急外来看護師など，その患者ケアにかかわるできるだけ多くの人から情報を収集する必要がある．ここで重要なのは，すでに情報が得られた事項でも，別のスタッフから裏をとることである．同じ質問内容で全く異なる情報が得られることもあり，患者本人からの情報の精度や矛盾点，またベースラインからの変化などを把握しやすくなる．

3. 現時点で予後悪化に寄与するリスクを抽出し，それぞれに具体的介入策をたてる

おおまかなCGAに沿った情報収集をベースに，**急性の病態によって帰宅後の安全性や予後悪化につながるおそれのあるリスクに着目**する（例：ADL低下，起立・歩行不安定，薬剤管理不可，経口摂取低下など）．そして個々の問題に対して帰宅後の環境で実現可能な対応策が立案できるかを検討する．ここで具体策がない場合や，退院までに調整困難な事情がある場合は（例：独居で家族サポートなし，ADL介助が不可欠，帰宅手段なし，往診不可など）帰宅許可へのチャレンジはここで終了し，入院加療への準備に入る．もし対応策が実行可能なものであれば，**4**に進む．

4. 説明用の退院時サマリーを作成し，サマリーに沿って口頭で本人・家族に説明

ひと手間かかるこのプロセスがとても重要である．救急外来では，口頭だけの説明で帰宅というケースも多いと思うが，高齢患者は認知機能低下，せん妄，聴力低下など，口頭によるコミュニケーションの際の阻害要因が多数あり，**伝達事項が口頭のみで100％伝わる可能性ははるかに低い**と考えておいた方がよい（しかも救急外来は基本的にいろいろな音や声で騒々しい）．それを補うのがこの退院時サマリーである．これによって，帰宅後も患者あるいは家族が説明内容を再

表5 退院時サマリーへの記載が望ましい項目，およびその記載例

項目	記載例
来院時主訴，バイタルサイン	発熱・嘔吐・悪寒 来院時体温：38.6℃，血圧：125/78 mmHg，脈拍：92回/分，呼吸数：20回/分，SpO_2・95％ RA
診断に関連する診察所見，検査結果	＃ 右背部叩打痛あり．胸腹部異常なし 検尿：WBC 3＋，OB 1＋ 血算：WBC 12,000/μL 尿グラム染色：グラム陰性桿菌，好中球 エコー：水腎症なし
退院時診断名	＃1．急性腎盂腎炎　＃2．脱水症
行った治療とそれに対する反応	セフトリアキソン点滴，ラクトリンゲル 1,000 mL，メトクロプラミド静注，アセトアミノフェン服用，嘔気改善，退院前 体温37℃
他科コンサルテーション	皮膚科：陰部真菌感染として新たに外用薬処方あり
退院時処方，定期薬の変更内容	＃ アセトアミノフェン　頓用 血圧低めのためカンデサルタンは一時中止を指示．通常の速効型インスリンは食事量により減量して食後打ちと指示
フォローアップ予定	かかりつけ医クリニックで明日から毎日外来でのセフトリアキソン点滴受診を指示
帰宅後のリスク，懸念事項と具体策	＃ 経口摂取不良，転倒，せん妄 娘さんが同居し見守り．栄養剤としては，エンシュア®，果物の摂取，少量ずつ頻回の飲水励行 嘔吐頻回時，意識レベル低下時は救急外来を再診指示 訪問看護：回数増やして対応推奨（トイレ，シャワー，更衣介助必要）
長期的フォローアップ推奨事項 （必須ではなくオプションで）	①神経因性膀胱の評価 ②排便コントロール不良 ③体重減少傾向 ④右膝関節変形腫脹悪化

文献13を参考に作成

確認できる．さらにかかりつけ医にも同じサマリーを提供しておけば，救急外来での診療内容を患者や家族から間接的に聞くよりも，より正確に把握できるので，その後のフォローアップがスムーズかつ確実に行われることに役立つと考えられる．ただし，サマリーといっても詳細なものは必要でなく，項目に沿った箇条書きで十分である．そしてできれば文字サイズは大きめで作成した方が高齢患者にはありがたい．含むべき必要な項目と記載の例を示す（表5）．

5. 関係者に退院時サマリーを送付し可能なら口頭でも連絡しておく

患者が帰宅する時点でかかりつけ医に電話でひとこと受診状況を報告し，かつFAX，メールあるいは患者家族経由などの手段で前述のサマリーを送付する．また介護に直接関連する追加・変更事項を現場スタッフにも伝える必要がある場合は，基本的には患者の担当ケアマネージャーが窓口となる．なお，かかりつけ医・介護に関する担当者が複数いて最適な情報提供先の把握が困難な際は，その確認作業に延々と時間と労力を費やさずに，全面的にMSW（medical social worker：医療社会福祉士）にお願いをするのが得策である．

おわりに

　高齢の救急患者の帰宅判断は難しい．「安心してください！ 帰れますよ！」とどこかで聞いたような明るい芸人のごとく，太鼓判を押して帰宅許可できることはめったにない．しかしながら，急病への適切な治療に加えて，その**患者の生活機能上の潜在的リスクに対して**，**急性病態がどの程度影響するかを予測**し，かかりつけ医や外来介護チームと情報共有して，その影響をカバーできる体制を用意できれば，安心して帰宅を許可でき，入院治療よりもずっとリスクの低い環境での治療が可能となる．

文献・参考文献

1) 「Essentials of Clinical Geriatrics 7/E」(Kane R, et al, eds), McGraw-Hill Professional Publishing, 2013
2) 「Geriatrics Review Syllabus (8th Edition)」(Durso SC, eds), American Geriatrics Society, 2016
3) 「Geriatrics At Your Fingertips 2015」(Reuben DB et al, eds), American Geriatrics Society, 2015
4) 「老年医学系統講義テキスト」(日本老年医学会/編), 西村書店, 2013
5) Creditor MC：Hazards of hospitalization of the elderly. Ann Intern Med, 118：219-223, 1993
6) Stuck AE, et al：Comprehensive geriatric assessment：a meta-analysis of controlled trials. Lancet, 342：1032-1036, 1993
7) Caplan GA, et al：A randomized, controlled trial of comprehensive geriatric assessment and multidisciplinary intervention after discharge of elderly from the emergency department-the DEED II study. J Am Geriatr Soc, 52：1417-1423, 2004
8) Graf CE, et al：Efficiency and applicability of comprehensive geriatric assessment in the emergency department：a systematic review. Aging Clin Exp Res, 23：244-254, 2011
9) Carpenter CR, et al：Risk factors and screening instruments to predict adverse outcomes for undifferentiated older emergency department patients：a systematic review and meta-analysis. Acad Emerg Med, 22：1-21, 2015
10) McCusker, et al：Detection of older people at increased risk of adverse health outcomes after an emergency visit：the ISAR screening tool. J Am Geriatr Soc, 47：1229-1237, 1999
11) Yao JL, et al：A systematic review of the identification of seniors at risk (ISAR) tool for the prediction of adverse outcome in elderly patients seen in the emergency department. Int J Clin Exp Med, 8：4778-4786, 2015
12) Rosted E, et al：The Identification of Seniors at Risk screening tool is useful for predicting acute readmissions. Dan Med J, 61：A4828, 2014
13) 「Geriatric Emergency Department Guidelines」, American Geriatrics Society, 2013

プロフィール

林　恒存（Tsuneari Hayashi）
慈愛会今村病院分院救急・総合内科　部長
専門：総合内科・家庭医療・老年医学
総合内科医，救急医，家庭医，老年内科医と臨床修行し，今はホスピタリスト…医者としてのアイデンティティがどこにあるか自分でも混乱しているのですが，とりあえず高齢者を診るのが好きな臨床医だということだけは確かなようです．

第3章 病棟で困るあれこれ

1. 家族の「認知症はありません」って信頼できない？

樋口雅也

● Point ●

- 認知症は物忘れだけではない
- 認知機能障害はかなりコモンである
- 進行する認知機能障害−trajectory mappingで「見える化」を
- 毎日の生活，そして今後のフォローに目を向けたチームアプローチが必要である

症例
　70代女性，長期にわたり軽度心不全のため利尿薬などで外来管理していた．この数日増悪する下肢のむくみと息切れを主訴に救急外来を受診．病歴，診察，胸部X線所見は心不全増悪を示唆した．その他の病歴聴取では特に増悪のきっかけになる急性疾患や服薬のアドヒアランスも問題ないようだった．同居する息子にも話を聞くが，いつもと様子は変わらなかったという．救急で治療開始するも，呼吸困難感が続き歩行時血中酸素飽和度の低下を認めたため，入院加療となった．

1. 認知症って？ 軽度認知機能障害とは？

1 物忘れ？ だけでない認知症

1）認知症（dementia）とは
　認知症はさまざまな認知機能や記憶の障害を含めた包括的な定義であり，DSM-5[1]にはそれが色濃く象徴されている．記憶，もしくはその他の高度認知機能（言語，新しいことを学ぶ，など）の低下により日常生活で支援や助けが必要な状態である．
　多くの場合，仕事や社会的な活動など複雑なタスク処理能力が必要とされる部分から症状が顕在化する．徐々に服薬，車の運転，お金の管理など，日常生活のタスクに支障がおよぶ．

2）軽度認知機能障害とは
　認知症に対して軽度認知機能障害（mild cognitive impairment：MCI）の場合は認知機能・記憶障害があるものの，まだ自立生活機能が保たれている状態である．MCI状態の患者が認知症に進行する年率は5〜10％とされている[2]．1年間で10人のMCI患者のうち1人が認知症になる計算だ．

　また認知症はいくつかのサブタイプを含み，Alzheimer型が最も多いとされている（図1）．

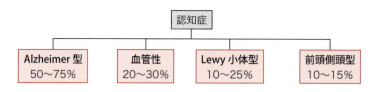

図1 認知症における典型的なサブタイプ
文献3を参考に作成

● **ここがポイント：軽度認知機能障害（MCI）と認知症の典型例**
MCI：短期記憶力などの低下がみられるが，自立生活機能を維持できる状態である
認知症：認知機能・記憶力低下によって，日常生活に何らかのサポート，助けが必要な状態である

2. 病棟や救急研修で認知症，MCIを知っておくことはなぜ大事？

さあ，認知症やMCIについてのイメージがつかめただろうか．そして，こんな心の声が聞こえてくるかもしれない．

「認知症疑い，MCIってあまりみたことないな」
「自分の研修に関係あるかな．認知症というと，最近老健から転送されてきた，かなり進行した認知症の患者さんなら思い浮かぶけど，早期とか軽度とかカルテにも書いたことないよ」

そう，このような心の声が聞こえたら，大きな学びと成長のチャンス！

1 認知症，MCIはとてもコモン！ほら，目の前に

内科系，外科系に限らず，どの病棟も超高齢化が進んでいる．そのなかで70歳以上の入院患者の5人に1人は入院時に認知症を認め，残りの4人に1人は退院までに認知症の診断に至るとされる[4]．そう，実は今回の，あなたが担当した入院がきっかけで，遅れていたり見逃されていたりした認知症が明らかになることがとても多いのだ．患者が高齢であれば認知症有病率も高く，認知症診断の機会はさらに多くなる．

● **ピットフォール**
小児病棟でもアンテナを張っておこう．祖父母が付き添い，薬剤を管理している場合，家での様子などを質問しているときに，祖父母に何らかの認知機能障害があるのでは，と気づくこともある．「祖父母や保護者の認知症→小児服薬アドヒアランス低下→喘息コントロール不良→喘息発作」ということもある．

「担当している5人のうちの2人は，"認知症疑い"，もしくは"MCI"，"早期に発見された認知症"かも」と当事者意識をもつと，今日からの研修が全く違う次元のものになる．
ここからは研修医の背中を押して行動につながる，認知機能障害診断への手がかりとツールを

紹介する．

2 研修医にもできることがある！

> 「認知機能障害といっても，入院中にできることはないですよ．薬もあまり効果がないっていうし」
> 「認知症なんて診断したことないし，これはかかりつけ医の先生に退院後任せておけば」
> 「入院患者にはせん妄が多いと聞いていて，認知症との鑑別は難しそう．全員コンサルト？」

大丈夫．認知症診断よりも，まずは認知機能障害と入院の原因との関連性，患者には今後どういったフォローやサポートが必要かを考えることが大切である．初期研修中はまずここに集中しよう．

3 今回の入院の原因検索の手がかりに聞きたいこと

利尿薬や降圧薬など長期にわたり服薬が必要な薬剤は認知機能障害によりアドヒアランス低下がよく起きる．本人や家族に「薬がこれだけあると大変ですね．飲み忘れることってどのくらいありますか？」などと声をかけて生活の様子を聞いてみるのもよい．また，食事を自炊しなくなることで，塩分摂取量が変化することもある．「やけに味噌汁が最近塩っ辛い」と家族が何気なく言っていた言葉から，「味覚」の変化（認知・感覚機能の障害），味噌汁のレシピを忘れた（記憶障害），インスタントの味噌汁しか作れなくなった（IADLの障害）を疑うこともできる．こういう情報がとても大切だ．

そして，かかりつけの医師に連絡をとってみるのがオススメである．診断名はなくとも，日ごろから認知機能・記憶障害のことに気をつけながら診ているかもしれない．

4 退院にむけたプランを立てるために認知機能障害があるかどうかの情報は必要

「入院時に退院の具体的なプラン」を立て，それに向けて日々の計画を立て，進められるのが，できる研修医である．

「具体的」というのは，退院時に，「どこに？」「だれと？」「いつ頃？」「どんなサポート（介護，医療）が必要？」「フォローは？」（where, who, when, how to & follow up）などである．「transition in care」などともいわれるが，生活，介護，医療のセッティングや場が変わるとき，さまざまな問題が起こる．それを想定しなければならない．認知機能障害があるかもしれない患者がこのまま家に帰ったら，どんなことが心配だろうか．もし自分がかかりつけの医師だったら，どんな情報が役にたちそうだろうか．

認知機能，またそれに関係する意思決定能力に不安があることがわかれば，今後の予後，予想される変化を含めたアドバンス・ケア・プラニングにもつながる（**第1章-3参照**）．どう生きる，どう死にたいといった「患者との対話」のきっかけが退院に向けたプランにある．

3. 研修医には，何ができる？ 具体的に何をしたらよいのか？

1 認知機能障害の初期症状，軽度認知症などが鑑別にあがるところまでを目指そう

高齢者5人のうち2人に認知症があるのだから，認知機能を調べるスクリーニングを取り入れるのも1つの方法だ．入院時チェックリストに入れたり，他職種と協力してスクリーニングをす

表1　認知機能OPQRST

O	Onset	「いつ頃からですか？」
P	Progression/Pattern	「悪くなってきていますか．頻度はどのくらいですか」
Q/T	Quality/Type	「具体的にどんなことですか，詳しく教えてください」
R	Repeat	「くり返し同じことを話すことはありますか？」
S	Safety/pSychosocial	「道に迷ったり，火の不始末，水の出しっぱなし，鍵のかけ忘れ，お金のトラブルはありませんか？　なんだか元気がない，町内会や趣味の集まりに顔を出さなくなった，などありませんか？」

ることもできる．病院によっては看護師がすでに入院時の聴取で，認知や記憶力に関する質問をしていることもある．ぜひ看護師にも聞いてみてほしい．

オススメは改訂長谷川式簡易認知スケールの一部である言語の流暢性テスト（verbal fluency test）[5]などである．やり方は簡単，短時間（約1分）で，使える（感度88％，特異度96％）．1分間に動物の名前をできるだけ多く言ってもらい，15種類以下なら認知症が疑われる．

注：改訂長谷川式簡易認知スケールのなかの，項目9では野菜の名前で10個以上あげることができれば言語の流暢性は満点の5点．ただし，せん妄やうつ病などでも陽性となるので病棟では「認知機能障害」の疑いとして次に進もう．

スクリーニングに使えるのは改訂長谷川式簡易認知スケール（HDS-R），MMSE（mini mental state examination：ミニメンタルステート検査），Mini-Cogだけではない．病歴聴取や診察の際に多くの情報が得られる．

2 病歴聴取に注目

病歴聴取の際にも，さまざまなことができる．認知症を診断することが目的ではなく，認知機能が障害されている「かも」しれないことに気づくことが再優先だからだ．**2 3**で解説したように，日常生活に関する質問など注意深くやってみるとよい．

◆メモリーヒストリーの聞き方：ためそう認知機能OPQRST（N-OPQRST）

OSCEで覚えた痛みのOPQRST（onset, place, quality, radiation…）のように，認知機能も系統立てて聞くと効果的だ（表1）．

まずは「大切な予定を忘れて，困ったことはないですか」「最近日常生活で困っていること，助けが必要かもと思うことはないですか」などを聞き，詳細をOPQRSTで患者や家族に聞いてみよう．

OPQRSTを活用した結果の例
3年前くらいから（O），友人との予定を忘れてしまうことがあり（Q/T），最近は月に1回くらい忘れてしまうようです（P）．家族にはくり返し同じことを話すことも時折あると（R）．道に迷ったり，火事などの問題はこれまでにありません（S）．これまでよく顔を出していた地域の集まりに，ここ半年くらいは行かなくなったそうです（S）．

3 その他の鑑別

もちろん認知症でない認知機能障害は常に考えておく必要がある．その他の治療可能な可逆性認知症[6]，仮性認知症などとよばれる認知症様の認知機能障害をきたす疾患〔電解質異常（ナト

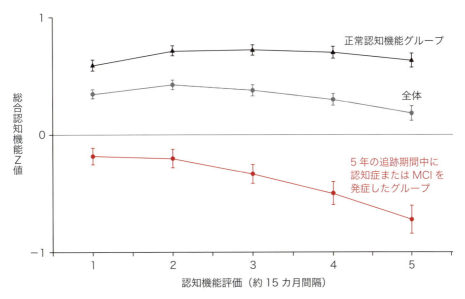

図2　平均5年間のフォローでみた高齢者の認知機能変化
注目すべきは開始時の認知機能だけでなく，その軌道の落ちていくスピードと幅が大きいことである．
中間値78.1歳（1,390人）
文献7より引用

リウム，カルシウムなど），内分泌疾患（甲状腺疾患など），脳・頭蓋内の器質的疾患（正常圧水頭症，慢性硬膜下血腫など）〕や，せん妄やうつ病などといった高齢者の精神症状にかかわる3大病態〔3D（delirium, depression, dementia, 第3章-3）〕，急性の場合（第2章-5）などは別稿で取りあげる．

4. 自然歴を知る，ステージングを知る trajectory mapping

認知症は**非可逆性**，**進行性**の病態であること，そして最終的には**死に至る病**であるということ．患者が人生のどの部分にいるか見失うこともあるだろう．今どこにいるのかを把握するために，緩やかな進行を trajectory（軌道）として描き，認知症の自然歴を知ろう．

認知症は，どうやって進行していくのだろうか．一般に，加齢とともに認知機能に変化がみられ，その低下のスピードや落差には個人差がある．スピードが特に早くて落差が大きいのが認知症・MCI患者の特徴だ[7]．

●ここがポイント
どれだけ認知機能が低下したか，だけでなく，どのようなスピードで認知機能低下が起こったのかに注目する．加齢による「正常」範囲内の変化なのか，それを超えた変化（認知症・MCIによくみられる）のかがわかる（図2）．

1 進行する，1人でできないことが少しずつ出てくる認知機能障害

小児科での成長発育マイルストーンを見たことがあるだろうか．認知機能障害の進行は，それ

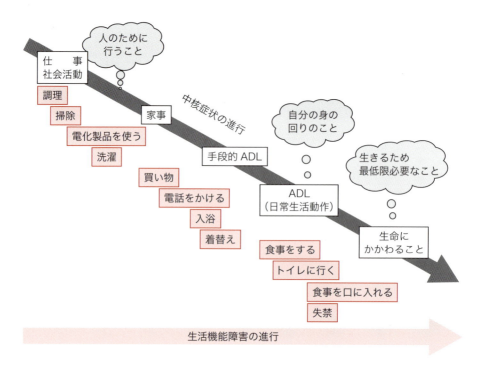

図3　アルツハイマー型認知症における実行機能障害と失行の進行
文献8より引用

を逆再生しているようなイメージ．最近できるようになったこと（高度，複雑なタスク）から徐々にできなくなってくるのだ．この進行を図3でみてみよう[8]．

また，Alzheimer病のFAST（functional assessment staging of Alzheimer's Disease）期別分類[9]では改訂長谷川式簡易認知スケールなどではとらえきれない認知機能の低下が与える「生活機能」への影響を7ステージに分けている（表2）．さあ，担当患者はステージのどこにいるだろうか，考えてみよう．

2 ADL，IADLを使って患者の状態を評価する

日常生活動作は英語でactivity of daily living（ADL），手段的日常生活動作は英語でinstrumental activity daily living（IADL）という．名前からはなんのことだかさっぱりわからないかもしれないが，ADLは主に身のまわり，家のなかですることである．IADLは主に家の外や社会での活動，というように考えると理解しやすい．

初期の認知症や認知機能障害では難しいと思われるタスクからできなくなってくる．基本的に難易度はADL＜IADLである．ここまできたらマッピングはすぐそこだ（ADL，IADLの詳細は第1章-1参照）．

「進行する，機能が低下する．まだ少しイメージがつかめないです」

そんな場合は，自分の日常生活と重ねてみる．認知症は「脳」の障害なので，難しい日常のタスクから困難になってくる．お金（クレジットカード）の管理は買い物（お使いなど）よりも難しいはずである．ADLやIADLのなかにも難易度に差があるということ．決まったお金をもって，

表2　FAST：Functional Assessment Staging of Alzheimer's Disease

ステージ	認知機能	臨床診断	FASTにおける特徴
1	障害なし	正常	主観的および客観的機能低下は認められない
2	非常に軽度の低下	年齢相応	物の置き忘れを訴える．喚語困難
3	軽度の低下	境界状態	熟練を要する仕事の場面では機能低下が同僚によって認められる．新しい場所に旅行することが困難
4	中等度の低下	軽度のAlzheimer型認知症	夕食に客を招く段取りをつけたり，家計を管理したり，買物をしたりする程度の複雑な仕事でも支障をきたす
5	やや高度の低下	中等度のAlzheimer型認知症	介助なしでは適切に洋服を選んで着ることができない．入浴させるとき何度もなだめすかして説得することが必要なことがある
6	高度の低下	やや高度のAlzheimer型認知症	(a) 不適切な着衣 (b) 入浴に介助を要する．入浴を嫌がる (c) トイレの水を流せなくなる (d) 尿失禁 (e) 便失禁
7	非常に高度の低下	高度のAlzheimer型認知症	(a) 最大限約6語に限定された言語機能の低下 (b) 理解し得る語彙はただ1つの単語となる (c) 歩行能力の喪失 (d) 着座能力の喪失 (e) 笑う能力の喪失 (f) 混迷および昏睡

文献10より引用

物を選び，支払う，が基本の買い物に比べて，収支，預貯金との関連まで考える金銭管理は，より高度な脳の機能を使う．子どもがクレジットカードを「使える」(読取機に通す)のに自分で持てないのはなぜか．お金の収支や流れ，そのリスクをすべて考えなければ本当の意味で「使い」こなせていないからである．

あなたがはじめてのお使い，銀行口座を開設，またはクレジットカードをもったのはそれぞれ何歳だっただろうか．このようにADLやIADLを自分の過去と重ね合わせることで，その難易度を理解することも可能だ．暗記は必要なく，自分の過去や成長を振り返ってみよう．

3 trajectory mappingを作成して共有する

筆者は時系列でADL，IADLもしくはFASTスケールを使って機能低下のスピードや変化を「見える化」して，患者・家族との診断や病期の共有に使用している．IADLを使った例を図4に示す（おおまかにいえば，外の社会との交流，交易）．

日常生活における自立度の評価に用いる指標として，ADLはKatz index[11]，IADLはLawtonの指標[12]を使い，縦軸に機能のポイント，横軸に時間をとってみる．

プロットして，時系列に，そして客観的に並べると，どのくらいのスピードで進行しているかがわかる．認知症でなくとも，どの程度の認知機能障害の可能性があるか，診断やサブタイプを考えるうえでも重要である．また進行が急だったり，順序がタスクの難易度に相関していない場合は，治療できる仮性認知症やその他身体機能を障害する疾患（脳梗塞，Parkinson病など）も考える（例：入浴できるのに，箸やスプーンで摂食できない．Alzheimer型の認知症なら，入浴が困難になったあと自立した食事が困難になる）．また，進行のスピードにより緊急度を考えるうえでも役立つ．さあ，やってみよう．

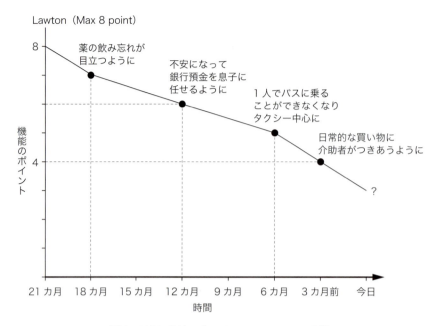

図4　IADLを使ったtrajectory mappingの例

4 ステージ・自然歴がわかると予後がわかる

　Alzheimer型の認知症の予後は，発症から死亡まで10年といわれている．ただし平均的な診断時から死亡は4〜5年となっている[13]．なぜだろう．やはり発見が遅れたり，認知症の初期症状があまり認知されていないからと考えられる．また，認知症患者では他の内科的な疾患を患ったり，それでなく亡くなったりする人も多い[14]．ステージングやマッピングをとおしていつ頃から認知機能の低下，認知症らしい症状がでてきたか（発症時期）がわかると，そこから10年を大まかな一区切りとして，ライフプランを立てることに活かしていける．また次に失う，危うくなることは何だろうか．車の運転？お金の管理？薬剤の管理？と予想できる．

　認知症は，まだまだわからないことが多い疾患である．薬物療法の効果も，今のところ限定的である．だからこそ，少しでも予測できることは患者に伝え，たとえ機能を失うという予想であろうと，「こういうことが，いつくらいに起きるかもしれない」と相談できる関係がつくれるとよいだろう．

5 チームで取り組む，interdisciplinary team approach（IDT）

　IDTとは，各分野のエキスパートがチームを組み連携して患者を診ることである．

> 「でも，やっぱり忙しい毎日のなかで全部できるだろうか」
> 「自分1人では，まだ不安…」

　まずは周りをみてください．研修病院にはさまざまな職種のエキスパートがそろっている．病院内の看護師，薬剤師，療法士，社会福祉士，栄養士，そして患者と家族を巻き込んで認知機能障害をもつ患者に向き合っていこう．

おわりに

認知症型の認知機能障害が多いことはなんとなくわかっていた．しかしそれに対する対応とか理解とかどういうふうにしていったらよいのかわからない，という方がいるだろう．

「認知症は進行する，といっても継続外来もなく，来月は別の科のローテーションだし」

というように，もしかしたら認知症がどのように進行していくのかがわからないため行動に移せなかった，何をしたらよいかわからなかった研修医も多いのではないだろうか．

今回の特集がささやかなきっかけになり，何となくわかったではなくて，何か行動につなげられるととても嬉しい．

まずは声かけをしてみよう，かかりつけの医師に電話をしてみよう，病院の他職種に聞いてみよう．自分の研修病院のリソースは何があるのだろうか，地域包括医療センターに一度連絡してみよう，コミュニティのリソースはどのようなものがあるのだろうか，そのように多角的に医療をみられるチャンスが高齢者診療とその周辺にはある．

そして今後研修病院を超え，コミュニティに貢献できる医師になるきっかけづくりができたら嬉しく思う．

文献・参考文献

1) 「Diagnostic and Statistical Manual of Mental Disorders, Fifth Edition」(American Psychiatric Association, eds), American Psychiatric Association Publishing, 2013
2) Mitchell AJ & Shiri-Feshki M：Rate of progression of mild cognitive impairment to dementia--meta-analysis of 41 robust inception cohort studies. Acta Psychiatr Scand, 119：252-265, 2009
3) in brief for healthcare professionals
https://www.alz.org/health-care-professionals/documents/InBrief_Issue7dd_Final.pdf（2016年9月閲覧）
4) Sampson EL, et al：Dementia in the acute hospital：prospective cohort study of prevalence and mortality. Br J Psychiatry, 195：61-66, 2009
5) Canning SJ, et al：Diagnostic utility of abbreviated fluency measures in Alzheimer disease and vascular dementia. Neurology, 62：556-562, 2004
6) Tripathi M & Vibha D：Reversible dementias. Indian J Psychiatry, 51 Suppl 1：S52-S55, 2009
7) Machulda MM, et al：Practice effects and longitudinal cognitive change in normal aging vs. incident mild cognitive impairment and dementia in the Mayo Clinic Study of Aging. Clin Neuropsychol, 27：1247-1264, 2013
8) 「医療と看護の質を向上させる認知症ステージアプローチ入門：早期診断，BPSDの対応から緩和ケアまで」（平原佐斗司/編著），中央法規出版，2013
↑認知症初期・MCIから末期・緩和ケアまでをわかりやすく．ステージごとに具体的な対応策やアイデアが豊富に紹介されている．
9) Krzymińska E, et al：The Global Deterioration Scale (GDS) and Functional Assessment Staging (FAST) in the diagnosis of Alzheimer type dementia. Psychiatr Pol, 27：129-138, 1993
10) Reisberg B Ferris SH, et al：Functional staging of dementia of the Alzheimer's type. Ann NY Scad Sci, 485：481-483, 1984
11) Katz S, et al：Progress in development of the index of ADL. Gerontologist, 10：20-30, 1970
12) Lawton MP & Brody EM：Assessment of older people：self-maintaining and instrumental activities of daily living. Gerontologist, 9：179-186, 1969
13) Xie J, et al：Survival times in people with dementia：analysis from population based cohort study with 14 year follow-up. BMJ, 336：258-262, 2008
14) Sachs GA, et al：Cognitive impairment：an independent predictor of excess mortality：a cohort study. Ann Intern Med, 155：300-308, 2011
15) 「ロジカル・シンキング：論理的な思考と構成のスキル」（照屋華子，他/著），東洋経済新報社，2001
16) Simons DJ & Rensink RA：Change blindness：past, present, and future. Trends Cogn Sci, 9：16-20, 2005

> Column

病歴聴取を深める，関心をもつ

　認知機能に限らず，病歴聴取は初期研修中に身につけたい1番の能力だ．根掘り葉掘り聞くのではなく，目の前の患者さんに興味をもつことからはじまる．じつはそれが認知機能の障害を見つける最短の方法なのだ．オススメ2つを以下に記す．

① 孫の年齢や名前と人数を聞く
② これまでした仕事のこと，趣味のこと，家事のことを聞く

　①では，「お孫さんはいらっしゃいますか」「お孫さんはおいくつですか」などと聞いてみる．これは短期・中期記憶をみられる（孫の人数，名前などを聞くのもよい）．それにより家族との距離や，サポート体制がわかるだけでなく，人と人との信頼関係がつくられる．なにしろ孫は目に入れても痛くないのは，世界共通だ．孫のことを話すと「ぱっ」と明るくなったり，信頼関係の扉を1つ開けてくれた，と感じる瞬間も多い．もちろん甥，姪，ペットなど患者とさまざまな関係にあるであろう人（動物）などもよい．

　②も同様にさまざまな記憶や認知機能を調べられる．尊敬の念をもって，仕事や仕事を辞めたときのことなど，その経緯を聞いてみる．

　「そうなんですか，経理部で働かれていたんですね（難しそうな経理の仕事をしていた方なんだ．ではなぜ息子さんが預金通帳の管理をしているんだろうか）」というように，認知機能を知るという切り口だけでなく，「なぜだろう」といった「患者をよく知りたい，心配だ」という気持ちが芽生えるかもしれない．

　趣味に関しても「今の楽しみはなんですか」と聞くのもよいが，「70歳の頃に一番時間を使ったことはなんですか」と時間軸を提示し，長期記憶を確かめながら，その他の機能低下が存在するか確認するのもよい．「盆栽は目が見えにくくなって，できなくなってしまったんですか」などと聞いてみよう．また，担当していた家事について聞くのも効果的だ．

　「趣味で囲碁が好きで…」と聞いたら，一歩踏み込んで「そうなんですか．好きな棋士は誰ですか」などそれに関する質問をしてみると，各種のスクリーニング以上に患者の認知機能がわかったり，患者との会話もはずむだろう．

　「認知機能テストをしなきゃ」ではなくて，病歴聴取から，また，さりげない会話のなかに，フォーカスを絞ればみえてくる認知機能がある．まず患者に興味をもち，そこに大切な情報があるかもと関心をもつことが気づきへの第一歩だ．診断をするのは後からでも大丈夫．気づきから次のステップにつなげることが重要なのだから．

17) 白浜雅司：臨床倫理の4分割法
　　http://square.umin.ac.jp/masashi/4box.html （2016年9月閲覧）
18) Nancarrow SA, et al：Ten principles of good interdisciplinary team work. Hum Resour Health, 11：19, 2013

■ もっと学びたい人のために

19) Simmons BB, et al：Evaluation of suspected dementia. Am Fam Physician, 84：895-902, 2011
　　↑プライマリ・ケア医の認知症スクリーニングがよくまとまっている．
20) 玉井杏奈：認知機能低下，運転は大丈夫？ 週刊医学界新聞，3177，2016
　　http://www.igaku-shoin.co.jp/paperDetail.do?id=PA03177_05 （2016年9月閲覧）
　　↑ここが知りたい！ シリーズ 第3回では認知機能低下と車の運転について取りあげています．
21) Yesavage JA, et al：Development of aphasia, apraxia, and agnosia and decline in Alzheimer's disease. Am J Psychiatry, 150：742-747, 1993

Column

それでもなぜ，誤解や誤認が起きるのか

Logical thinking と Change Blindness

1) 患者家族との間に生じるズレ，モレ，トビ[15]

ズレ：医療者が使う「認知症」と家族の使う「認知症」に定義や理解でズレがある．

モレ：いわゆる「物忘れ」の延長上にある認知症と，脳が広範的に障害される認知症の症状を網羅していない．例えば性格の変化なども症状の一部ということが考えられていない．その他にも Alzheimer's "A" Triad ともよばれる Aphasia（失語），Apraxia（失効），Agnosia（失認）も，一般的な認識からはモレやすい認知症の症状である．

トビ：認知症の定義や症状を理解し認知しているものの，論理的な理由なく，自分（うちの家族にかぎって…）は認知症はないとの思い込み（論理の飛躍，トビ）がある．

2) その他

　人には時間的にゆっくりと変化していくものに気づきにくいという特徴がある（Change Blindness[16]）．実は進行がゆっくりで，3カ月前，もしくは1年前からの変化などがわかりにくくなってしまっていることが，毎日患者と生活している家族や同居人などにみられる．小さなお子さんや親戚の小さな甥っ子・姪っ子さんの1年の成長ぶりに，ビックリしたことはないだろうか？でも当の両親は，気づいているものの「びっくり！」はしない．近くで，毎日見ているから気づくことと，気づかないことがあるのだと考えるだけでも，家族の方との対話のきっかけになるかもしれない．

プロフィール

樋口雅也（Masaya Higuchi）

南イリノイ大学地域家庭医学科 老年医療・緩和ケアプログラムディレクター
MD，MPH，CMD，FAAFP

米国家庭医学・老年医学専門医，米国家庭医学会特別会員．米国急性期後および長期療養施設認定医．2012年より現職．

Population Health Management や医療政策への興味から，イリノイ大学シカゴ校で公衆衛生学（医療政策管理学）を専攻．2015年に大学院修士課程を修了し，以前より医療を幅広い観点でとらえ，少しずつですが行動に移すことができるようになりました．今年はさらなる老年・緩和医療プログラムの拡充にチームで取り組んでいます．フルタイムで働きながらのアメリカの大学院生生活3年は，家族の支え，チームのサポートあってこその充実した学びとなりました．読者の皆さんのなかにも忙しく，たいへんなことも多い研修医生活を送っている方もいるでことでしょう．そんなときこそ，いろいろな形で支えてくれている家族やチームの人たちに感謝を伝えられる人になってください．これからも日本での講演や教育回診などを通じ，読者の皆さんとの学びの機会を楽しみにしています．

第3章 病棟で困るあれこれ

2. 入院中のADL低下は防げない？

玉井杏奈

● Point ●

- 高齢者が入院するとADL低下は高頻度で起こり，その後の施設入所率や死亡率の上昇につながる
- 入院中のADL低下を防ぐには，多職種を巻き込んだ日々のADLのアセスメントが大前提である
- 早期からのリハビリテーション開始，せん妄の診断と治療，環境整備などがカギとなる

はじめに

　高齢患者の担当医となった際，入院の原因となった疾患自体は快方に向かっているのに，ADL低下が顕著なために今後の見通しが立たないことはしばしば経験される．本人や家族が（あるいは担当医である自分自身が）そのために焦りを募らせることもある．入院中のADL低下を少しでも防ぐことはできないのだろうか．

> **症例**
> 　76歳男性，もともとは変形性膝関節症による疼痛と筋萎縮により杖歩行，長距離の移動は妻介助にて車椅子で行っていたが，入浴以外はおおむねADLは自立，デイサービスを利用して自宅で生活をしていた．
> 　市中肺炎にて1週間入院，抗菌薬の点滴で肺炎は臨床上治癒していると思われるが，端坐位も困難になり，自力での食事摂取や更衣もできなくなってしまった．本人も気落ちしており，妻からは不安が聞かれている．

1. 高齢者と入院

1 ホメオステノーシス

　予備能の少ない高齢者は変化に対する肉体的，精神的可塑性に乏しく，これをホメオスタシスに対してホメオステノーシスと呼ぶ．熱中症や低体温症で死亡するのに高齢者が多いのはこの一例である．
　入院という急性のストレスに対しても同様である．環境の変化，薬剤有害事象，疾患や治療に

表1 入院を契機に機能低下を起こしやすいと思われるリスク要因（n＝492）

- 入院前からIADLが非自立
- 歩行補助具の使用
- 移動・交通機関の利用に介助が必要
- 最終教育歴が14歳以下

IADL（instrumental ADL：手段的ADL）
文献4より引用

表2 ADL低下につながる入院中の危険因子

- 疼痛
- 薬剤（特に鎮静作用のあるもの）
- 食欲低下・摂食不良
- 拘束（身体拘束，モニター，尿道カテーテル，経静脈ライン，薬剤による化学的拘束）
- 安静・活動性低下
- 感覚障害（眼鏡や補聴器が使用できない）
- 不眠
- 失禁
- せん妄

伴う苦痛や，廃用などにより，急速にADLの低下を引き起こす．短期間の安静でも心肺機能や筋力への影響は非常に大きい．

2 入院によるADL低下の現状

高齢者では入院を契機として，入院中，および退院後に至るまでADLの大幅な低下をきたすことが珍しくなく，超高齢になるほど，入院中に新規の機能障害を起こしやすい[1]．研究では高齢者の33％，90歳以上では63％が大幅な機能低下を起こすと判明している[2]．

もともとフレイル（**虚弱**，第1章-2参照）な高齢者であるほどその傾向は顕著で，ひいては再入院，施設入所や死亡につながる[3～5]（表1）．これは，入院の契機となった疾患自体が重度であったからというだけではなく，どうも入院自体に潜む危険も寄与しているようである[3]．

2. ADL低下につながる危険因子

1 入院中の危険因子

表2にADL低下につながる入院中の危険因子を列挙する．

基本的には，高齢者にとって非日常の環境，あるいは生活動作が不自由な状況を生み出す因子と考えればよい．モニターや経静脈ラインも拘束につながる．不適切な安静度指示もADL低下を引き起こしてしまう．

2 特にせん妄に注意

一般内科・老年科病棟におけるせん妄（急性・変動性の意識障害で，注意力低下や認知の異常を伴う）の有病率は29〜64％[6]と言われており，施設入所率や死亡率を増加させる．せん妄のなかでも，暴言などを伴いしばしば不穏と表現される**過活動性せん妄**は認識されやすい．それに対して過眠傾向で発語が乏しいなど，あたかもうつ病かのような状態を引き起こす**低活動性せん妄**はスタッフの手を煩わせないこともあり，診断や治療の遅れにつながりやすい（第3章-5参照）．

●ここがポイント
低活動型せん妄を見逃さない！

3. まずは日々の回診時に機能評価を行う

　入院時に本人，家族，関係者への病歴聴取や，診療情報提供書の内容などから，患者の入院時およびベースラインのADL，IADLを把握する（第1章-1参照）．

　一般病棟に入院する高齢者のうち，43％が入院時点ですでにベースラインよりも機能低下をきたしているとされる[1]．その原因疾患の治療とともに，日々の回診で機能評価も行っていく．まずは患者本人の身体診察である．「起立性低血圧や動揺性なく立位はとれるだろうか」「食事は自分でとれるだろうか」看護師，特に夜勤明けの看護師に，夜間の様子も聞いてみる．「トイレ介助はどの程度必要だったか」「療法士は退院にあたりどこまで快復すると考えているだろうか．補助具やサービスの追加は必要だろうか」，見立てを聞いてみよう．

4. ADL低下を防ぐには

　入院中のADL低下を防ぐために，さまざまな介入研究が行われているが，ここでは主な3つに関して言及する．

1 早期からのリハビリテーション

　複数のRCTが存在するが，介入内容の不均一性（対象者，運動強度や頻度，1対1か集団か，実施期間など）のために，一様に有効と結論づけることは難しい．

　それを加味しても，入院から1～2日以内に何らかのリハビリを開始した場合，おおむね急激なADL低下を防止する効果があるようである．在宅復帰率の上昇や，在院日数の短縮に寄与したという報告もある[2]．

2 ACE（acute care for elders）

　1990年代より，高齢者の機能回復を促進できる急性期治療を目指して設置されている老年科病棟のモデルを指す．具体的には，医原性疾患を防止するための**治療内容のレビュー**，**患者中心のケア**，**早期リハビリ**，**早期退院計画**，**環境調整**をその要素とし，退院時，さらに1年後のADL低下を有意に低下させる[7]．内訳では，以下の①～③が機能低下防止に寄与すると判明している[8]．

① **治療内容のレビュー**：使用に注意が必要とされる薬剤（特に抗精神病薬など）や，身体拘束，尿道カテーテルなどの必要性の見直しなど．
② **患者中心のケア**：水分・食事摂取を促す，早期離床を促す，皮膚・排泄ケア，夜間の雑音を減らすなど．
③ **早期リハビリ**

3 hospital elder life program

　米国でせん妄予防を目的としてはじまった取り組みで，認知機能，不眠，廃用，脱水，視覚または聴覚異常などの高リスクと考えられる入院中の高齢者に多職種チームとボランティアで多角的にアプローチする．具体的には，ボランティアが訪問して会話を楽しみながら周囲の状況を再認識させる，レクリエーション，食事介助やスタッフへの老年医学教育も含まれる．せん妄の発生率の低下の他，機能低下を防ぐ効果も絶大と報告されている．さらに拘束や尿道カテーテル使用の減少，転倒予防につながったとの報告もある[9,10]．

表3 医原性の機能低下を防ぐ方策

薬剤	漫然と使用している薬剤はないか？ 用法用量は適切か？ 薬剤有害事象は起きていないか？
手技	尿道カテーテル，経静脈ラインなどは適切に使用されているか？ 継続は必要か？
転倒	転倒歴のある患者などハイリスクな患者を同定，適切な予防策は講じられているか？
褥瘡	低栄養や意識障害などハイリスクな患者を同定，適切な予防策は講じられているか？
安静度	離床は進んでいるか，拘束はされていないか？ リハビリは？ 疼痛管理は？ 看護負担軽減だけを目的にオムツが使用されていないか？
栄養	栄養評価と介入はされているか？

文献13より引用

これらを総合すると，入院中の機能低下を防ぐためには，以下がカギになりそうである．

●ここがポイント
・多職種チームによる高齢者総合機能評価と介入
・早期からのリハビリ，離床を促す
・せん妄の診断と非薬物的治療（第3章-3参照）
・治療内容の定期的レビュー

Advanced Lecture

■ 在宅「入院治療」は難しい!?

では入院と同等の治療を，自宅で行えるようにしてはどうか？ Hospital-at-home programと呼ばれるこういったプログラムは世界各国に存在する．多職種チームによる手厚い在宅「入院」治療を通じての入院回避や早期退院により，通常の入院加療を行った群と比較して機能が保たれるかというと，現時点ではその答えはグレーである．患者満足度はより高いようだが，介護者の負担はより大きい可能性がある[11, 12]．

5. 具体的にはどうしたらよいか

これまで列挙した介入法を十分な根拠をもって日々の臨床に落とし込むのは，個々の臨床試験における介入内容の不均一性や，診療現場背景のギャップなどから必ずしも容易ではないかもしれない．

入院中に機能低下を起こした高齢者の症例を見直すと，おそらく予防できたであろう医原性の問題がみえてくる[13]．研修医の段階では，まずはこれらに気をつけたい（表3）．

ちなみに筆者の病院では，医師の指示待ちで安静度の変更が遅れることを防ぐため，治療上の制限がある場合を除き，基本的には看護師と療法士の判断で安静度を上げられる仕組みとなっている．彼らは医師よりも多くの時間を患者と過ごしているため，そもそもADLに関しては医師よりも正確に把握している．経験的には療法士は患者の最高の，夜勤の看護師は最悪のパフォーマンスを把握している傾向がある．

おわりに

　対策を講じてもADLが低下すると予想される場合，退院時に予想されるADLに照らして必要なサービスや補助具，人的リソースを整える．可能な限り早めにMSW（medical social worker：医療社会福祉士）に相談しておくべきである．介護保険の新規申請，要介護度の区分変更，施設やグループホーム探しや家族のスケジュール調整には，いずれも時間がかかる．今後の生活に適したセッティングにスムーズに移行できるよう，医師が初めのゴーサインを素早く出せるかどうかがカギになる．

　紹介元であるかかりつけ医や在宅チームに，診療情報提供書や電話などで，現況を十分に伝達しておくことも忘れないこと．

文献・参考文献

1) Covinsky KE, et al：Loss of independence in activities of daily living in older adults hospitalized with medical illnesses：increased vulnerability with age. J Am Geriatric Soc, 51：451-458, 2003
2) Kosse NM, et al：Effectiveness and feasibility of early physical rehabilitation programs for geriatric hospitalized patients：a systematic review. BMC Geriatr, 13：107, 2013
3) Gill TM, et al：Change in disability after hospitalization or restricted activity in older persons. JAMA, 304：1919-1928, 2010
4) Hoogerduijn JG, et al：The prediction of functional decline in older hospitalized patients. Age Aging, 41：381-387, 2012
5) Morandi A, et al：Predictors of rehospitalization among elderly patients admitted to a rehabilitation hospital：the role of polypharmacy, functional status and length of stay. J Am Med Dir Assoc, 14：761-767, 2013
6) Inouye SK, et al：Delirium in elderly people. Lancet, 383：911-922, 2014
7) Counsell SR, et al：Effects of a multicomponent intervention on functional outcomes and process of care in hospitalized older patients：a randomized controlled trial of Acute Care for Elders (ACE) in a community hospital. J Am Geriatric Soc, 48：1572-1581, 2000
8) Fox MT, et al：Acute care for elders components of acute geriatric unit care：systematic descriptive review. J Am Geriatr Soc, 61：939-946, 2013
9) Inouye SK, et al：The Hospital Elder Life Program：a model of care to prevent cognitive and functional decline in older hospitalized patients. Hospital Elder Life Program. J Am Geriatric Soc, 48：1697-1706, 2000
10) Hospitalist Elder Life Program (HELP) for Prevention of Delirium
    http://www.hospitalelderlifeprogram.org/ （2016年9月閲覧）
11) Shepperd S, et al：Admission avoidance hospital at home. Cochrane Database Syst Rev, doi：10.1002/14651858. CD007491, 2008
12) Shepperd S, et al：Early discharge hospital at home. Cochrane Database Syst Rev, doi：10.1002/14651858. CD000356. pub3, 2009
13) Sourdet S, et al：Preventable iatrogenic disability in elderly patients during hospitalization. J Am Dir Assoc, 16：674-681, 2015

プロフィール

玉井杏奈（Anna Tamai）
台東区立台東病院総合診療科
老年医学の研修中に慕っていた指導医が，回診をしながら自らカーテンを開け，患者を椅子に移乗させ，食事を勧め，新聞を手渡していた姿が，強烈に印象に残っています．そういう老年医になりたいと自省する日々です．

第3章 病棟で困るあれこれ

3. 入院中の不穏にどう対処する？

樋口雅也

● Point ●

- せん妄は3人に1人のコモンな疾患
- せん妄患者の予後は死亡率2倍，しかし見逃し多発
- 過活動性せん妄に対応したら，その3倍の低活動性せん妄を探そう
- 今日からできる非薬物介入（HELP program）がオススメ
- せん妄はチームで予防できる

はじめに

> **症例**
> 82歳，独居自立の女性が尿路感染症で入院となった．既往歴はコントロール良好な糖尿病，変形性関節症，白内障である．入院時意識状態も良好で，診察上際立った所見はみられず．病棟での抗菌薬の投与が開始された．
> その日深夜，看護師から連絡が入り「○○さん，点滴のラインを抜いてしまって，廊下を歩いているところを発見されました．怪我した様子はないようですが，ベッドに誘導しようとすると手を振り払って，戻ろうとしてくれません．なんだかソワソワしているようで」と．

かつてはacute confusional stateともよばれていたせん妄（delirium）．その診断には，現在DSM-5やさまざまな診断ツールがあるが，とにかくわかりにくい，使いにくい．これが「せん妄」と聞いたときのファーストインプレッションではないか．そしてあまり向き合う機会がなく，（敗血症性ショック！ほど研修医を奮い立たせる言葉のチカラもなく）「暴れている」「不穏」「徘徊」「ベッドから出ようと」「点滴を抜いて」というキーワード＝せん妄になっている場面もあるようだ．
本稿では，患者の一生を左右するせん妄についてチームで予防するためのアイデアとツールを詰め込んだ．

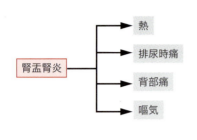
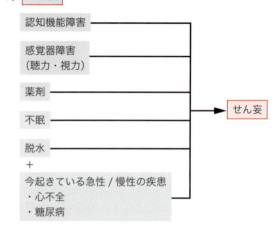

図1　一般の疾患とせん妄の違い
せん妄は1つの表現形にされているが，多種多様な原因とリスクによる

1. せん妄とは？「いつもと違う」からはじめよう

　一言で言ってしまおう．せん妄とは，患者の様子が「いつもと違う」ことである．
　患者の様子がいつもと違うことを見逃さないことがせん妄と向き合うための研修医の第一歩だと思う．いつもと会話の受け答えの感じが違ったり，意識のレベルが違ったり，普段1人でできることがうまくできなくなっていたり．体はいつも通り動くはずなのに，である．

■ 原因はさまざま．一様でない

　せん妄の原因はさまざまで，その機序も神経伝達物質，炎症反応が関連するなど示されてきたが，まだ「これ」と断定できるものはない．むしろ1つに絞れないのがせん妄の特徴だ．よってせん妄という定義はされているものの，その表現形スペクトラムはとてつもなく幅広い．
　他の疾患と比べてみよう．腎盂腎炎とせん妄の比較を図1に示した．違いがわかるだろうか．さまざまな原因とリスクが合わさり表現される病態である．

■ せん妄のタイプとスペクトラム

　せん妄には大きくわけて，行動として表れる過活動性せん妄と，そうでない低活動性せん妄がある．ただし病態として異なるというより，表現形が異なるだけで，リスク要因，原因は同様に幅広い．

1）過活動性せん妄
　特徴としては落ち着かず，じっとしていられないような様子．興奮，幻覚や妄想，自分や周囲の人やモノに危害を加えることも．

2）低活動性せん妄
　注意力や意識レベルが低下するなどいつもと異なり，よくなったり悪くなったりをくり返す状態（第3章-5参照）．

3）どちらのタイプが多い？
　せん妄タイプの割合イメージを図2に示す．

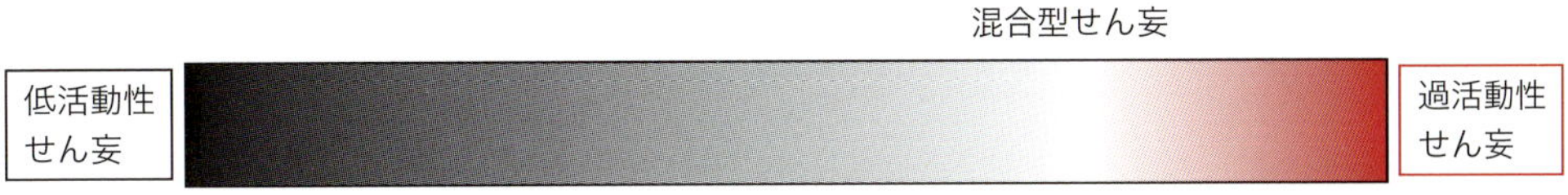

図2　せん妄のスペクトラム

　せん妄の各タイプの割合は，患者や病棟，施設や研究によりさまざまである．低活動性せん妄を見逃さない仕組みをつくりあげると，過活動性と混合型せん妄（低活動性と過活動性の両方がみられる状態）を合わせても約1/4ともいわれている[1, 2]．つまり1人の過活動性せん妄に対応したらその3倍数の患者に低活動性せん妄が潜んでいるのだ．

　さあ，少しイメージがもてただろうか？

> 「これじゃ，すごい数の患者さんが今日から『せん妄』になってしまいます」

　そう，そのとおりなのである．

2. せん妄が初期研修のキモでハイライト？ あなたが患者を救う

1 とてもコモン：特に高齢者は，3人に1人がせん妄

　70歳以上の患者では入院時6人に1人はせん妄．残りの5人のうち，入院中にもう1人せん妄を発症するといわれている[1]．つまり高齢者の3人に1人はせん妄を発症する割合である．集中治療室，手術後，救急病棟ではさらに多いとされている．

2 予後がとても悪い

　このせん妄，発症した人はとても予後が悪い．入院中に死亡率は上昇し，退院後2年間は2倍となる．死亡率だけでない．施設への入所や認知症のリスクも高くなるのだ[3]．しかし，せん妄に適切な対応ができていない施設は多い．

3 見逃し多発！

　これほど予後が悪いせん妄，問題はその多くが見逃されていることだ．病棟では全せん妄患者数の12〜35％しかせん妄と診断されていない[4]．まずは気づいて，せん妄を疑わなければ早期介入・対応もできない．

3. せん妄に気づこう！

1 CAMを用いてせん妄をみつける

　CAM（confusion assessment methods）は，100％に近い感度と約90％の特異度をもつせん妄スクリーニングである．20カ国語以上に翻訳，臨床試験され，高い感度および特異度を示す，最も信頼されている診断ツールの1つだ[5]．

①急性の発症と症状の動揺（よくなったり悪くなったりすること）
②注意力の欠如
③思考の錯乱
④意識レベルの変化

　上記4項目のうち①と②を満たし（必須），③か④のいずれかがあればCAM陽性となり，せん妄と診断される．しかし「急性の発症」ということは，もともとがどのような状態だったか知らなければならないので，必ずしも万能ではない．
　したがって，迷ったときは**せん妄として対応**をはじめていこう．

> **症例**
> 　さっきはなかった症状（急性，動揺）がみられた．○○さんに話を聞こうとしてもうまく話が続かず，注意力の欠如が疑われた．話の内容も意味が通じず，思考の錯乱があるように思われた．

4. 安全確保と治療できる疾患の検索・除外，システマチックな介入

1 超初期はせん妄を疑いつづけて次の手を探る

　一見，大したことがなさそうに見えても「今」重大なことが起きているかもしれない．まず疑って，早期に対応することが必要である．せん妄の特徴は症状の動揺なので，直前の見た目の印象と数分後では全く変わることも珍しくない．なので最初はせん妄かもと，適度にビビることをオススメする．

2 意識レベルの変化に合わせた対応をする

　DELIRIUMの鑑別リスト（表1）でせん妄の原因を考えるとよい．

1）多くのせん妄は「脳」以外の問題で起きている

　たしかに意識状態の変化＝脳？と考えれば，脳梗塞・脳出血・脳炎などの脳内イベントは心配だ．しかしながら，多くのせん妄は脳「以外」で何かが起きている．そしてそれは治療可能な場合が多い．
　このなかでも嗜好歴や服薬歴からわかる，離脱せん妄（アルコール，ベンゾジアゼピンなどの摂取），バイタルサインや簡単な検査でわかる異常（低酸素症，低/高血糖など）はすぐ検索してみる．その他の項目の検索にも表1を使ってみよう．

3 原因は，全部を一度にでなく，1つ1つ精査する

　1つのことが原因となっている場合は稀であり，1つリスクや原因がみつかれば，ほぼ他もみつかる．いくつものリスクや原因が重なってせん妄は起きるのだ（図1参照）．
　したがって，表1のリストをチェックリストにして，1つずつできることから順番に原因の検索と，治療・介入を並行して行おう．

1）非侵襲的な検査は？から考える

　「do no harm」を基本にまずは非侵襲，低侵襲，患者に負担の少ない検査から考えよう．検査

表1 DELIRIUMの鑑別リスト

D	Drug	新しく開始・中止・量を変更した薬剤．一般薬やアルコール服用．高齢者にとってリスクの高い薬（第4章-2）．麻薬鎮痛薬など
E	Electrolyte/ Endocrine	電解質の異常，特に脱水，血清ナトリウム濃度など．甲状腺疾患（薬剤）
L	Lack of drug/Lack of analgesia, Lines	薬剤離脱，特にアルコール，ベンゾジアゼピンや睡眠導入薬など．コントロールのできていない痛み．点滴ライン，モニター，尿カテーテルなど体についているもの（身体拘束含む）
I	Infection	感染症，特に尿路と呼吸器の感染症（熱や呼吸症状が出にくいこともある）
R	Reduced sensory input	聴力・視力障害，普段使用している補聴器，集音器，眼鏡などがない
I	Intracranial	中枢神経系感染症，脳梗塞，脳出血，腫瘍．I全体が比較的稀．巣症状があれば注意
U	Urinary/Fecal	尿閉，宿便
M	Mortal, Myocardial/ Pulmonary	心筋梗塞，心不全，不整脈，低酸素，高二酸化炭素血症，気胸，肺塞栓

文献6を参考に作成

の過程でせん妄が悪化することもある．例えば酸素飽和度を含めたバイタルサインの確認から始まり，血糖値，尿検査，血算，電解質，心電図などからはじめてはどうか．

4 同時に安全確保

この超初期・発見時は周囲の安全確保にも留意する．患者，周囲の患者，メディカルスタッフ，その他の医療従事者や病院従事者などだ．患者を安全な場所に誘導したり，安全にできる時間，スペース，マンパワーを得たりするために助けを呼ぶのも，大切な初期対応である．

ポリファーマシー，高リスクの薬剤たちは**第4章-2**で取り上げる．具体的には「Beers criteria[8]」，「STOPP-START criteria[9]」，「高齢者薬物療法のガイドライン」（http://www.jpn-geriat-soc.or.jp/info/topics/pdf/20150401_01_01.pdf）である．

5. せん妄予防は早期介入を兼ねる

■ HELP program[10]

せん妄を予防するために日本でも導入されてきているhospital elder life program（HELP）．このプログラムは病棟における高齢者ケアモデルの1つである．チームで包括的にアプローチすることにより，認知・身体機能の維持などを目指し，せん妄予防にも効果があるとされている．主には下記の6つの項目[11]が示されている．

① 見当識，認知（例：「ここは病院です．具合が悪くなったので入院しています」などと声をかける）
② 睡眠（＊例）参考）
③ 寝たきり予防，運動障害サポート（例：ベッドから出てトイレにいくのを手伝う．散歩できるならしてみる）
④ 視力（例：眼鏡や文字の大きさに気を配る，床や壁の色をハッキリさせて輪郭を見えやすくする）
⑤ 聴力（例：補聴器や，補聴器の代わりになる集音器を使う）

⑥ 脱水予防（例：こまめに飲み物を勧める）

プログラム導入は平均3割程度のせん妄予防に加え医療費の削減にもつながった[12]．

> **＊例）睡眠**：睡眠導入剤の前になにかできること
> ・夜眠れないのも本人のバイオリズムかもしれない
> ・薬剤以外の介入も病棟でできないか考える
> ・簡単なマッサージ，温かい飲み物（ミルクやハーブティー），音楽・リラックスできる音なども有効とされている[13]

上記のリスク要因・介入可能項目を入院時（外来がある場合は外来対応時）から意識して，日々の診療を行ってみてはどうだろう．

看護師の入院時の病歴聴取では，上記のリスク要因が洗い出されていることがほとんどである．リハビリチームや薬剤師はせん妄に関連する患者情報をもっているかもしれない．もちろんMSW（medical social worker：医療ソーシャルワーカー）もだ．これを共通の問題としてあなたがとらえられるかどうかに，予防の成功はかかっている．チームを作って対応してみよう．

6. 脱拘束!? は可能か？ 必要か？

1 身体拘束

身体拘束は週末や夜間で使用頻度が2倍近くに増加する報告もある[14]．週末や夜間はメディカルスタッフ1人あたりの担当患者数が増えるためと考えられている．身体拘束（4点ベッド柵，ミトン，ベストなども含めて）でどのような影響があるのだろう．実は身体拘束によって逆に死亡が増える．主に転倒やそれによる外傷，そしてせん妄の悪化などによるものだ[15]．それに加えて本人や家族への心理的精神的影響も計り知れない．自分の親や兄弟姉妹，知人や友人，そして自分自身が身体拘束されている状況を想像してみよう．ベッドに縛りつけられている状況に違和感を感じなくなってはいないだろうか．

せん妄時に不要な身体拘束をしないために，どんなことができるか話し合える環境を病棟でも作っておきたい（転倒は**第3章-6**参照）．

2 薬剤拘束（過鎮静，リスクが大きい抗精神病薬のキケンな使い方）

1）薬剤拘束・過鎮静とは：抗精神病薬はなぜキケン？

暴れている（過活動性せん妄）のときに，ルーチンもしくは入院時のオーダーに向精神薬の頓服が入っていたりしないだろうか？ せん妄への頓用薬としてハロペリドールなどが使われていることがある．

実は高齢者における抗精神病薬のせん妄への使用は，死亡率を増加させることが知られている[16]．

また，それぞれの抗精神病薬には特徴があり，特に血圧や錐体外路症状（extrapyramidal symptom：EPS）への影響もあるため，慎重な投与が必要となる．

Parkinson症状などがみられる場合（Parkinson病，Lewy小体型認知症など）はEPS作用が強いものは極力避ける．

抗精神病薬をせん妄だけでなく睡眠導入薬にも使ったりしていないだろうか？

抗精神病薬の種類と特徴を表2に示す．

2）薬剤拘束・抗精神病薬を使わなければいけないのはどんなときか
非薬剤的介入をまずは試してみて効果がなく，かつ以下の条件を満たす場合
① 本人，周囲の患者，医療スタッフに身体的危険があるとき
② 生命を脅かすような，治療が継続できないとき

3）薬剤拘束・抗精神病薬を最小限に留めるコツは？：感情でなく，動揺でなく，薬物動態を考えながら

> 「ところで，ハロペリドールは1アンプル5 mg入っているので，それが標準用量ですか？」
> 「経口錠なら0.75 mg（病院によっては1 mg）が準備されていますが，それが初めの投与量でよいですか？」

〈ハロペリドールの投与例〉
① 筋注なら30分後（血中濃度ピークは投与後10～20分），経口なら2～3時間後（血中濃度ピーク投与後2～6時間）に再度状態を確認する（静脈投与は半減期の短さと副作用から，できれば使用を控えたい）．精神疾患（統合失調症など）とは推奨される初期投与量が一桁違うので注意が必要である．
② 過活動症状が抑えられたら，それに要した量の半分を24時間で分割して投与開始が目安．
例：合計0.5 mg筋注3回（1.5 mg）必要だった場合は1日投与量が0.75 mgになるように調整．0.5 mg錠 半錠を1日3回からはじめてみる（0.25 mgを1日3回）
③ その後数日かけてせん妄症状をみながら，徐々に投与量を減量する．QT延長症候群があるので，適宜心電図で確認する．

長期の使用は死亡率を上昇させる〔非定型（例：クエチアピン）＜定型（例：ハロペリドール）〕，エビデンスとしては180日間の使用では死亡リスクの有害必要数（NNH）が26．つまり26人に使用すると1人が半年以内に抗精神病薬に関連して死亡するということだ[17]．1日用量が多ければ多いほど死亡率が増える．少量＜1.5 mg/日，中用量1.5 mg～3 mg/日，高用量＞3 mgの3つのグループで差が出ているので，できれば1回使用量は1 mgより少なくしたい．

〈「start low, go slow」と「stand by」〉

> 「なぜ，こんなに少ない量で，手間のかかる追加投与を．面倒くさくないですか．とりあえず一気に鎮静かけてから，考えてみたらどうでしょう」
> 「うちの病院，ハロペリドールは0.75 mgから．アンプルは5 mgも入ってますけど」

高齢者診療の最も大切なモットーの1つの「start low, go slow」と「stand by」である．ハロペリドール半減期が約18時間，高齢者ではさらに長くなることもあるので，その場の雰囲気や感情に任せて高用量を投与してしまうと，取り返しがつかなくなるので注意が必要だ．高齢者診療では特に，その場限りの決断のせいで，とても大切なことを危険にさらすことがある．

「start low, go slow」と何かを開始するだけでなく，そのベッドサイドなどで様子をみる「stand by」も大切な治療の一環である．不必要な薬剤を避けることができれば，予防接種のように，効果や成果が目立たないが，必ず結果として差がある．必要ないものを使わない，最低限必要な量はどれだけか，を見極めるのは臨床研修のキモではないだろうか．

この2つのモットーを忘れて抗精神病薬を使用してしまうと次の日，1日中傾眠状態で，リハ

表2 抗精神病薬の種類と特徴

薬品名	機序	用量/用法	特徴	主な副作用	EPS	抗コリン作用	鎮静の強さ	その他コメント
ハロペリドール	定型, 第一世代抗精神薬	1回0.25〜1 mg, 経口, 筋注, 静注（4時間おき頓用）	血行動態に与える影響は少なめ（静注除く）	EPS. 特に高用量（3 mg/日）で顕著	+++	+	++	過活動性せん妄超急性期で, 非薬剤介入の次の選択肢
リスペリドン	第二世代, 非定型抗精神薬	1回0.25 mg〜1 mg, 経口（4時間おき頓用）	ハロペリドールと同様	EPS. ハロペリドールよりは少ない	++	+	+	急性期せん妄ではRCTなどであまり効果が検証されていない 腎不全では慎重に使用
オランザピン	第二世代, 非定型抗精神薬	1回2.5〜5 mg, 経口, 舌下, 筋注（12時間おき頓用）	ハロペリドールに比べEPSがでにくい	抗コリン作用も加わりハロペリドールよりも過鎮静になることも	+	++	++	リスペリドンと同様 糖尿病患者に禁忌
クエチアピン	第二世代, 非定型抗精神薬	1回25〜50 mg, 経口（12時間おき頓用）	ハロペリドールに比べEPSがでにくい. Parkinson病では第一選択	ハロペリドールより過鎮静. 起立性低血圧を起こす	+	++	+++	リスペリドンと同様
アリピプラゾール	第二世代, 非定型抗精神薬	1回2〜30 mg, 経口1日1回（午前中）	1日1回の服用	EPS. ハロペリドールよりは少ない	++	+	++	夜間に使用すると不眠を起こす可能性あり
ロラゼパム*	ベンゾジアゼピン	1回0.25〜1 mg, 経口, 静注（8時間おき頓用）	ベンゾジアゼピンとアルコール離脱せん妄時. 抗精神病薬に対し, 神経遮断薬悪性症候群の際用いる	ハロペリドールに比べ, 興奮を誘発してしまうことや, 呼吸抑制を引き起こすことがある				〈非推奨〉離脱せん妄以外では極力避けたい

＊ロラゼパムは抗精神病薬には含まれないが, 使用を避けたい薬剤として別途掲載している
RCT：randomized controlled trial（無作為化比較試験）
文献6, 7を参考に作成

が全くできなかった「あ，これ完全に低活動性のせん妄になってます」と取り返しがつかなくなる，もしくは回復に長い時間がかかってしまう．

その場の雰囲気で，高用量を使ってしまいがちだが「start low, go slow, and stand by」の気持ちで，適切な量を探ってみよう．

Advanced Lecture

1 IA-ADAPT[18]

アイオワ大学が無料で提供する多職種対応の抗精神病薬適正使用教育プログラム．英語だが動画やスライドなどを使い，抗精神病薬の認知症患者への適正使用がエビデンスにそってまとまっている．

2 術後せん妄

手術後に最も頻繁に起きる有害事象は？

せん妄である．15〜50％になるともいわれており，大腿骨頸部骨折修復術後などは術後せん妄が大変多い．外科系志望の研修医も，せん妄への対応をしっかり身につけておきたいのはこのためである．

術後認知機能障害（postoperative cognitive dysfunction：POCD）という概念もある．手術後せん妄のガイドラインをまとめた論文[19]も米国老年医学会と外科学会の共著で出ている．

3 迷ったときは「注意力」に注目，そして…

困った・迷ったときは，まず「注意力」がどうかをみてみよう．注意力というのは周囲からの話しかけで，質問に答えようとしてくれる，会話を続けてくれる，注意をこちらに向けてくれる，目を合わせてくれる，などだ．

入院時にできていたが（病歴聴取のときや普段と比べて），注意力が散漫になっていたり途中で意識が他のところにいってしまったら，要注意．せん妄の疑いだ．

もう少し注意力を客観的に調べるならば，オススメ＊は

① 今日の曜日を逆から読んでもらう（紙などには書かずに）
　　例：げつようび→びうよつげ
② ランダムな数字を逆から言ってもらう
　　例：改訂長谷川式簡易知能スケール（**第3章-1参照**）の項目6と同様に「2-8-6→ろく，はち，に」．「3-5-2-8→はち，に，ご，さん」など．

＊研修医同士で入院時に同じ質問をすることにしておけば，ベースラインの状態と比較できる．逐次記録しておけばとても診断に役立つ．

　　例：入院時4つまで数字を逆から言えたのに，今は2つだ！

> ● ここがポイント
>
> 米国の興味深い研究．英語でその月のつづりを後ろから読む（例：November→R-E-B-M-E-V-O-N）が単独のスクリーニングテストとしてCAM-3D[20]と比べての感度が83％．さらに曜日を尋ねる質問と併せたせん妄スクリーニングの感度は93％であった[21]．「Ultrabrief」との題名からもわかるように，とても手軽で短時間ででき，忙しい看護師でもできるなど可能性大だ．次の一手が大切なせん妄対応では，使えるだろう．ぜひ看護部ともシェアをすることをおすすめしたい．

目まぐるしく状況が変わる病棟ではその手軽さが重要である．

また，質問に際して，患者の全身の様子や，特に「視線」や「目」などに注目する．目は口ほどに物をいうのだ．

おわりに

せん妄はわかりにくい．見逃してしまうこともよくある．だからこそ，予防が大切で，予防が早期介入も兼ねているのだ．

身体拘束や薬剤拘束（過鎮静）をなくしていくためにも，今回紹介したツールをチームで利用してほしい．せん妄ケア，きっと変えられる！

文献・参考文献

1) Inouye SK：Delirium in older persons. N Engl J Med, 354：1157-1165, 2006
2) Peritogiannis V, et al：Recent Insights on Prevalence and Corelations of Hypoactive Delirium. Behav Neurol, doi：10. 1155/2015/416792, 2015
3) Witlox J, et al：Delirium in elderly patients and the risk of postdischarge mortality, institutionalization, and dementia：a meta-analysis. JAMA, 304：443-451, 2010
4) Inouye SK, et al：Delirium in elderly people. Lancet, 383：911-922, 2014
5) Inouye SK, et al：Clarifying confusion：the confusion assessment method. A new method for detection of delirium. Ann Intern Med, 113：941-948, 1990
6) 「Geriatrics Review Syllabus (9th Edition)」(Durso SC, et al, eds), American Geriatrics Society, 2016
7) University of Pittsburg Medical Center：palliative care symptom guide version 8.0 pain card, 2009
8) By the American Geriatrics Society 2015 Beers Criteria Update Expert Panel：American Geriatrics Society 2015 Updated Beers Criteria for Potentially Inappropriate Medication Use in Older Adults. J Am Geriatr Soc, 63：2227-2246, 2015
9) O'Mahony D, et al：STOPP/START criteria for potentially inappropriate prescribing in older people：version 2. Age Ageing, 44：213-218, 2015
10) Hospital Elder Life Program
 http://www.hospitalelderlifeprogram.org/ （2016年9月閲覧）
11) Inouye SK, et al：A multicomponent intervention to prevent delirium in hospitalized older patients. N Engl J Med, 340：669-676, 1999
12) Rizzo JA, et al：Multicomponent targeted intervention to prevent delirium in hospitalized older patients：what is the economic value? Med Care, 39：740-752, 2001
13) McDowell JA, et al：A nonpharmacologic sleep protocol for hospitalized older patients. J Am Geriatr Soc, 46：700-705, 1998
14) Bourbonniere M, et al：Organizational characteristics and restraint use for hospitalized nursing home residents. J Am Geriatr Soc, 51：1079-1084, 2003
15) Lai CK, et al：The effect of a restraint reduction program on physical restraint rates in rehabilitation settings in Hong Kong. Rehabil Res Pract, doi：10. 1155/2011/284604, 2011
16) Wang PS, et al：Risk of death in elderly users of conventional vs. atypical antipsychotic medications. N Engl J Med, 353：2335-2341, 2005
17) Maust DT, et al：Antipsychotics, other psychotropics, and the risk of death in patients with dementia：number needed to harm. JAMA Psychiatry, 72：438-445, 2015
18) Improving Antipsychotic Appropriateness in Dementia Patients
 https://www.healthcare.uiowa.edu/igec/iaadapt/ （2016年9月閲覧）
19) American Geriatrics Society Expert Panel on Postoperative Delirium in Older Adults：American Geriatrics Society abstracted clinical practice guideline for postoperative delirium in older adults. J Am Geriatr Soc, 63：142-150, 2015
20) Marcantonio ER, et al：3D-CAM：Derivation and Validation of a 3-Minute Diagnostic Interview for CAM-Defined Delirium：A Cross-sectional Diagnostic Test Study. Ann Intern Med, 161：554-561, 2014
21) Fick DM, et al：Preliminary development of an ultrabrief two-item bedside test for delirium. J Hosp Med, 10：645-650, 2015

プロフィール

樋口雅也（Masaya Higuchi）
南イリノイ大学地域家庭医学科 老年医療・緩和ケアプログラムディレクター
MD, MPH, CMD, FAAFP

米国での家庭医学，老年医学，医学教育フェローシップを終え，2012年より南イリノイ大学地域家庭医学科に助教および指導医として着任．家庭医療外来では0歳から99＋歳のさまざまな年齢性別の患者を担当．家庭医療全般に加え，レジデンシープログラムの老年医学・緩和医療分野の教育責任者．
せん妄対応のワークショップでは，実体験で最もせん妄状態に近かったときを思い出してもらうのがポイント．試験勉強，アルバイト，当直などでの睡眠不足（不眠），または学生時代の二日酔い（薬剤副作用）の状態で出た大教室での講義時など，これらは擬似「低活動性せん妄」体験です．ぜひ思い出して，今日からの診療に役立ててください．

第3章 病棟で困るあれこれ

4.「家に帰る！」と言ってきかない患者，帰してもよい？

関口健二

Point

- 患者が意思決定能力を有する限り，その患者の意思決定は最大限尊重される！
- 患者の判断に「ん？」と思ったら，意思決定能力を評価する習慣を！
- 意思決定能力評価は，よりよい医療介入を行うためのプロセスの一環！
- ケアのゴール設定を多様化することで，患者の希望に寄り添おう！

はじめに

　患者さんが，推奨される治療を拒否したときや，侵襲性の高い治療にあっさりと同意したときに，「この患者さん，ほんとに意味わかってるのかな？」と疑問に思ったことはないだろうか？本稿では，そんな状況に遭遇したときに，どのように患者にとって最善な医療介入を決定していくか，その医学的評価方法を解説する．

症例

　軽度認知症（MMSE* 22点）を有する77歳，女性．2年前に夫に先立たれ現在は一人暮らし，猫を2匹飼っている．頻尿と発熱を認め，腎盂腎炎の診断で入院となった．猫が心配である旨を訴えていたが，近くに住む長女に猫の世話を依頼したことを伝えると，しぶしぶ入院となった．入院2日目の夕方，「娘はあてにならん！やっぱり家に帰る！」と言って譲らず，何回も部屋から出て行こうとする．主治医は思った，「今ならまだ明るいし，熱も下がってきたし，退院させちゃってもよいかな？」

*MMSE（mini mental state examination：ミニメンタルステート検査）

1. 患者の希望をそのままとり入れてよいか？

1 自己決定権（autonomy）を尊重する

　われわれがまず肝に銘じるべき原則は，病気は患者のものであり，その**患者が自分でくだした意思決定は最大限尊重されなければならない**，という点である．これを**自己決定権（autonomy）**という．たとえそれが医学的に望ましくない選択であっても，患者の病状理解と価値観によってなされた判断であるならば，尊重するべきである．では，この患者さん，退院させてよいのだろうか？

表1　医療倫理4原則

自己決定権 (autonomy)	患者の考え，判断を尊重すること
善行 (beneficence)	患者の利益になることをせよ
無危害 (nonmaleficence)	患者に危害を与えてはいけない
正義 (justice)	医療資源の公平な配分

文献2を参考に作成

表2　MMSEと意思決定能力欠如の相関

MMSE	尤度比
16点未満	12
16〜19点	6.3
20〜24点	NS
25点以上	0.14

尤度比が高いほど意思決定能力が欠如している可能性が高い
NS：not significant
文献3を参考に作成

2 医療倫理4原則にもとづいて正しさを判断する[1]

われわれは自己決定権と同時に，善行原則（beneficence）と無危害原則（nonmaleficence）に則った医療決定を行わなければならない（表1）．特に，患者の**意思決定能力**（decision-making capacity）が何らかの理由により障害されているとき，患者は「患者にとっての最善の選択」をすることができなくなっていると判断される．このような状況では，無危害・善行原則のもと，不適切な意思決定による有害事象を防ぐための医療決定がなされなければならない．つまり，この患者さんの希望をとり入れるかどうかは，患者の意思決定能力の有無にかかっているのだ．

2. 意思決定能力

1 意思決定能力とは何か？

意思決定能力とは，ある判断事項に対して同意または拒否することのできる能力，と定義される．判断事項は何も医療介入に限ったものでなく，今日着ていく洋服や食べたい食事が何かといった事項も含む．医療介入であっても，血液検査をするかどうかといった単純なものから，経管栄養をするかどうかといった複雑なものまでさまざまである．つまり，**意思決定能力とは，特定の判断事項に対して個別に判断されるもの**である，という点を忘れてはならない．

2 認知症患者は意思決定能力が欠如している？

日常診療のなかで，認知機能障害があるからといって，あるいは超高齢者であるからといって，安易に家族との協議だけで医療決定がなされていることはないだろうか？

表2に興味深いデータがある．MMSEが16点未満であれば意思決定能力が欠如している可能性が高いことを示す一方で，20〜24点の軽度認知症疑いの場合は，その能力の事前確率を変えないことが示されている．先入観をもつことなく，目の前の患者が意思決定能力を有するかどうか，医学的に評価する必要があるのだ．

3. 患者の意思決定能力を評価しよう

1 まずせん妄と重症うつを見分けよう

評価をはじめる前に，意思決定能力を障害するせん妄と重症うつを除外しなければならない．

特にせん妄は高齢者の入院中発症頻度が高く，早期診断が求められる（せん妄については**第3章-3**を参照）．また意思決定能力を障害しうる病態（感染症，電解質異常，薬剤などの可逆的問題）がないかどうかも念頭におきながら評価したい．これらの病態があれば，意思決定能力が一時的に障害されている可能性がある．

2 十分な情報提供を行う

意思決定能力を評価するためには，患者が**今の病状，治療選択肢**などについて十分に説明されていることが大前提である．特に低教育レベルの患者や言語・文化のバリアがある患者においては，平易な表現でわかりやすく説明することができたか，評価をはじめる前に自問してほしい．また，**エビデンスに基づいた医学的に正しい情報**を提供できているかどうかも非常に大切なポイントである．自分は十分にエビデンスを理解しているか？ 思い込みや印象で偏った情報提供になっていないか？ も併せて自問してほしい．

3 意思決定能力の4要素[4〜6]

それでは実際の評価に移ろう．簡潔にまとめると，以下の①〜④をすべて満たせば「その医療介入に対する意思決定能力を有する」といえる．

> ① 自分が今どんな病状で，主な治療選択肢は何があるか**理解**している
> ② それぞれの治療選択肢にどんな利益・危険性があり，自分の生活にどんなインパクトを与えうるかを**認識**している
> ③ ある治療法（あるいは治療しないこと）を選択した**理由**がはっきりしている
> ④ ①〜③を明瞭に**伝達**することができる

4 意思決定能力は「診断」ではない！

実際の現場では前述の評価を行っても白黒はっきりしないことは当然ある．しかし，**表3**のような評価項目を系統的に評価することで，断定はできなくても，一定の方向性を示すことができる．意思決定能力は診断ではない．すべては**よりよい医療介入を行うためのプロセス**であることを肝に銘じ，評価をくり返してほしい．例えば，推奨される治療が患者にとってどんなインパクトを与え得るかを理解できないようなら，今一度患者の周辺環境を明確にし，その領域に焦点を当てたインタビューをさらに行えばよい．倫理的・医学的に複雑な問題であれば，上級医や精神科医に相談することも必要になる．

> **症例のつづき①**
>
> 　患者は，自分の意思が尊重されないまま治療が継続されていると感じており，それに対して腹を立てていた．せん妄の診断を満たさなかったため，意思決定能力評価を試みたところ，病状や治療選択肢の理解は良好であったが，抗菌薬治療を継続しなかった場合に自分が危険な状態になりうること，帰宅後の安全が確保されていないことへの認識に乏しく，意思決定能力はおそらく欠如しているだろうと判断された．「でもね先生，わたくし家に帰りたいの，猫ちゃんが心配だから」，猫の世話の必要性については一貫して訴えた．

表3 意思決定能力の4要素とアプローチ

要素	患者のタスク	質問例	コメント
①understand：理解	医者から提供された情報の基本部分を理解できる	「現在，どんな健康上の問題がありますか？」 「（患者の問題）に対してどんな治療法があると聞きましたか？」 「その治療法の良いところと悪いところを教えてください」 「ほかにどんな治療がありますか？」 【前述の質問で答えられない場合】 「あなたは（患者の問題）がありますか？」	・病状の経過，推奨される治療の利益と危険性，その他の選択肢（治療しない選択肢も含む）とそれらの予想される結果についての理解ができるかを評価する
②appreciate：認識	病気とそれぞれの治療法が自分にどうインパクトを与えるかを認識できる	「あなたは何らかの治療を受ける必要があると考えていますか？」 「もし（推奨される治療）を受けた場合，どうなると思いますか？」 「（推奨される治療）を受けた場合，生じうる問題点はありますか？」 「もし（推奨される治療）を受けなかった場合，どうなると思いますか？ 状態が悪くなる，死ぬこともあると思いますか？」 【代替選択肢がある場合】 「もし（代替選択肢）を受けた場合，どうなると思いますか？」	・病識が欠如していれば，健康問題に対する良好な理解があっても，それを自分自身の問題として認識することができない
③reason：理由	選択した治療の理由が自分の価値観やゴールを踏まえており，理路整然としている	「どの治療を受けることを決めましたか？」 「どうしてその治療を受ける（または拒否する）ことを決めたのですか？」 「どうして（代替選択肢）が（推奨される治療）よりもよいと考えるのですか？」	・決断した選択肢の妥当性ではなく，その決断に至ったプロセスを評価する ・かかりつけ医であれば，今までの患者の価値観との一貫性があるかどうかも評価できる
④communicate a choice：伝達	①〜③の内容を明瞭に伝達できる		

文献4〜6より作成

4. そして治療方針決定へ：shared decision making

1 多様な価値観を尊重する

　われわれ医師はとかく医学的な正しさで物事を判断することに慣れており，そもそもそうするべきだと訓練を受けてきた．「やるか，やらないか」そういって患者に究極の二択を迫ってきたのだ．そんなわれわれが，患者にとっての最善な医療介入を決定することは，よほど意識しない限りできるものではない．人の生き甲斐や価値観は多様で，二択で決められるものではないのだ．

2 ケアゴールを協議する

　多様な価値観を反映できるよう，ケアのゴール設定を表4のごとく，分けて考えてみよう．
　患者（および家族）が何を望んでいるかを共有し，そのゴール（複数のゴールが設定されることの方が普通）を遂行するために，どんな医療介入が適切か，安全で現実的な落としどころを提案しよう．

表4 ケアのゴール例

- 病気の治癒
- 防ぎ得る早期死亡の回避
- 生活機能の保持または改善
- 延命
- 苦痛の緩和
- 生活の質をできる限り保つこと
- 自分の思い通りにすること
- 穏やかな死を迎えること
- 家族や愛する人に苦痛を与えないこと,サポートがあること

文献7より引用

症例のつづき②

患者・長女との協議にて,望んでいるゴールは①生活の質,②患者本人の思いどおりにすること,③早期死亡の回避,であった.患者の猫への思い入れが非常に強いことは事実であり,何とか患者の希望にも寄り添いたいとの長女の意向もあった.主治医は,退院後数日間は,長女の付き添いで毎日外来通院加療を行うことを条件に,24時間以上の解熱を確認した後,退院を許可した.

Advanced Lecture

■ 軽度認知症患者の評価

特に軽度認知症患者の評価は,ときに専門医であっても困難であることが知られており[8],系統的評価項目を,構造化して評価しようとする試みが進んでいる.2011年のシステマティックレビュー[3]ではACE(aid to capacity evaluation)[9]が最も適していることが示されている.また国内では改訂版判断能力評価用構造化面接(SICIATRI-R)[10]が用いられることが多い.興味のある方は文献を参照されたい.

おわりに

意思決定能力の評価方法と,ケアゴールの決定方法について述べた.病院で働く医者は所詮,患者の人生に対して点の交わりでしかない.しかし患者は,そのときに**あなたが決定した医療介入の結果生じるものとともに生きていく.患者の生き甲斐や価値観に沿った「患者にとって」最善な医療介入を**,適切なプロセスを経て決定できているか否か,自問しながら日々の医療決定を行いたいものである.

文献・参考文献

1) 「Geriatrics Review Syllabus(9th Edition)」(Samuel C, et al, eds),The American Geriatrics Society,2016
2) 「Principles of Biomedical Ethics(7th Edition)」(Beauchamp TM & Childress JF),Oxford University Press,2013

3) Sessums LL, et al：Does this patient have medical decision-making capacity? JAMA, 306：420-427, 2011
4) Appelbaum PS：Clinical practice. Assessment of patients' competence to consent to treatment. N Engl J Med, 357：1834-1840, 2007
5) Tunzi M：Can the patient decide? Evaluating patient capacity in practice. Am Fam Physician, 64：299-306, 2001
6) Chow GV, et al：CURVES: a mnemonic for determining medical decision-making capacity and providing emergency treatment in the acute setting. Chest, 137：421-427, 2010
7) Stone MJ：Goals of care at the end of life. Proc（Bayl Univ Med Cent）, 14：134-137, 2001
8) Marson DC, et al：Consistency of physician judgments of capacity to consent in mild Alzheimer's disease. J Am Geriatr Soc, 45：453-457, 1997
9) Aid To Capacity Evaluation（ACE）
   http://www.jcb.utoronto.ca/tools/documents/ace.pdf（2016年9月閲覧）
10)「改訂版判断能力評価用構造化面接」（北村俊則，北村總子），北村メンタルヘルス研究所，2011
    http://www.institute-of-mental-health.jp/en/right/pdf/W3-1.pdf（2016年9月閲覧）

プロフィール

関口健二（Kenji Sekiguchi）
信州大学医学部附属病院総合診療科/市立大町総合病院総合診療科
米国で内科・老年内科を学んで帰国しましたが，つくづく感じることがあります．日本の医療も米国と同様に細分化されていますが，総合診療だけは細分化されておらず，本当の継続医療ができる．点じゃない，線の交わりができる！「日本の総合診療はおもしろい！」

| 第3章　病棟で困るあれこれ

5. 入院中の「意識レベルが下がっています」にどう対処する？

野木真将

Point

- 入院後の時間経過と中枢神経の部位診断を意識して診察し，血糖測定，血液検査，血液ガス分析，X線，尿検査などの迅速検査を活用しよう
- 入院後しばらく経っている場合は入院の原因疾患の悪化なのか，医原性のものはないか，などを注意深くチェックしよう
- 患者の普段の状態を知っているかどうかがせん妄の認識のポイントであり，見落としがちな低活動性せん妄に注意しよう

はじめに

　高齢者の入院生活が長引くことはしばしばある．昨日までは平気そうだったのに…なんて思っていても，いきなり病棟で様子がおかしかったり，症状が非典型的であったり，徴候を上手に表現できないために驚かされることもあるが，本稿では高齢者に頻度の高い鑑別疾患を中心に意識レベル低下への対応について解説したいと思う．

症例

　Tさんは既往に糖尿病，心房細動と肺気腫をもっている89歳，男性．3日間の発熱と咳を主訴に来院されて，肺炎の加療目的で入院となった．COPDの急性増悪もあるため，ステロイドでの治療がはじまった．どうも回復が悪く，なかなか酸素マスクが外せないなぁと思っていた入院5日目の早朝，病棟の担当看護師から「先生，Tさんの意識レベルが下がっています！」と連絡があった．

どのようにアプローチすればよいか？

1. 病棟での鑑別疾患は，入院後経過から推理！

　「意識レベル低下」を神経内科的アプローチで攻めるなら，まずは「❶時間経過はどうか？」と，「❷本当に神経の問題か？」の2つの質問が頭に浮かぶだろう．

1 時間経過はどうか？

中枢神経系が原因なら突然発症，内分泌系が原因なら緩徐発症と予想される．
看護師に，「○○さん，最後に元気だったのはいつかわかりますか？」と聞いてみよう．

2 本当に神経の問題か？

- 神経所見をとる前にまずはバイタルサイン，呼吸様式，瞳孔，前庭眼反射などを素早く把握しよう．敗血症，ショックなどは早期発見が重要であり真っ先に疑って対応したい
- 意識レベルが低下するような中枢神経の器質的な問題ならば，脳幹が関与することが予想される．脳幹出血，脳幹梗塞，てんかんなどがこれにあたる．大脳皮質の疾患でも程度によっては意識レベルに影響がでる

1，**2**を順に検討したら，高齢者特有の鑑別疾患を考えよう！

2. 鑑別疾患は1（ワン）―2（ツー）―あら？

1 意識障害の診断概要

救急外来に搬入されたところの患者と違い，入院患者はすでに既往歴，服薬内容，原因疾患が把握できている場合がある．そこで，意識障害の原因を大きく以下の3つに分けて考えるとわかりやすい．

> 1次性：入院の原因疾患の悪化によるもの
> 2次性：医療行為や入院という行為によって2次性に起こったもの
> あら？：新たに発生したもの

「混迷と昏睡」という有名な教科書を執筆したPlumとPosnerらによると，意識障害というのは以下の2つの要素から考えるとよいとされている[1]．
① 意識内容の変化（content of consciousness）
② 覚醒レベルの低下（arousal）

1）意識内容

意識内容とは，大脳皮質で処理される高次脳機能によるものであり，自身や周囲を認識して処理する能力をさす．例えば，言語や空間認識，視認，短期記憶がこれにあたる．こういった状態の障害では，目が開いて会話もしているが「混乱している」と家族や医療者が感じる状態である．病歴聴取や診察では，この大脳皮質と他をつなぐネットワークのどこに異常があるかを突き止めることに重点をおき，画像診断はそれを補足する役割で用いる．

2）覚醒レベル

覚醒レベルはさまざまな段階があり，昏睡（coma），半昏睡（semicoma），混迷（stupor），傾眠（somnolence），嗜眠（lethargy），過覚醒（hypervigilance）などと表現される．過覚醒ではほとんどの場合，注意（attention）の欠如や見当識障害を伴う．表1にこれらの用語の使い分けの例を示すが，文献により定義が異なるのが現状[2]であり，できるならGCS（Glasgow Coma Scale）などの客観的なスコアリングシステムを使用するのが望ましい．

3）脳症

脳症（encephalopathy）は意識障害とほぼ同義語として扱われるが，慣例的に内分泌代謝性，

表1　覚醒レベルを表す用語の使い分け例

用語	英語	例	語源
昏睡	coma	四肢の自発運動がなく，痛覚刺激にも反応しない	「深い眠り，恍惚状態」をさすギリシャ語koma
半昏睡	semicoma	自発運動はないが，痛み刺激には逃避反応や顔をしかめたりする	
混迷	stupor	深い眠り，あるいは強く持続的な刺激でようやく目を醒ますような，行動的に無反応な状態	「茫然自失」をさすラテン語stupere
傾眠	somnolence	刺激をすれば覚醒し，呼びかけに反応する．口頭指示にも従うが，刺激がなくなると眠ってしまう	「眠気をよぶ」をさすラテン語somnolentus
嗜眠	lethargy	混迷と傾眠の中間状態	「忘れやすい」をさすギリシャ語lethargos

文献1を参考に作成

感染性，薬剤性などのびまん性内科疾患に関連するものに使われることが多い．

4）せん妄

そして「意識内容の変化」もしくは「覚醒レベルの低下」のどちらかが急速に進行してきた場合を「せん妄（delirium）」と呼ぶ．この場合，患者の平常時の意識状態や言語記憶能力がどのようなものかを知らないことには診断できない．

2 1次性の原因

症例ごとに異なるのですべては書ききれないが，高齢者に多い入院疾患で考えると表2のようになる．

状況に応じて，診察と検査を駆使すればよいが，迅速に結果が戻る血糖測定，血液ガス分析，心電図，胸部X線検査，尿検査から開始することを勧めたい．そして血圧が低ければ迷わずに輸液負荷をすべきだ．

脳梗塞は多くの場合，構音障害や顔面を含む片麻痺をきたすが，部位によっては局所症状に乏しく意識障害が目立つ場合がある．例えば，Percheron動脈による視床傍正中部（paramedian）梗塞，非優位半球の頭頂葉梗塞および，びまん性両側半球の灌流境界での梗塞である．

◆ 体に聞いてみる？

意識レベル低下状態で病歴聴取は難しいし，患者からの協力がないなかで神経診察をするのは困難である．このような状況でも役に立つ診察所見を表3にまとめた．意識障害患者の神経学的診察は簡潔で，①意識レベル，②呼吸パターン，③瞳孔の大きさと反応性，④眼球運動と前庭眼反射，⑤骨格筋の反応をみることがポイントである．

3 2次性の原因：Are we doing harm?

病棟で行う医療行為やオーダーした薬剤で意識障害をきたすものは数多く存在するため表4にまとめた．特に，高齢者は薬剤の代謝が若者とは違うため，少量でも効果が強くでたり，遷延したりする場合がある．Beers criteria[3]やSTOPP criteria[4]などを参考にして，薬剤投与歴を見直してみよう（第4章-2参照）．

4 あら？：新たに発生するもの

高齢者に限っていえばなんでも起こりうるのだが，1次性，2次性の原因を探っても引っかから

表2 高齢者に多い入院の原因疾患と悪化の要因

		入院時	入院後	次の一手
中枢神経系	脳梗塞		・脳梗塞の範囲拡大 ・脳浮腫の出現 ・脳梗塞後出血	頭部MRI/CT
	脳出血,外傷		・脳出血の血腫拡大 ・脳ヘルニア	
	てんかん		・てんかん発作 ・痙攣発作後	脳波,抗痙攣薬
呼吸器系	喘息,COPD,肺炎		・低酸素血症 ・高二酸化炭素血症	血液ガス分析
心血管系	狭心症,心筋梗塞		・心原性ショック	輸液,心電図
	胸痛,高血圧		・大動脈解離	胸部造影CT
消化器系	肝硬変		・肝性脳症 ・アルコール離脱痙攣	血液検査
	消化管出血		・出血性ショック	
内分泌系	糖尿病,DKA		・高血糖性昏睡 ・低血糖 ・低リン血症	血糖測定,血液検査
	甲状腺機能低下症		・粘液水腫性昏睡	血液検査(TSH,FT4,FT3)
腎泌尿器系	電解質異常		・低ナトリウム血症	血液検査
			・高カルシウム血症	血液検査,輸液
	脱水		・高ナトリウム血症	血液検査,輸液
	栄養失調		・低リン血症	血液検査
	腎不全		・尿毒症	輸液,透析
感染症	発熱		・敗血症 ・敗血症性ショック ・尿路感染,誤嚥性肺炎,褥瘡感染	輸液,抗菌薬

COPD:chronic obstructive pulmonary disease(慢性閉塞性肺疾患)
DKA:diabetic ketoacidosis(糖尿病性ケトアシドーシス)

なかった場合は,一度頭をリセットしてAIUEOTIPSのような語呂で鑑別疾患を洗い直すとよい(表5).くり返しになるが,敗血症は早期発見と治療が大事であり,尿路感染と誤嚥性肺炎は入院のどの時期でも起こりうる.

入院後に感染性の髄膜炎をきたす場合は稀であるが,もし既往に乳がん,肺がん,悪性黒色腫,リンパ腫,白血病などがあればがん性髄膜炎(carcinomatosis meningitis)や腫瘍随伴症候群(paraneoplastic)の可能性はある.髄液検査に細胞診や測定可能な自己抗体を追加するとよい.

3. 低活動性せん妄ってなに?

ここでは,高齢者特有の「低活動性せん妄(hypoactive delirium)」について解説する.

第3章-3では不穏,幻覚,妄想などをきたす「過活動性せん妄(hyperactive delirium)」について説明があったが,実は頻度からいうと低活動性せん妄の方が過活動性せん妄よりも多いと報告されている.米国Vanderbilt大学で行われた調査では,内科ICUに入室した18歳以上の患者614名が分析された[5].せん妄の発生率は71.8%で,そのうち混合型が54.9%,低活動性せん妄が43.5%,過活動性せん妄が1.6%という内訳であった.低活動性せん妄を起こした患者はそう

表3 応答のない患者でも有用な身体診察所見

所見	可能性
バイタルサインの異常	
徐脈＋高血圧（Cushing現象），乳頭浮腫	頭蓋内圧亢進
頻脈，低血圧	ショック
徐呼吸，縮瞳	麻薬による呼吸抑制と過鎮静
深くて速い呼吸（Kussmaul呼吸）	代謝性アシドーシス（DKA，敗血症を含む）
速度や深さに規則性のない呼吸（Biot呼吸）	脳幹部の障害
瞳孔不同，交代性の頻呼吸と無呼吸（Cheyne-Stokes呼吸）	脳幹部の障害もしくは広範囲の皮質障害
眼球診察	
強度の縮瞳（pinpoint pupil）	橋の障害
首の横への疼痛刺激で同側の瞳孔拡大（ciliospinal reflex）の消失	脳幹部の障害
同側の縮瞳，眼瞼下垂，発汗消失（Horner現象）	脳幹，視床下部の障害
垂直性注視麻痺	両側視床傍正中部梗塞，橋梗塞
下方輻輳方向の眼球偏位（Parinaud現象）	視床，上部中脳の障害
水平方向への眼球の緩徐な振り運動（Roving eye movement）	大脳皮質の障害
下方へ眼球がゆっくり下り，急速に中心に戻る（ocular dipping）	低酸素脳症
下方が急速，上方が緩徐の垂直方向の反復性眼振（ocular bobbing）	橋の障害
前庭動眼反射の消失（人形の眼現象の消失），頭位変換による修正サッケードの欠如	脳幹障害
頭頸部診察	
口唇や舌の噛み跡，尿便失禁	痙攣発作後
顔面紅潮	高二酸化炭素血症
全身の診察	
羽ばたき振戦	尿毒症，高二酸化炭素血症，肝性脳症
病的反射（Babinski reflex, Chaddock reflex, Oppenheimer reflex, Hoffman reflex）	中枢神経障害
発汗過多	低血糖，ショック
無発汗，ミオクローヌス	尿毒症
固縮，発熱，発汗，振戦，反射亢進，ミオクローヌス	セロトニン症候群，悪性症候群

DKA：diabetic ketoacidosis（糖尿病性ケトアシドーシス）
文献1を参考に作成

でない群と比較して年齢が高い傾向にあった．他の発生リスク因子としては，貧血とベンゾジアゼピン系薬の使用などがあった．また，低活動性せん妄の患者の方が，他のタイプのせん妄よりも6カ月後の死亡率も高い傾向（32％ vs. 9％）にあった[6]．

　診断にConfusion Assessment Method（CAM，**第3章-3**参照）を用いる点は過活動性せん妄と似ているが，低活動性せん妄は静かに寝ているようにみえることも多いので気づかれにくい．日内変動もあるため，臨床的疑いが強ければ1日に複数回チェックが望ましい．低活動性せん妄の定義は，CAM-ICUスコアが陽性の期間のうち，毎日のRASS（Richmond Agitation-Sedation Scale）スコアが0〜−3であった場合（意識清明な落ちついている状態〜深い鎮静状態）とされる．

表4　2次性（医原性）の意識障害の原因

状況	意識障害の原因
手技/手術後	
内視鏡検査後	鎮静薬，鎮痛薬の遷延
腎生検後	腎生検後出血によるショック
大腿静脈からの血液ガス穿刺後	後腹膜血腫によるショック
尿道カテーテル留置中	カテーテル関連尿路感染
中心静脈カテーテル留置中	カテーテル関連血流感染
薬物治療	
がん性疼痛の治療中	麻薬による過鎮静
血糖降下薬を服用している患者で利尿薬治療中	腎機能低下で血糖降下薬が作用遷延して低血糖
抗菌薬投与中	セフェピムによる脳症
皮疹の治療中	抗ヒスタミン薬による過鎮静
不整脈の治療中	ジゴキシン，アミオダロンなどによるせん妄
腹痛にて入院	抗コリン薬によるせん妄
喘息発作，COPD急性増悪で治療中	ステロイドによる脳症
入院前にステロイド内服中	ステロイド離脱による急性副腎不全
偽膜性腸炎の治療中	メトロニダゾールによる脳症
低ナトリウム血症の治療後	急速な補正によるCPM
経管栄養を最近はじめた	refeeding症候群による低リン血症
輸血の直後に様子がおかしい	輸血関連の即時型アレルギー反応（TRALIによる低酸素血症，溶血）
既往症/入院時現症	
不安障害の既往	ベンゾジアゼピン系薬による過鎮静，せん妄
Parkinson病の既往	レボドパによるせん妄
てんかんの既往	抗痙攣薬の濃度上昇による過鎮静，バルプロ酸による高アンモニア血症
ACTH単独欠損症の既往で発熱にて入院	相対的ステロイド欠乏による急性副腎不全
胃全摘の既往	ビタミンB_{12}欠乏症
入院時に痙攣発作もしくは高血圧緊急症	PRES

CPM：central pontine myelinolysis（橋中心髄鞘崩壊症）
TRALI：transfusion related acute lung injury（輸血関連急性肺傷害）
ACTH：adrenocorticotropic hormone（副腎皮質刺激ホルモン）
PRES：posterior reversible encephalopathy syndrome（可逆性後白質脳症症候群）

　2013年に発表された米国集中治療学会のPain, Agitation, Delirium（PAD）ガイドライン[7]ではせん妄に対する薬物治療を推奨していない．クエチアピン（セロクエル®）を用いることが低活動性せん妄の期間短縮と関連していたとする後ろ向き観察研究[8]はあるが，これまでに良質の前向きランダム化比較試験はない．よって，低活動性せん妄の対応としては，他のタイプのせん妄と同様であり，原因やストレス要因をできるだけ軽減し，平常時の状態に近づけることがポイントである．

表5 意識障害の鑑別 "AIUEOTIPS"

| A：alcohol, acidosis |
| I：insulin |
| U：uremia |
| E：ECG, encephalopathy, electrolyte, endocrinology |
| O：O_2, CO_2, opiate |
| T：trauma, tumor, temperature |
| I：infection, intoxication, inflammation |
| P：psychosis, porphyria |
| S：stroke, sepsis, shock, seizure |

おわりに

　冒頭の症例では，血圧正常，血糖と電解質に異常はなく，胸部X線でも肺炎の悪化はなかった．しかし，血液ガス分析で急激な二酸化炭素ガス濃度上昇と呼吸性のアシドーシスが認められた．刺激により覚醒できる状態であったので，短時間の陽圧換気と慎重な酸素投与で回復した．

　入院中の高齢者の意識レベル低下はさまざまな原因が考えられる．特に頻度の高いのは尿路感染や誤嚥性肺炎などによる敗血症や投与薬剤の影響である．入院後しばらく経っている場合は医原性のものはないか注意深くチェックしよう．内分泌系の原因のものは緩徐に，中枢神経系の原因は急性発症の場合が多い．

　患者の普段の状態を知っているかどうかがせん妄の認識のポイントであり，見落としがちな低活動性せん妄に注意しよう．

文献・参考文献

1) 「プラムとポスナーの昏迷と昏睡（第4版）」（Posner JB，他/著，太田富雄/訳），メディカル・サイエンス・インターナショナル，2010
2) Laureys S, et al：Brain function in coma, vegetative state, and related disorders. Lancet Neurol, 3：537-546, 2004
3) American Geriatrics Society 2015 Updated Beers Criteria for Potentially Inappropriate Medication Use in Older Adults. J Am Geriatr Soc, 63：2227-2246, 2015
4) Hamilton H, et al：Potentially inappropriate medications defined by STOPP criteria and the risk of adverse drug events in older hospitalized patients. Arch Intern Med, 171：1013-1019, 2011
5) Peterson JF, et al：Delirium and its motoric subtypes：a study of 614 critically ill patients. J Am Geriatr Soc, 54：479-484, 2006
6) Robinson TN, et al：Motor subtypes of postoperative delirium in older adults. Arch Surg, 146：295-300, 2011
7) Barr J, et al：Clinical Practice Guidelines for the Management of Pain, Agitation, and Delirium in Adult Patients in the Intensive Care Unit. Crit Care Med, 41：278-280, 2013
8) Michaud CJ, et al：Impact of Quetiapine Treatment on Duration of Hypoactive Delirium in Critically Ill Adults：A Retrospective Analysis. Pharmacotherapy, 35：731-739, 2015

■ もっと学びたい人のために

1) 「プラムとポスナーの昏迷と昏睡（第4版）」（Posner JB，他/著，太田富雄/訳），メディカル・サイエンス・インターナショナル，2010
　　↑意識障害，昏睡の診療のバイブル．日本語版もあるので，じっくり勉強したい人にはオススメ．

2) Douglas VC & Josephson SA：Altered mental status. continuum, 17：967-983, 2011
　↑米国神経内科学会が刊行している雑誌の総説．アプローチ方法，鑑別疾患などが詳しく解説されている．
3) Reade MC & Finfer S：Sedation and delirium in the intensive care unit. N Engl J Med, 370：444-454, 2014
　↑2014年にNEJMに連載された集中治療シリーズの1つ．RASS score，CAM-ICU scoreなどの解説がよくまとまった総説．
4) Mattle HP, et al：Basilar artery occlusion. Lancet Neurol, 10：1002-1014, 2011
　↑脳底動脈閉塞による多彩な症状を整理した総説．図表もきれいであり，神経解剖を理解するのによい．

プロフィール

野木真将（Masayuki Nogi）
The Queen's Medical Center ホスピタリスト
京都府立医科大学卒業．宇治徳洲会病院にて初期研修．同病院の救急総合診療科にて後期研修．2011年より渡米．ハワイ大学内科レジデントおよびチーフレジデント経験後，現在はThe Queen's Medical Center（ホノルル，米国ハワイ州）にてホスピタリスト勤務．
日米の双方で総合内科を経験し，器の広くて深い病棟内科医を目指している．医学教育にも興味があり，ハワイを訪れる日本の医学生や，海外臨床留学および日本でのホスピタリストを目指すレジデントの支援に積極的にかかわりたいです．

第3章 病棟で困るあれこれ

6. 入院中の転倒にどう対処する？予防はどうする？
転倒の上流と下流にも目を向けよう

小坂鎮太郎

● Point ●
- 入院患者の転倒のリスク因子，予防策について理解する
- 転倒予防チームの一員として多職種で転倒スクリーニングを行い，高リスク患者についてはリスク因子の修正を協力して行う
- 転倒発生時に適切な対応を行うのみならず，転倒の上流と下流に注目して介入する

以下の症例についてその場の対応，どうすれば防げたか（上流），今後の予防策（下流）について考えてみよう．

症例
出血性胃潰瘍，鉄欠乏性貧血で入院中の78歳，男性．ADL，IADL（手段的ADL）ともに自立しており，認知症を含め特に既往はない．入院当日に止血処置を行い，入院2日目の2nd look（内視鏡）にて止血確認できたため食事開始となって経過良好であった．Hbは7.4 mg/dLであったが，当日と比べて進行なく，心疾患も認めないため輸血なしで経過をみられていた．同日の晩に同室の患者のいびきがうるさいため眠れないということで睡眠薬を処方され，入院3日目の早朝にトイレにいこうとした際に前向きに転倒し頭部を打撲した．

1. 病院における転倒とその概要

本邦における高齢者の人口は上昇傾向で，未曾有の問題であることは他稿でも十分に説明されたと思う．高齢者によくある問題として転倒があげられる．在宅高齢者の転倒率も10～20％と高いが，入院患者では30～60％とさらに高くなるともいわれている[1]．なかでも認知症患者の転倒については有効策がなく対応が課題となっている．

1 リスク因子
外来での転倒予防に関する研究はより進んでおり，そのリスク因子や介入についてのエビデンスが蓄積している．一方で急性期病棟および療養型病棟での転倒予防策についてのエビデンスは国内外ともに十分ではない．そのなかで成果があるのは，個々の患者のリスクを的確に評価し，包括的で多面的な予防介入を行うことである[2]．

転倒発生のリスク因子は，内的な要因と外的な要因（環境や状況）と促進因子（せん妄，入院後の新規薬剤投与）による．内的な要因は外来での転倒と同様に考える．転倒の予防はこれらのリスク因子の修正を行うということが原則であることは外来も入院も変わらない．

　転倒の発生率は場によって異なる．日本における急性期病院での転倒発生率は1.4〜4.1/1,000（人・日）であるのに対して，回復期リハ病棟では4.6〜13.9/1,000（人・日）と約3倍近い違いがある．また入院後に転倒の発生するまでの期間は入院後2週間以内が70％であった[1]．これは場と時間の影響（外的要因）がいかに重要かということを示唆している．この結果から，有効な転倒対策は，各場の特徴を念頭において考えることが必要だと考える．その第一歩として**自施設の転倒発生率を測定（サーベイランス）する**ことが望ましい．これは各施設の医療安全管理室で把握されているため，どのような方策が院内でとられているかも含め訪れて自施設の状況を確認することを推奨する．

2 介入策

　急性期病棟における転倒減少策としては，①**スクリーニングの効率化に伴う予防策の強化**，②**リスク評価に基づく看護師による患者教育**，③**転倒リーダー（転倒防止を管理するスタッフ）を病棟に設定して転倒ケアバンドルを実践する**，といったことが効果を認めている[3,4]．患者教育については，認知症がない患者に対してはマルチメディアを用いた説明や，理学療法士による介入が効果を認めている[5]．ベッドアラームシステム設備の工夫，低床ベッドなどは実臨床では効果的な印象だが，臨床研究上は有意な効果を示せていない．単一での介入では効果に乏しく，複数の介入策を，多職種で実現することが推奨される．

2. 転倒予防のためのスクリーニング（リスク評価）

　転倒予防策を行うためのスクリーニング方法は国内外ともに確立されていない．欧米ではMorse Fall Scaleを中心にSt.Thomas's Risk Assessment Tool（STRATIFY）など，さまざまな方法があるが，いずれも感度70％程度，特異度48〜62％と十分に確立された方法はない[6,7]．国内では，都道府県や病院で使用しているものが異なることが多い．

　そのようななかで，認知機能などのリスク因子を考慮した独自のスクリーニング方法を用いて転倒予防策を強化することで，転倒数を有意に減少させることができたという多門寺らの研究成果があるので紹介する[8]（図1）．このアセスメントMAPのポイントは，Morse Fall Scaleにもあるような**転倒既往**，**意識**，**急性疾患**，**認知機能**，**歩行や移動の能力**といった主要リスクを簡潔にまとめたスクリーニングを用いて，週に1回病棟で予防策の見直しをきちんと行っていることにある．

3. 多職種による転倒予防へのアプローチ

　国内外において入院患者における転倒予防策の有効なエビデンスは確立されていないため，外来診療における転倒予防策を前提に話を進める必要がある．修正可能な内因子（頻尿，視機能，貧血や脱水などによる起立性低血圧），外因子（転倒環境の整備，転倒リスク薬剤処方の注意と整

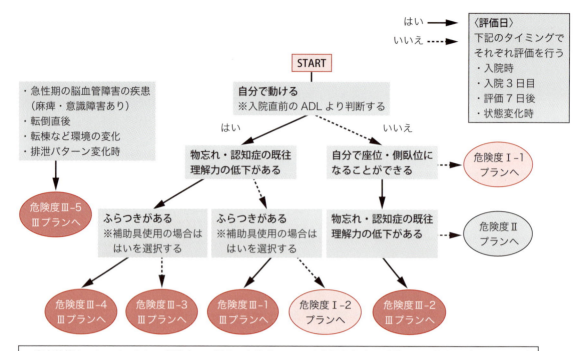

図1　転倒転落防止アセスメントMAP
呉共済病院における転倒転落防止MAPの例
国家公務員共済組合連合会 呉共済病院：多門寺さつき先生の許可を得て転載

理），促進因子（せん妄や新規薬剤の追加）の予防を積極的に多職種で改善することが求められる[1, 2]．

　その際にバンドルアプローチを行うことは有効であるかもしれない．以下に欧米で院内の転倒を20％程度減らすことができた取り組みを紹介したい．転倒ケアバンドル（**表1**）を全患者および高リスク患者に適応し，転倒発生率を病棟ごとのリーダーを中心に月に1回確認したうえで，改善策を多職種で確認するものである[4]．転倒予防を促進するためには実際に院内で行っている転倒予防策を抽出してその遵守率を確認すること，遵守率の低い項目について実現する可能性の高いものからリーダーを決めて**多職種アプローチによる多方面からの改善を行う**ことが望ましい．

　認知症を有する患者への対応はきわめて難しい．欧米の先行研究では抑制行為はむしろ有害事象を増やすことが示唆されている．ユマニチュードを用いたり，家族の協力を得ながらできる限りの無抑制に努めつつ，看護や介護の提供できる状況に応じて安全のために家族の同意を得て抑制することはやむを得ないと考える．

表1　転倒ケアバンドルの例

転倒ケアバンドルA	転倒ケアバンドルB
・ナースコールや個人の持ち物を患者の手の届く範囲におく ・転倒歴，歩行能を確認する ・頻尿がないか確認する ・患者家族に転倒の危険性を説明する	・認知機能，視機能の評価をする ・起立性低血圧の評価を行う ・適切なベッド，ベッド柵を選択する ・適切な入院部屋，排泄方法を考慮する ・骨粗しょう症を含めた薬剤の見直しを行う

転倒ケアバンドルA：全患者に運用
転倒ケアバンドルB：高リスク患者に追加運用
文献4を参考に作成

表2　頭部外傷のニューオリンズ基準

ニューオリンズ基準
GCS 15点の患者について軽症頭部外傷で以下の1つでも当てはまればCTを撮影する
①頭痛 ②嘔吐 ③60歳以上 ④薬物あるいはアルコール依存症 ⑤逆行性健忘が持続する（短期間の記憶が欠損している） ⑥鎖骨よりも頭側の明らかな外傷 ⑦痙攣

文献9より引用

表3　頭部外傷のカナダ頭部CTルール

カナダ頭部CTルール
頭部外傷患者において，以下の1つでも認めた場合のみCTが必要である．GCSが13〜15点の患者で，意識消失が目撃され，記憶喪失や意識混濁があった場合にのみこの基準を適応する．16歳未満，ワルファリン内服中，出血性疾患がある場合は適応されない
○脳外科的介入が必要な高リスク患者
①外傷後2時間経ってもGCS 15点未満 ②頭蓋骨の開放，または陥没骨折が疑われる ③頭蓋底骨折の所見（パンダの目徴候，鼻や喉への髄液漏，Battle徴候）がある ④2回以上の嘔吐 ⑤65歳以上
○CTにより指摘できる脳損傷の危険がある中等度患者
⑥受傷30分以上前の記憶が消失している ⑦危険な受傷機転（高エネルギー外傷）

文献10より引用

4. 転倒発生を認めたら

　入院患者の転倒を認めたら，一般的な外傷診療と同様に対応する（primary survey, secondary survey）と同時に，**本人・家族への説明を適宜行うことが重要である**．予見義務のあるなかで万全の対応をしても転倒数を0にはできないのが現実であり，真摯な態度で家族とともに向き合うことで理解していただくほかない．

　転倒時に頭部単純CTをとる基準は本邦にはなく，海外の救急外来で用いられるニューオリンズ基準（表2）[9]，カナダ頭部CTルール（表3）[10]を参考にする．しかしながら，これらはそれ

それ60歳以上，65歳以上の患者では全例CT撮影することになっており，年齢以外のファクターでは決められないため，高齢者では補助としての使用となる．高齢者は神経学的所見などが非特異的なこともあり，過剰評価することもやむを得ない．頭部外傷後に意識障害を認める場合，抗血小板薬や抗凝固薬の内服ないしは出血リスクのある疾患をもつ場合は頭部単純CTを撮影し，**異常がなくても数週間後に慢性硬膜下血腫を発症するリスクについて必ず説明を行う．**

5. 症例への対応

症例のつづき

転倒時の意識は清明でGCS 15点，失神や痙攣を示唆する所見に乏しく，頭痛，嘔気・嘔吐なく，頭蓋骨骨折を示唆する所見も認めなかった．神経学的異常所見も認めなかった．ROS (review of systems) を確認すると，最近は頻尿，目のかすみを自覚しており，半年以内に2回の転倒歴があるとのことであった．転倒の原因としては貧血による起立時のふらつき，視力の低下が考えられた．出血性疾患や抗血小板・抗凝固薬の内服もなく，78歳と高齢ではあるが，本人および家族に説明のうえで，経過観察をして症状に変化が認められるようであれば頭部単純CTを撮影する方針となった．

担当医の診療録には転倒と頻尿，霧視という3つのプロブレムが追加され，精査・加療する方針となった．入院2日目の症状として「起立時のふらつき」という症状を認め，転倒時に起立試験を行うと陽性であったため赤血球濃厚液-白血球除去製剤2単位の輸血を行った．精査の結果，前立腺肥大症と白内障を認めたため，治療の方針を立て，外来へと引き継いだ．

おわりに

高齢でも元気な方はしばしば病院受診歴がなく，内因性疾患をもっているが既往歴なしということがある．**高齢で既往のない方では特にROSを注意して聴取し，高齢者総合機能評価（comprehensive geriatric assessment：CGA）を行うことを推奨したい．**外来，入院にかかわらず起こった事象に対してその場での最善の対応とともに，どうすれば防げたか（上流），今後の予防策（下流）について同時に考え，本人と家族に説明することが望まれる．

文献・参考文献

1) 大高洋平, 他：(特集) 多職種連携による転倒予防の実践．Journal of clinical rehabilitation, 24 (11), 2015
   ↑日本の入院管理における転倒の現状，予防の多職種連携についてまとまっている．
2) American Geriatrics Society/British Geriatrics Society Clinical Practice Guideline：AGS/BGS Clinical Practice Guideline：Prevention of Falls in Older Persons and Recommendations. 2010
   ↑米国および英国の老年内科学会の転倒についてのガイドライン．
3) Ang E, et al：Evaluating the use of a targeted multiple intervention strategy in reducing patient falls in an acute care hospital：a randomized controlled trial. J Adv Nurs, 67：1984-1992, 2011
4) Sutton D, et al：A care bundle approach to falls prevention. Nurs Times, 110：21-23, 2014
   ↑転倒ケアバンドルについて詳細に書かれている．

5) Haines TP, et al : Patient education to prevent falls among older hospital inpatients : a randomized controlled trial. Arch Intern Med, 171 : 516-524, 2011
6) Harrington L, et al : Meta-analysis of fall-risk tools in hospitalized adults. J Nurs Adm, 40 : 483-488, 2010
7) Kim EA, et al : Evaluation of three fall-risk assessment tools in an acute care setting. J Adv Nurs, 60 : 427-435, 2007
8) 多門寺さつき, 渥美綾子：転倒転落防止への取り組みと今後の課題－転倒転落防止MAPの活用とその評価. 日本転倒予防学会誌, 2：66, 2015
9) Stiell IG, et al : Comparison of the Canadian CT Head Rule and the New Orleans Criteria in patients with minor head injury. JAMA, 294 : 1511-1518, 2005
10) Bouida W, et al : Prediction value of the Canadian CT head rule and the New Orleans criteria for positive head CT scan and acute neurosurgical procedures in minor head trauma : a multicenter external validation study. Ann Emerg Med, 61 : 521-527, 2013

プロフィール

小坂鎮太郎（Shintaro Kosaka）

練馬光が丘病院総合診療科/救急・集中治療科, QIT, NST

総合診療・集中治療科所属の病院のUpstreamistとして院内の医療/教育の質測定・改善（QI）に多職種で取り組んでいます.

主には転倒やCD腸炎などの入院合併症の疫学調査と改善, 脳梗塞やCOPDなどのcommon diseaseの診療の質の測定とリハ栄養やバンドル介入による改善, 医師のコミュニケーション教育を行っています. ぜひ遊びにお越しください.

第3章 病棟で困るあれこれ

7. 入院中の発熱にどう対処する？

笹澤裕樹, 片山充哉

●Point

- 感染症診療は常に感染部位を想定して診断・治療を進める
- 「いつもと違う」に注意！高齢者は感染部位の同定が困難なことがある
- 発熱≠感染症である．熱は感染症以外の疾患でも出る
- 治療がうまくいかない場合，その要因を3つに分けて考える
- 比較的状態の落ち着いている場合，薬剤熱や深部静脈血栓症，結晶性関節炎，血腫の吸収熱も考える

はじめに

　入院患者の発熱はしばしば遭遇する問題であり，特に高齢者では，退院や転院に影響を与えることが経験される．高齢者の入院中の発熱について，その考え方，診断へのアプローチについて解説する．

1. 高齢者の入院中の発熱

　Trivalleらは，65歳以上の入院患者に起きた発熱の原因として74％が感染症であったと報告している（表1）[1]．

　入院患者の発熱はしばしば経験される，遭遇頻度の高い問題であり，さらに高齢者では細胞性免疫・液性免疫の機能低下により，種々の感染症に罹患しやすい[2]．また，入院していること自体が医療行為に関連した感染のリスクを増加させる．これは病院の規模や入院背景となった疾患によっても変化すると考えられるが，抗菌薬による治療が必要になることも考えると，感染症の存在を念頭において診療を進めていくことが，入院中の高齢者で発熱を認めた際のアプローチとして現実的と考えられる．

1 発熱の定義

　高齢者は熱産生をする筋肉量が少ないために，感染症でも熱が出ないケースもある．また，平熱が低いこともあるために，微熱でも注意が必要である．「Clinical practice guideline for the evaluation of fever and infection in older adult residents of long-term care facilities（長期

表1 高齢者の入院中の発熱原因（n＝66）

原因	人数（%）	原因	人数（%）
感染症		非感染症	
尿路感染症	26（39.4）	脳卒中	2（3）
肺炎	13（19.6）	心筋梗塞	2（3）
気管支炎	4（6）	血栓症	1（1.5）
血流感染	2（3）	血腫	1（1.5）
皮膚軟部組織感染	2（3）	悪性腫瘍	1（1.5）
腹膜炎	1（1.5）	薬剤熱	1（1.5）
憩室炎	1（1.5）	手技関連の発熱	1（1.5）
計	49（74）	計	9（13.5）
原因不明	8（12.5）		

感染症が原因であることが多く，尿路感染症，肺炎が2大疾患である．CDADやSSIはここには含まれていないことに注意．
CDAD：*C.difficile* associated disease（*C.difficile*関連疾患）
SSI：surgical site infection（手術部位感染症）
文献1より引用

療養施設入所高齢者の発熱と感染に関するガイドライン）」[3] では，発熱を①随時の検温で（一度でも）口腔温が37.8℃以上，②くり返し測定した口腔温または鼓膜温が37.2℃/直腸温が37.5℃以上，③平熱との差が1.1℃以上と定義している．日本では日常診療のなかで口腔温，直腸温を測定する習慣はあまりない．直腸温は腋窩温よりも平均して0.6℃高く，口腔温よりも平均して0.4℃高かったとされ[4]，腋窩温で37.5℃を超えたり，平時よりも1.1℃以上体温が高かったりするようであれば，発熱と考え対応をはじめる契機とすることが妥当である．

2 発熱以外に感染を疑う状態

先述のガイドライン[3] では「機能低下」，つまり見当識障害や失禁，転倒，活動度の低下，経口摂取量の低下，職員への協力ができないことのいずれかの新規発症や頻度の増加を認めた場合には感染を疑うべきとしている．高齢者では発熱をはじめとして咳嗽，感染局所の発赤などの感染を疑う所見がわかりにくかったり欠如していたりすることがあるため，発熱がないことで安心してはいけない．また，そのような「**いつもと違う**」症状を認める場合は，血液培養を考慮すべきタイミングである．

●ここがポイント
高齢者では感染症でも熱が出ないこともある．「いつもと違う」「何か変」に注意！

2. 感染症での発熱

1 感染症での鑑別

入院患者の発熱に関する研究からは，報告により頻度は多少異なるが，尿路感染症，肺炎，カテーテル関連血流感染症（catheter-related blood stream infection：CRBSI），手術部位感染症（surgical site infection：SSI），*C.difficile*関連疾患（*C.difficile* associated disease：CDAD）が

〈眼〉結膜充血・点状出血
〈鼻〉副鼻腔の圧痛
　　（特に経鼻胃管・エアウェイ使用中）
〈口〉口腔内びらん，潰瘍点状出血
〈上肢〉手掌の皮疹
　　　爪下出血
　　　関節腫脹
〈腹部〉肝叩打痛，Murphy徴候
〈下肢〉関節腫脹
　　　（特に膝：偽痛風の好発部位）
　　　皮膚の発赤
　　　（特に浮腫のある肢：蜂窩織炎）
〈デバイス〉経鼻胃管，
　　エアウェイ，気管挿管チューブ，
　　ドレーン末梢カテーテル，
　　尿道カテーテル

〈頸部〉項部硬直（頸椎の偽痛風）中心静脈カテーテル
〈呼吸音〉背側のみで異常音が聴取されることも多い
〈骨突出部など（○）〉褥瘡の好発部位
〈背部〉肋骨脊柱角叩打痛，脊柱叩打痛
〈肛門〉周囲の発赤・圧痛
　　　（肛門周囲膿瘍），
　　　前立腺圧痛・熱感
　　　（男性のUTIの場合）
〈皮膚〉手術部位
　　　正常皮膚欠損部

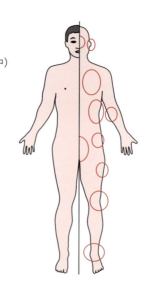

図1　身体診察で注意する/見落としがちなポイント
　頭のてっぺんからつま先まで意識しながら所見を確認する
　UTI：urinary tract infection（尿路感染）

頻度の高い感染症としてあげられている．とりわけ尿路感染症・肺炎はその上位を占め，感染症の原因のうち，尿路感染が25.0〜53.0％，肺炎が13.8〜26.5％を占めていた[1,5,6]．尿道留置カテーテルの長期留置中であればさらにその確率は上昇し，カテーテル留置中の高齢者に起きた発熱の約2/3の原因を尿路感染が占めていたとの報告もある[2]．また，長期療養施設入所者の報告であり院内とは多少状況は異なるが，市中に生活する高齢者と比較して，肺炎の頻度は6〜10倍になるとの結果もある[2]．医療に起因する感染として，CRBSI，SSI，CDADは必ず鑑別にあげる．また，見逃しやすい感染巣として胆道系があり，留意しておく必要がある．

2 身体診察の注意点

感染症の診療に限らないが，診察の際にはhead-to-toe（頭の先からつま先まで）で行うことを心がける．図1に特に見落としがちな点・注意したい点を示している．**必ず背部の診察を行うように心がけたい**．褥瘡の頻度が高い部位は通常背側であり，また特に誤嚥性肺炎などの場合，背部のみからラ音が聴取されることもしばしば経験するためである．

3 感染症治療に反応しない場合の考え方

何らかの感染症であるとの診断仮説に基づいて治療を行っているのに治療への反応がよくないと考える場合，主に以下のポイントで考え直してみるとよい．
①臨床診断があっているか？
②治療（微生物診断）があっているか？
③治療が効きにくい/不十分となりやすい状態がないか？
である[7]．

表2　入院患者の発熱の際に考える「6D」

Device	デバイス
Diarrhea	下痢：特に C.difficile 関連疾患（CDAD）
Decubitus	褥瘡
Drug	薬剤
DVT	深部静脈血栓症
CPPD	結晶性関節炎（偽痛風，痛風など）

CPPD（calcium pyrophosphate dehydrate：ピロリン酸カルシウム二水和物）

1）臨床診断があっているか？

そもそも非感染症が発熱の原因であった場合，感染症の治療は奏効しない．**3**で後述するが，薬剤熱，深部静脈血栓症（deep vein thrombosis：DVT），結晶性関節炎が原因として比較的頻度が高く見逃されやすいため，鑑別にあげておきたい．表2に入院中の発熱の際に考慮する疾患を「6D」として列挙した．また，感染症であると判断した場合には，「どのような患者に起きた，どの臓器の，どの原因微生物による（あるいはどの原因と想定される）」感染症か，を常に明確にしておくことで，その後の経過観察や治療を再考する際の手がかりとなる[8]．

2）治療（微生物診断）があっているか？

現在使用中の抗菌薬が対象としている微生物をカバーできているかを考える．例えば細胞内寄生菌にβラクタム系薬を使用している，腸球菌にセフェム系を使用しているなどである．さらに院内での発熱の場合は，AmpC過剰産生菌やESBLs産生菌（extended spectrum β–lactamases産生菌：基質拡張型β–ラクタマーゼ産生菌），MRSA（methicillin–resistant *Staphylococcus aureus*：メチシリン耐性黄色ブドウ球菌）など耐性微生物の存在を疑う必要がある．そもそも原因がウイルスや真菌などの場合には，感染症ではあるが抗菌薬による治療は奏効しない．また，治癒しにくい肺炎をみた場合，特に高齢者では**結核**の存在を疑う必要があり，疑うことが診断の鍵となる[6]．感染性が高い肺結核がないかを確認するためには，連続した3回の（うち1回は早朝喀痰を含む）抗酸菌染色で陰性を確認する[9]．

●ここがピットフォール
高齢者の治りにくい肺炎は必ず結核を疑う！

3）治療が効きにくい/不十分となりやすい状態がないか？

感染に合併した感染巣がないかを考える．例えば肺炎であれば膿胸の合併や，（腫瘍などによる）閉塞性肺炎がないか，尿路感染症であれば腎膿瘍の合併がないか，また閉塞機転となる結石や排尿障害がないかに注意する．男性の場合は前立腺炎がないかにも注意する（腎盂腎炎と比較してより長期の抗菌薬投与が必要となる）．同様に腹腔内膿瘍や子宮留膿腫，皮下膿瘍などにも注意が必要であり，膿瘍の場合は抗菌薬投与の他にドレナージが必要となる．血流感染の場合は，それが感染性心内膜炎による菌血症でないか，化膿性脊椎炎でないかを一度は検討する．

表3　入院中の不明熱の原因

診断	人数（％）	診断	人数（％）
感染症	49（34.8）	薬剤熱	24（17.0）
・院内肺炎	23（16.3）	血栓/塞栓症	11（7.8）
・CDAD	7（5.0）	中枢神経由来	5（3.5）
・腎盂腎炎	4（2.8）	腸管虚血/穿孔	4（2.8）
・デバイス関連感染症	4（2.8）	血腫	4（2.8）
・ウイルス感染	3（2.1）	痛風	3（2.1）
		その他	9（6.4）
		診断未確定	32（22.7）
		合計	141（100）

患者の平均年齢は57.1±17.9歳．大学関連3次教育病院，大学関連在郷軍人病院，大規模3次私立病院からの報告
文献10より引用

3. 非感染症での発熱

　感染症での発熱，その治療に反応しない場合を考えつつ，非感染性の原因についても考える．
　入院中の発熱において，非感染性の原因として，薬剤熱，DVT，結晶性関節炎，血腫などが比較的認められやすい[10]（表3）．
　入院中の疫学ではないが，若年者（65歳未満）と高齢者（65歳以上）における不明熱の最終診断を比較すると，高齢者ほど腫瘍や膠原病類縁疾患の割合は増え，逆にウイルス性疾患や理由は不明であるが詐熱は原因として稀であったとされる[11]．膠原病類縁疾患のなかでは特に側頭動脈炎とリウマチ性多発筋痛症が多くを占めていた．入院後新規に発症した発熱の原因としてこれらが該当することは比較的稀であると考えられるが，発熱精査で入院中の場合や，感染症の診断で入院したが感染症以外の診断を再考する場合にはこれらを考慮する．特に側頭動脈炎は50歳以上でなければ考慮しない疾患である．

1 薬剤熱

　比較的頻度の高い原因であるが，除外診断であり，鑑別にまずあげることが重要である．患者にどのような薬剤が投与されているかを把握し，そのなかに疑わしい薬剤がないかを検討する．25％程度には皮疹，好酸球増多，肝酵素上昇を認めるとされるが，ないことも多いため参考程度に考える[12]．典型的には薬剤開始後1～2週間で発熱を認めることが多いが，稀には数カ月や数年という報告もあり，投与期間のみで除外することはできない[13]．薬剤熱をきたしやすい薬剤として，以下のものがあげられる[13]．

- 抗菌薬（サルファ薬，ペニシリン，ニトロフラントイン，バンコマイシン，ミノサイクリン）
- 抗マラリア薬
- 抗てんかん薬（バルビツレート，フェニトイン）
- 抗ヒスタミン薬（H_1，H_2受容体拮抗薬とも）
- ヨウ素製剤
- NSAIDs（アスピリンを含む）
- 降圧薬（ヒドララジン，メチルドパ）

表4 Wellsスコア（DVT予測スコア）

臨床的特徴	スコア
活動性のがん（6カ月以内にがんの治療を受けている/現在緩和的治療を受けている）	1
下肢の麻痺，最近のギプス固定歴	1
3日以上のベッド上安静/12週以内の全身麻酔・局所麻酔を要する大きな手術	1
深部静脈の分布に沿った局所の圧痛	1
下肢全体の腫脹	1
健側と比較してふくらはぎ（脛骨粗面から10 cm下で測定）の3 cm以上の腫脹	1
患肢に限局した圧痕性浮腫	1
側副表在静脈（静脈瘤ではない）	1
過去にDVTの既往あり	1
DVTと同程度に疑わしい代替診断がある	−2

スコア−2〜0：事前確率低5.0％（95％CI，4〜8％）
スコア1〜2　：事前確率中17％（95％CI，13〜23％）
スコア3以上　：事前確率高53％（95％CI，44〜61％）
文献14より引用

・抗不整脈薬（キニジン，プロカインアミド）
・抗甲状腺薬

　ほとんどの場合において，診断/治療に有用な方法は薬剤の中止のみであり，疑わしい薬剤から順に中止していく．薬剤の中止後，多くの場合72時間以内に解熱が得られるが，半減期が長いなど体外への排泄に時間のかかる薬剤の場合はさらに時間を要することがある．

2 DVT

　入院中の高齢者ではベッド上での臥床が長くなりがちで，DVTのリスクとなる．Wellsスコア（表4）が診断を進めるうえで参考となる[14]．診断には，Wellsスコアによる事前確率に応じて，高感度Dダイマーと下肢静脈エコーを組合わせて診断/除外を行う[15]（図2）．

1）事前確率が低確率または中確率の場合
　高感度Dダイマーが陰性（＜ 500 ng/mL）であれば除外できるが，陽性の場合には下肢静脈エコーを施行し，その結果で陽性なら診断/陰性なら除外とする．

2）高確率の場合
　まず下肢静脈エコーを行い，陽性の場合は診断となる．下肢静脈エコー陰性の場合，高感度Dダイマーが陰性であれば除外できるが，低・中確率の場合（0.29/0.82 ％）と比較して高確率の場合はDVT発症率がより高くなる（2.49 ％）ため，下肢静脈エコー陰性でも注意が必要である[16]．下肢静脈エコー陰性で高感度Dダイマーが陽性の場合，他の方法（大腿近位部下肢静脈エコーを1週以内に再検/下肢全体の静脈エコー/静脈造影）で再検査を行い陽性であれば治療，陰性であれば除外となる．

3 結晶性関節炎

　入院中の発熱の原因として見逃されやすいものの1つである．最終的に結晶性関節炎と診断された患者の1/4で診断，治療が異なっていたという報告もある[17]．発熱の診察の際には，関節の腫脹，発赤，疼痛がないかを確認する癖をつけたい．診断は関節穿刺液から結晶を証明すること

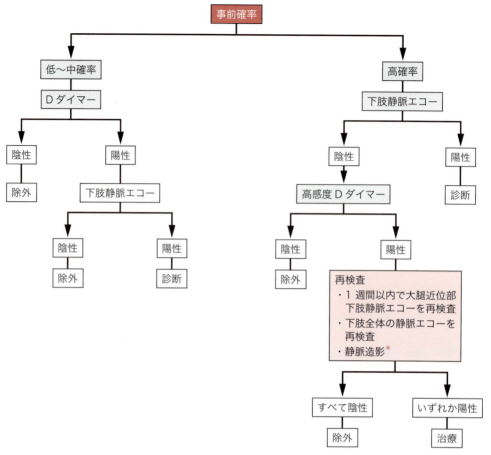

図2 高感度Dダイマーと下肢静脈エコーを組合わせた診断／除外
＊ American College of Chest Physiciansでは推奨されているが日本における検査は普及していない

であるが，それが存在することが化膿性関節炎の除外にはならず，併発することもあるため注意が必要である．

おわりに

　高齢化率の上昇に伴い，高齢者の入院患者に占める割合はますます多くなり，入院高齢者の発熱はさらに日常的な問題の1つとなることが予想される．本稿により読者諸氏がその対応に少しでも慣れ，苦手意識を除くための助けとなれば幸いである．

Column

Dダイマー測定値の注意点

Dダイマーという同じ名称の測定項目でありながら，その測定には複数のキットが市販されており，いまだ標準化されていない．つまり，同じ検体のDダイマーを測定しても，用いた試薬の違いにより大きな差を生じてしまうことは知っておく必要がある．

本文中の深部静脈血栓症（deep vein thrombosis：DVT）の除外診断において，欧米では「VIDAS® D-Dimer Exclusion™ II」など，本邦とは異なる試薬を使用しており，Dダイマー0.5μg/mL以下であれば，ほとんどのVTEは否定されることが示されている（陰性的中率94〜96％[18, 19]．ただし高リスク患者を除く[20, 21]．一方，日本でもこれらの高感度測定キットは入手可能であり，同キットを用いている施設もあるが，ほとんどの施設では欧米とは異なる試薬が使用されており，基準値は欧米の基準値の1.5〜3倍と高値を呈するため[22]，各施設独自のカットオフ値を設定する必要性が生じている．各自検査室に問い合わせて確認されたい（表5）．

表5　Dダイマーのカットオフ値

		日本のキット*	欧米のキット**
Dダイマー（μg/mL）	VTEの除外	1.0〜2.0μg/mL	0.5μg/mL

*「ナノピア®Dダイマー」（積水メディカル株式会社），「エルピアエースD-DダイマーII」（株式会社LSIメディエンス），「リアスオート・Dダイマーネオ」（シスメックス株式会社）
**「VIDAS® D-Dimer Exclusion™ II」（BIOMÉRIEUX）

文献・参考文献

1) Trivalle C, et al：Nosocomial febrile illness in the elderly：frequency, causes, and risk factors. Arch Intern Med, 158：1560-1565, 1998
   ↑やや古い論文だが，入院中の高齢患者における発熱についての報告．

2) Kent B, et al：Infections in the Elderly.「Mandell, Douglas, and Bennett's Principles and Practice of Infectious Diseases, 8th Edition」(John EB, et al), pp3458-3465, Saunders, 2014
   ↑感染症のバイブルの1つ．移植患者などと並んで高齢者もspecial hostsとしてあげられている．

3) High KP, et al：Clinical practice guideline for the evaluation of fever and infection in older adult residents of long-term care facilities：2008 update by the Infectious Diseases Society of America. J Am Geriatr Soc, 57：375-394, 2009
   ↑IDSA（米国感染症学会）の発行しているガイドラインの1つ．

4) Sund-Levander M, et al：Normal oral, rectal, tympanic and axillary body temperature in adult men and women：a systematic literature review. Scand J Caring Sci, 16：122-128, 2002
   ↑測定部位での体温の違いについて記載したシステマティックレビュー．

5) 上野久美子，他：高齢入院患者における発熱症例の実態調査—調査方法と発熱の原因疾患—．感染症学雑誌，72：493-498，1998

6) 栃谷健太郎，他：感染症科に熱源不明の発熱精査依頼のあった202症例の解析．感染症学雑誌，85：715，2011

7) American Thoracic Society：infections Diseases Society of America：Guidelines for the management of adults with hospital-acquired, ventilator-associated, and healthcare-associated pneumonia. Am J Respir Crit Care Med, 171：388-416, 2005

8) 「レジデントのための感染症診療マニュアル　第3版」（青木眞/著），医学書院，2015
   ↑言わずと知れた，日本語での感染症テキストと言ったらこのマニュアル．

9) Al Zahrani K, et al：Yield of smear, culture and amplification tests from repeated sputum induction for the

diagnosis of pulmonary tuberculosis. Int J Tuberc Lung Dis, 5：855-860, 2001
10) Abolnik IZ, et al：Nosocomial Fever of Unknown Origin. Infect Dis Clin Pract, 8：396-398, 1999
11) William FW, et al：Fever of Unknown Origin.「Mandell, Douglas, and Bennett's Principles and Practice of Infectious Diseases, 8th Edition」(John EB, et al), pp721-731, Saunders, 2014
12) Mackowiak PA & LeMaistre CF：Drug fever：a critical appraisal of conventional concepts. An analysis of 51 episodes in two Dallas hospitals and 97 episodes reported in the English literature. Ann Intern Med, 106：728-733, 1987
13) Bor DH, et al：Etiologies of fever of unknown origin in adults. UpToDate®, 2016
http://www.uptodate.com/contents/etiologies-of-fever-of-unknown-origin-in-adults（2016年9月閲覧）
14) Wells PS, et al：Evaluation of D-Dimer in the diagnosis of suspected deep-vein thrombosis. N Engl J Med, 349：1227-1235, 2003
15) Bates SM, et al：Diagnosis of DVT Antithrombotic Therapy and Prevention of Thrombosis, 9th ed：American College of Chest Physicians Evidence-Based Clinical Practice Guidelines. Chest, 141：e351S-e418S, 2012
16) Johnson SA, et al：Risk of deep vein thrombosis following a single negative whole-leg compression ultrasound：a systematic review and meta-analysis. JAMA, 303：438-445, 2010
17) Ho G Jr & DeNuccio M：Gout and pseudogout in hospitalized patients. Arch Intern Med, 153：2787-2790, 1993
18) Bounameaux H, et al：Plasma measurement of D-dimer as diagnostic aid in suspected venous thromboembolism：an overview. Thromb Haemost, 71：1-6, 1994
19) Wells PS, et al：Application of a diagnostic clinical model for the management of hospitalized patients with suspected deep-vein thrombosis. Thromb Haemost, 81：493-497, 1999
20) Farrell S, et al：A negative SimpliRED D-dimer assay result does not exclude the diagnosis of deep vein thrombosis or pulmonary embolus in emergency department patients. Ann Emerg Med, 35：121-125, 2000
21) Lee AY, et al：Clinical utility of a rapid whole-blood D-dimer assay in patients with cancer who present with suspected acute deep venous thrombosis. Ann Intern Med, 131：417-423, 1999
22) 和田英夫，他：血栓症診断における止血学的マーカーの臨床応用．治療学，44：676-679, 2010

■ もっと学びたい人のために

1)「Fever 発熱について我々が語るべき幾つかの事柄」(大曲貴夫，他／著)，金原出版，2015
↑発熱について，エビデンスだけではない，より一歩踏み込んだ解説やパールが記載されている．
2) 平岡栄治，他：感染症．Hospitalist, 1, 2013
↑雑誌「Hospitalist」の感染症特集．入院患者での感染症についてコンパクトに発展的な内容も含めてまとめられている．
3)「高齢者診療で身体診察を強力な武器にするためのエビデンス」(上田剛士／著)，シーニュ，2014
↑とかく，わかりにくい高齢者の身体所見の有用性が，エビデンスをもとに記載されている．

プロフィール

笹澤裕樹（Hiroki Sasazawa）
医療法人鉄薫会亀田総合病院内科・小児科複合プログラム
感染症科医を志し，その基礎とするべく内科（総合内科）・小児科をあわせた，日本では珍しいプログラムで研修中です．診療対象が一方では小児，他方では高齢者と全く関係のない科のようにみえますが，双方の経験があると診療の幅が広がることを実感しています．どちらの研修ももう少ししたうえで専門研修に進みたい人や，内科に行くか小児科に行くか決めかねている人などに特におすすめのプログラムです．少しでも興味のある方はぜひ見学にいらしてください．

片山充哉（Mitsuya Katayama）
医療法人鉄薫会亀田総合病院総合内科 部長代理 卒後研修センター長補佐
亀田総合病院で初期研修，東京都立墨東病院で救急後期レジデントを経て米国ハワイ大学にて内科レジデント，南フロリダ大学にて感染症フェローを修了し，後輩育成のために現職に勤務開始しました．感染症医としてのキャリアを活かしながら総合内科で勤務し，卒後研修センター業務を通じて研修医プログラムの充実を目指しています．

第3章 病棟で困るあれこれ

8. 入院中の食欲不振にどう対処する？

鄭 真徳

Point

- 高齢者の食欲不振の原因は多岐にわたり，また複数の要因が絡んでいることも多い
- 入院している高齢者の食欲不振に対しては，入院の原因となった疾患や薬剤の影響だけでなく，新たな疾患の合併や精神医学的要因などさまざまな角度から検討が必要である
- 認知症の進行や老衰など，不可逆的な原因による食欲不振の場合もある

はじめに

　高齢者の食欲不振は，生死に直結するシビアな問題である．しかし実際に高齢者の入院診療を行っていると，食欲不振の原因を特定できないことも多く経験する．

　可逆的な原因がみつけられず，かつ食べられない状態が続く場合には，経管栄養を行うか？お看取りか？という選択肢に行き着く．その際に，担当医は「可逆的な疾患を見逃していないだろうか」という葛藤と戦うことになる．研修医や若い医師ほど，こういう葛藤に苦しむ傾向が強いと思われる．そういった若い医師の参考になればと思い，実際の対応について述べていく．

1. 高齢者に多い食欲不振の原因

　食欲不振の原因は，生理的要因・生物学的要因・薬剤・精神医学的要因・社会的要因に分類することができる[1]が，非常に多岐にわたっている．高齢者の場合，生理的に必要エネルギーが減少して食事摂取量が減少する[2]ので，食欲不振が病的なものなのかの判断も難しく，複数の病的要因が同時に存在することも多い．表1に高齢者に多い食欲不振の原因をまとめた．

2. 入院している高齢者への対応の実際

1 入院のきっかけとなった疾患の影響を考える

　入院のきっかけとなるような疾患は，多くの場合食欲不振の原因となりうる．
　例えば高齢者の入院の原因となることが多い肺炎や尿路感染などの**感染症**では，微生物が産生する物質や各種サイトカイン・免疫反応の影響で食欲不振を認める[5]．ただし，感染症の治療が

表1 高齢者に多い食欲不振の原因

生理的要因	加齢に伴う必要エネルギーの減少
生物学的要因	がん（胃がん，大腸がんなど）
	消化器疾患（胃十二指腸潰瘍，逆流性食道炎など）
	急性感染症（肺炎，尿路感染，胆道感染など）
	内分泌疾患（甲状腺機能低下症，コントロール不良の糖尿病など）
	重度の心・肺・腎疾患（心不全，慢性閉塞性肺疾患，腎不全など）
	神経疾患（脳血管障害，認知症など）
	慢性炎症性疾患（結核，血管炎など）
薬剤	表2を参照
精神医学的要因	せん妄，うつ状態など
社会的要因	死別，孤独，生き甲斐の喪失など

文献1を参考に作成

表2 食欲不振の原因となる代表的な薬剤

食欲不振をきたす機序	代表的な薬剤
消化管障害を起こす	非ステロイド系抗炎症薬（NSAIDs）
	ビスホスホネート系薬剤
	抗菌薬
悪心・嘔吐を起こす	ドネペジル
	テオフィリン製剤
	選択的セロトニン再取り込み阻害薬（SSRI）
	ジギタリス
	鉄剤
	オピオイド
	抗がん剤
便秘を起こす	抗コリン作用薬
	オピオイド
	イオン交換薬

文献3，4を参考に作成

奏効して全身状態が回復すれば食欲も自然に回復することがほとんどなので，感染症の経過が良好であるにもかかわらず食欲低下が遷延している場合には，他の原因を考慮した方がよいだろう．

慢性心不全や**慢性閉塞性肺疾患（COPD）**の急性増悪で入院する高齢者も多く，急性期の呼吸・循環状態が不安定な時期には，食欲不振を認める．いずれの病態でも呼吸・循環状態が安定すれば食欲の回復も期待できるが，うっ血性心不全の患者はさまざまなサイトカインの影響によって食欲不振を認め[6]，またCOPDの患者では内分泌系の乱れや悪液質（カヘキシア）に関連した食欲不振が認められる[7]．つまり心不全やCOPDが進行した高齢者では入院前から慢性的な食欲不振を認めていることがあり，その場合は急性期を脱した後も食欲の改善に苦慮する．

入院のきっかけとなった疾患が**消化器疾患**の場合には食欲不振が長引く可能性があり，**脳梗塞**の場合には嚥下障害をきたして経口摂取が難しくなる可能性がある．そういった症例でも，原疾患の回復程度と食欲不振の程度にギャップがある場合には，他の原因を考慮する．

2 薬剤・医療行為の影響を考える

　薬剤が食欲不振の原因となっている可能性は，常に疑う必要がある．投与されている薬剤すべてについて，食欲不振の原因となっていないかを検討する（表2）．

　急性感染症で入院した場合，**抗菌薬**が投与されることが多い．抗菌薬は腸管粘膜障害を起こすだけでなく，腸内細菌叢のバランスを乱して偽膜性腸炎や出血性腸炎を引き起こし，食欲低下の原因となる[4]．

　入院後に投与が開始となった薬剤だけでなく，もともと飲んでいる薬剤についても，血中濃度の変動などで症状が新たに出現する可能性がある．ジゴキシンのように血中濃度が測定できる薬剤が投与されている場合には，測定も考慮する．食欲不振の原因となっていると疑われる薬剤で可能なものは中止を検討する．また，ステロイドのように入院に伴って薬剤を中止したために食欲不振が出現する薬剤もあるので，注意が必要である．ステロイドが長期投与されていた場合には，経口摂取不可能な期間は点滴で補充する必要がある．

　なお，入院に伴って食事内容が嚥下食や塩分制限食となって普段と大きく変わったことが，食欲不振の原因となる可能性があるので，本人の食事の嗜好を確認することも重要である．

3 入院後に新たな疾患を合併した可能性を考える

　症状や身体所見を手がかりにして，別の身体疾患の存在を検索する．食欲不振のみで鑑別を進めるのは難しいので，**＋αの手がかりを得ることで鑑別診断の範囲をより限定する**ことができる[8]．例えば，食欲不振＋タール便で胃潰瘍を想起するなどである．身体診察でも，頭の先から足の先まで丁寧な診察を行うことで＋αを見出すことが可能となる．腹部所見は大切であるが，それだけで済ませてはならない．甲状腺，全身リンパ節，皮膚所見，直腸視診など省いてしまいがちな診察も行うよう心がける．

　食欲不振以外に＋αの手がかりが乏しく，また身体所見でも手がかりが認められなかった場合には，下記の条件を満たすものを優先的に鑑別にあげて検索を行う．

① 頻度の高い疾患
② 見逃した場合に予後および予後予測への影響が大きい疾患
③ 侵襲の少ない検査で診断可能な疾患
④ 侵襲の少ない治療で対応可能な疾患

　①～④の条件を満たすものとして，血液検査でみつけることができる肝機能障害・腎機能障害・甲状腺機能低下症や頭部CTで診断可能な脳出血・慢性硬膜下血腫・脳梗塞があげられる．症状や身体所見では手がかりをみつけられず，スクリーニング的に行った検査によって，比較的侵襲の少ない対応で治療可能な疾患がみつかることも日常診療ではしばしば経験する．また侵襲度は上がるが，上部消化管内視鏡で診断可能な潰瘍やがんに関しても，検討の価値はある．内視鏡のハードルが高いようであれば，潰瘍や逆流性食道炎に準じてプロトンポンプ阻害薬などを投与してみるという選択肢もある．

4 精神医学的・心理的・社会的要因について考える

　入院中の高齢者はせん妄を発症する危険が高いので，**まずせん妄を疑って除外**することが重要である（せん妄への対応については，**第3章-3，5参照**）．

　食欲不振の精神医学的要因としては，**うつ状態**を疑うことが重要である．高齢者のうつの危険

因子として，新たな疾患や身体障害，健康状態の悪さなどの医学的要因があげられており[9]，実際高齢者が入院をきっかけにうつ状態に陥ることはしばしば経験する．また他の危険因子としては主観的健康感といった心理的要因や，親しい人との死別といった社会的要因もあげられている[9]．入院する前から慢性疾患や心理・社会的問題を背景としてうつ状態に陥っていた可能性もあるので，本人の話を傾聴するだけでなく，入院前の状況について家族やケアマネージャー，外来や在宅での主治医などから情報収集し，手がかりを探る．

うつ状態が疑われる場合には，支持的に傾聴し，判断に迷う場合には精神科への紹介を検討する．非薬物療法を試みたが効果が得られず，また精神科への紹介閾値が高い場合には，抗うつ薬投与を検討する．SSRIや三環系抗うつ薬は食欲不振の副作用がみられることがあるが[3,4]，スルピリドは食欲を亢進する作用がある[4,10]．ただ少量でも錐体外路症状を引き起こす可能性があるので，注意が必要である．

●うつ状態による食欲不振に対する処方例（用法・用量は高齢者での開始時）
スルピリド（アビリット®錠）1回50 mg，1日1回（夕食後）
症状をみながら増減

5 それでも改善しない場合

高齢者においては，生理的に必要エネルギーが減少して食事摂取量も減少するので[2]，食欲不振が病的なものではない可能性も考えておく必要がある．食事量が少なくても，バイタルサインが安定していてそれなりに元気もあるときには，病的なものではない可能性がある．補液を中止しても状態が安定しているようなら，特に介入せずに経過をみるという選択肢もありうる．

全身状態がよくない場合や，摂取量が極端に少ない場合には，嚥下障害や老衰の影響が疑われる（嚥下障害への対応に関しては，第3章-9を参照）．老衰による食欲低下は改善が難しいが，モサプリドクエン酸などの消化管運動促進薬や六君子湯などの漢方薬を投与してみる手もある[4,10]．

●老衰による食欲不振に対する処方例
・モサプリドクエン酸（ガスモチン®錠）1回5 mg，1日3回（毎食前または食後）
・六君子湯 1回2.5 g，1日3回（毎食前または食後）

認知症の進行や老衰など不可逆的な原因による食欲不振の場合，最終的には経管栄養を行うかどうかの選択に迫られる．経管栄養の導入については，医学的判断だけではなく倫理的な検討も必要で，関係者で十分に話し合いをもつことが重要である[11]．

おわりに

高齢者の食欲不振への対応は難しいが，だからこそうまく対応できたときの喜びは大きい．原因が認知症の進行や老衰など不可逆的なものと判断した場合には，大きなジレンマを抱えることにもなるが，そういったジレンマとしっかり向き合うことも，医療者の大切な仕事の1つである．

文献・参考文献

1) 「テイラー10分間鑑別診断マニュアル 第3版」(Paul M. Paulman, 他/編, 小泉俊三/監訳), メディカル・サイエンス・インターナショナル, 2015
2) Donini LM, et al：Anorexia and eating patterns in the elderly. PLoS One, 8：e63539, 2013
3) 葛谷雅文：高齢者の栄養をどう考えるか．日本医事新報, 4338：63-69, 2007
4) 谷口知慎, 谷村 学：高齢者の栄養管理における薬剤管理のポイント．静脈経腸栄養, 22：465-469, 2007
5) Langhans W：Anorexia of infection：current prospects. Nutrition, 16：996-1005, 2000
6) Goodlin SJ：Palliative care in congestive heart failure. J Am Coll Cardiol, 54：386-396, 2009
7) Koehler F, et al：Anorexia in chronic obstructive pulmonary disease--association to cachexia and hormonal derangement. Int J Cardiol, 119：83-89, 2007
8) 佐藤泰吾：食欲不振．medicina, 48：1540-1543, 2011
9) Cole MG & Dendukuri N：Risk factors for depression among elderly community subjects：a systematic review and meta-analysis. Am J Psychiatry, 160：1147-1156, 2003
10) 葛谷雅文："食べない老人"への対応．日本老年医学会雑誌, 46：15-17, 2009
11) 「医療の倫理ジレンマ：解決への手引き：患者の心を理解するために」(Bernard Lo/著, 北野喜良, 他/監訳), 西村書店, 2003

プロフィール

鄭　真徳（Masanori Tei）
佐久総合病院総合診療科 部長
新専門医制度の議論をきっかけにして，「総合診療科」への関心が高まっています．微力ながら期待に応えられるよう，頑張りたいと思っています．

第3章 病棟で困るあれこれ

9. 入院前は嚥下できていたのに、入院したら食べられなくなった？

嚥下障害の評価と介入

山村 修

> **Point**
> - 入院患者の嚥下障害にはサルコペニアが強くかかわる
> - 嚥下障害の原因検索は薬剤副作用とサルコペニアの併発も念頭におく
> - 嚥下障害の評価はベッドサイドでの観察と簡易検査を行う
> - 誤嚥予防に対する介入や訓練は多職種チームで実施する

はじめに

　転勤先の病院で長期入院の高齢患者を引き継いだ瞬間，愕然としたことはないだろうか．血液検査で総タンパクは5.0 g/dL台，アルブミンは2.0 g/dL台，総コレステロール値は140 mg/dLを大きく下回り，CPKは40 U/L以下．得てしてそのような患者は四肢の筋萎縮が著しく，おおむね全介助の重度サルコペニア状態である．患者は入院中であるのに，なぜ極度の低栄養状態にあるのだろうか．いつから低栄養なのだろうか．その患者は，果たして食事摂取ができているのであろうか．

　高齢患者の場合，入院によって嚥下障害が出現し，想定外の低栄養状態に陥ることは少なくない．本稿では嚥下障害とサルコペニアを絡めながら，入院に伴う嚥下障害とその対策を考える．

1. 嚥下障害とサルコペニア

1 サルコペニアとは

　サルコペニアは加齢を含めたすべての原因による筋肉量の低下と筋力低下を指し，老年症候群を一元的にとらえる指標として注目されている．サルコペニアの診断基準には**筋肉量減少**と**身体機能**（歩行速度）の低下があり，両方が低下すると重度サルコペニアと診断される（表1）[1]．サルコペニアは筋力低下に伴うADLの低下を招くだけでなく，動脈硬化性疾患の発症や手術における合併症併発のリスクなどに大きくかかわる[2,3]．本邦では簡易的なチェック法として「指輪っかテスト」や下方らの簡易診断基準案が提案されている（表2，図1）[4,5]．

2 嚥下障害の原因としてのサルコペニア

　高齢者に起こる嚥下障害はpresbyphagia（老嚥）と呼ばれ，舌骨上筋群に対するサルコペニア

表1　サルコペニアの重症度（EWGSOP）

前サルコペニア（presarcopenia）
筋肉量の減少のみで，筋力低下と身体機能低下を認めない
サルコペニア（sarcopenia）
筋肉量減少を認め，筋力低下もしくは身体機能低下を認める
重度サルコペニア（severe sarcopenia）
筋肉量減少，筋力低下，身体機能低下をすべて認める

EWGSOP：European Working Group on Sarcopenia in Older People
文献1より引用

表2　指輪っかテスト

方法
患者のふくらはぎの最大径を患者の両手の母指と示指で囲む
判定基準
①囲めない（輪にならない） ②ちょうど囲める（輪になる） ③囲めてさらに隙間ができる
評価
②はサルコペニアの可能性がある（調整オッズ比2.4倍） ③はサルコペニアの可能性が高い（調整オッズ比6.8倍）

文献4を参考に作成

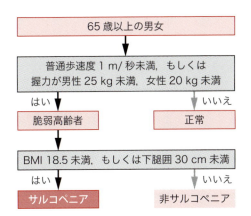

図1　下方らによるサルコペニアの簡易診断基準案
文献5より引用

が喉頭前庭閉鎖，舌の移送障害，舌骨の動きの遅延などを引き起こすことで発症する．一般的に嚥下障害の原因疾患は球麻痺や仮性球麻痺を生じる中枢神経障害と喉頭麻痺を生じる末梢神経障害，筋萎縮を生じる筋疾患などが知られるが，サルコペニアはそのいずれの疾患も修飾し，嚥下障害を進行させる（sarcopenic dysphagia）．**嚥下障害の評価はサルコペニアの診断と並行して行うべきである**．サルコペニアの治療原則は栄養摂取と運動療法の併用であることから，**入院後の絶食や過度の安静はサルコペニアを介して嚥下障害を助長する**．つまり，サルコペニアと嚥下障害は表裏一体の関係にある．

3 サルコペニアの評価項目と嚥下機能

サルコペニアは重症化しなければ可逆性をもつことが多く，サルコペニアの評価指標は嚥下障害そのものの改善指標となりうる．日本人高齢者を対象とした疫学研究では，嚥下障害と相関する因子として上腕周囲径と下腿周囲径，血清アルブミン値があげられた[6, 7]．がん患者を対象とした研究では骨格筋量が嚥下障害と相関した[8]．また，高齢者の頭部挙上筋力は嚥下障害や低栄養状態と相関することから，頭部挙上の可否がサルコペニアの評価方法となる可能性がある[9]．

2. 入院に伴う嚥下機能低下の原因

入院後に起こる嚥下機能の低下には3つの要因が考えられる．第一は**新たな疾患の発症や原疾患の増悪**，次に**薬剤性嚥下障害**の有無，最後に前述の**サルコペニア**の関与である．前二者について，以下に述べる．

1 嚥下障害を発症する疾患

嚥下障害の原因となる主な疾患には以下のものがあげられる[10]．

1）中枢神経障害

延髄神経核への上位運動ニューロンの障害により起こる仮性球麻痺と，脳幹部の延髄神経核から下位の運動ニューロン障害による球麻痺がある．

仮性球麻痺：大脳病変の脳血管障害，Parkinson病など変性疾患ほか
球　麻　痺：脳幹部病変の脳血管障害，運動ニューロン病ほか

2）神経筋接合部疾患

重症筋無力症の全身型で高頻度に嚥下障害を認める．筋疲労があり，夕食や食事の終わりなどに嚥下機能が悪化する．

3）末梢神経障害

反回神経麻痺（医原性を含む），多発ニューロパチー（糖尿病性やGuillain-Barré症候群など）などがある．術後では全身麻酔に伴う重症疾患多発ニューロパチーに留意する．

4）筋力低下

筋原性疾患（多発性筋炎），廃用症候群による筋力低下が多く，嚥下障害を起こしやすい．多くの場合，上肢の筋力低下や頸部・体幹の不安定性が先行する．

5）腫瘍

咽頭がんなどの腫瘍病変，扁桃炎などの炎症，Zenker憩室など先天性異常が知られている．物理的障害による通過障害が主な原因である．

6）心因性障害

神経因性食思不振症やヒステリー転換型が知られている．他覚的検査に異常はなく，喉頭異常感などを訴えても嚥下自体は可能であることが多い．

2 嚥下障害をきたす薬剤

高齢者では加齢による薬物代謝機能の低下から嚥下機能障害を引き起こす薬剤が多数存在する（**表3**）[11]．多くの場合，服薬開始から嚥下障害出現までは1週間以内，服薬中止から嚥下機能の開始までは2週間以内とされるが，回復しない例もある[12]．薬剤性嚥下障害の代表的な機序を以

表3 副作用として嚥下障害の記載が添付文書にある薬剤

薬効分類	記載のある薬剤
抗精神病薬	ハロペリドール，リスペリドン，アリピプラゾール，クロルプロマジン，オランザピン，クエチアピン，スルピリド
抗うつ薬	パロキセチン，アモキサピン，イミプラミン，ノルトリプチリン
抗パーキンソン病薬	トリヘキシフェニジル，ビペリデン，プラミペキソール，ブロモクリプチン
抗てんかん薬	カルバマゼピン，クロナゼパム，クロバザム
睡眠薬	ミダゾラム，トリアゾラム
抗不安薬	エチゾラム
その他の中枢性神経薬	炭酸リチウム，ドネペジル，プロクロルペラジン
化学療法薬	リバビリン，ガンシクロビル，ネビラピン
腫瘍用薬	インフリキシマブ，テモゾロミド，テガフール・ウラシル
末梢神経系用薬	ダントロレンナトリウム，ジスチグミン
生物学的製剤	ペグインターフェロンアルファ-2b
代謝性医薬品	アレンドロン酸ナトリウム
消化器官用薬	メトクロプラミド
診断用薬	硫酸バリウム
アレルギー用薬	プロメタジン
循環器官用薬	メキシレチン，セベラマー
麻薬	オキシコドン
抗菌薬	モキシフロキサシン
泌尿器官用薬	タムスロシン

文献11より引用

下にあげる．

1）ドパミン拮抗作用

嚥下を誘発するサブスタンスPは大脳基底核のドパミンにより誘発される．抗精神病薬や制吐薬の多くはドパミン拮抗作用をもち，サブスタンスPの濃度を低下させることで嚥下障害を引き起こす．

2）筋弛緩作用

睡眠薬や抗不安薬に用いられるベンゾジアゼピン系薬剤は筋弛緩作用を有しており，嚥下関連筋も弛緩する．脂溶性薬剤であれば脂肪量が相対的に増加した高齢者では筋弛緩作用が朝方まで持続する場合がある．

3. ベッドサイドでの嚥下機能評価

嚥下障害の発見にはベッドサイドでの観察が重要である（表4）[13]．嚥下障害を疑った場合は簡易検査を実施する．ベッドサイドで行える簡易評価法は以下のものがある．いずれのテストも2〜4割程度の不顕性誤嚥（嚥下反射の低下により，気づかないうちに起こる誤嚥）を見落とす可能性があることを以下 1 〜 4 に記す．異常の場合は嚥下内視鏡や嚥下造影検査を検討する．

表4　嚥下障害の症状

嚥下障害の症状
嚥下困難，嚥下時のむせ，鼻咽腔逆流，嚥下時痛など
嚥下後の症状
食物残留感，湿声，喀痰増加など
その他の症状
持続的な喀痰や発熱などの呼吸器感染症状，食物摂取量の減少，食事時間の延長，体重減少など

文献13より引用

表5　改訂水飲みテスト

方法
冷水3 mLを口腔前庭に注ぎ，嚥下を促す
判定基準
① 嚥下なし，むせる and/or 呼吸切迫 ② 嚥下あり，呼吸切迫（silent aspirationの疑い） ③ 嚥下あり，呼吸良好，むせる and/or 湿性嗄声 ④ 嚥下あり，呼吸良好，むせない ⑤ ④に加え，反復嚥下が30秒以内に2回可能
評価
上記5段階で評価，①〜③の場合，誤嚥が疑われる

文献14より引用

1 反復唾液嚥下テスト（repetitive saliva swallowing test：RSST）

　口腔内を水または氷水で湿らせた後に空嚥下を指示し，嚥下運動が可能か観察する．次に空嚥下を反復するように指示し，30秒間に何回の嚥下運動ができるかを数える．30秒間に2回以下を異常と判定する．

2 改訂水飲みテスト

　水を嚥下させて，むせや嚥下運動を観察する．水飲みテストは嚥下障害の有無を感度70〜90％，特異度60〜90％で検出できる．代表的な水飲みテストである改訂水飲みテスト（modified water swallow test：MWST）について表5に示す．

3 食物テスト（food test）

　少量の食物を嚥下させて，むせや嚥下運動を観察する．嚥下しやすいティースプーン1杯（3〜4 g）程度の食物を用いる．

4 嚥下前後の血中酸素飽和度モニター

　水や食物を嚥下させたときの血中酸素飽和度の変化をパルスオキシメーターで観察する．2％以上の酸素飽和度の低下を異常とする報告が多い．

4. 誤嚥予防のための介入

　嚥下障害（誤嚥予防）に対する各種介入は，看護師（嚥下専門看護師）や言語聴覚士，理学療法士，作業療法士，放射線技師，介護福祉士などによるチーム医療によって行う．院内の職種が多い場合，医師はそれぞれの職種に介入を指示する．対応できる職種がいない場合は，直接医師が介入する．

1 他職種と介入すべき治療

1）姿勢の指導
　嚥下時の姿勢は90°坐位を基本とし，坐位が困難な場合は臥位で上半身を30〜60°挙上し，頭の下に枕を入れて軽く顎を引く（**顎引き嚥下**）[15]．ただし片麻痺患者における健側傾斜姿勢のように，疾患ごとに基本姿勢が異なる場合もあるので注意する．

2）呼吸機能の向上
　嚥下と呼吸は解剖的に共有している部分が多い．意識的に息をこらえることで嚥下動作直前から動作中に声門を閉鎖する「息こらえ嚥下法」や，呼気－嚥下－呼気という生理的な嚥下呼吸パターンを随意的に強調して行う「呼吸筋トレーニング」などで呼吸機能改善を図る．

3）口腔ケアの実施
　口腔ケアは口腔内を清潔に保ち，唾液の促進を促しながら感覚受容器を刺激する．

4）食事形態の変更
　嚥下反射の惹起遅延がある場合は粘性のあるもの（ミキサー食など）を，咽頭残留が多い場合は粘性の少ないものを選ぶ[13]．その後は嚥下機能の改善に合わせて食事形態を変更する．

5）嚥下法の指導
　嚥下運動が弱い場合，一口飲み込んだ後に再度嚥下をする「**空嚥下**」や嚥下の際に点頭する「**うなずき嚥下**」，食物とゼリーを交互に嚥下させる「**交互嚥下**」などを指導する[16]．

2 医師に求められる判断

　医師は嚥下評価と全身状態の把握をくり返しながら，**各種介入の是非を判断する**．特に嚥下姿勢や食事形態の変更は，窒息防止の観点から注意深く行う．全身状態の把握は通常の診察に加え，BMIの変化や発熱の有無，排便状況を確認し，血液検査も定期的に行う．血液検査項目では炎症反応，総タンパク，アルブミン，脂質，CPKを定期的に確認し，**感染症の増悪や低栄養状態の進行を認めれば，輸液や胃瘻造設を考慮しながら，すみやかに介入方法を見直す**．

3 サルコペニアへの早期介入

　サルコペニアの治療原則は運動療法と栄養療法の併用であり，嚥下障害においてもこの原則は変わらない．特に高齢肺炎患者においては，早期リハビリテーションと早期の経口摂取開始が死亡率の低下や早期退院と相関する[17, 18]．

1）栄養療法
　栄養療法では骨格筋量とかかわりの深いタンパク質の摂取が課題である．日本人の食事摂取基準では，高齢者のタンパク質の推定平均必要量は成人と同様，男性で50 g/日，女性で40 g/日としている[19]．肺炎を例にした場合，筋肉合成ができない侵襲期や異化期は維持的な栄養管理に徹し，1日エネルギー投与量は6〜25 kcal/kg/日程度に抑える[20]．炎症反応（CRPなど）が減少に転じた同化期からは筋肉合成が可能となるため，1日200〜500 kcalを消費量に加えて投与する．

2）運動療法

運動療法も侵襲期や異化期には積極的に行わず，口腔衛生や口腔保湿に配慮する程度に留める[20]．同化期に入れば嚥下にかかわる筋肉のレジスタンストレーニング（舌筋力増強訓練，頭部挙上訓練，嚥下おでこ体操）などを行う．このうち頭部挙上訓練（shaker法）は1分間挙上，1分休憩を30回，これを1日3回で合計3時間実施するもので，有効性を示す報告が多い[21]．嚥下おでこ体操は自分の手で額に抵抗を加えながら，臍部をのぞきこむように首を強く下に向けるもので，即時効果も期待される．

Advanced Lecture

■ 脳血管障害における「抗誤嚥薬」

嚥下障害の原因となる薬剤がある一方で，脳血管障害では嚥下機能改善が期待される「抗誤嚥薬」が存在する[22]．これらの薬剤は本来の目的作用とは異なる作用を期待するものであり，投与時には副作用とのバランスを考慮して開始を検討する．また嚥下障害が改善された際はポリファーマシーによる弊害を回避するため，漫然と継続しないよう注意する（第4章-1, 2参照）．投与自体は通常の嚥下訓練や口腔ケアと併せて行う．以下に代表的な薬剤を紹介する．

1）シロスタゾール

ホスホジエステラーゼⅢ阻害薬であるシロスタゾールはサブスタンスPを増加させることで嚥下反射を改善させる．本邦において脳梗塞再発予防を検討した大規模臨床試験であるcilostazol stroke prevention study（CSPS）のサブ解析では，観察3年間における肺炎発症率はプラセボ群（2.81％）に対しシロスタゾール投与群（0.56％）は有意な低下を認めた[23]．

2）アマンタジン

ドパミンの遊離促進作用を有するアマンタジンは大脳基底核に作用することで下位の嚥下反射のかかわる神経を活性化し，嚥下反射を改善させる．脳卒中高齢患者を3年間観察した試験では，アマンタジン投与群は非投与群と比較して肺炎発症率が約5分の1に抑制された[24]．

3）ACE阻害薬

ACE阻害薬はブラジキニンやサブスタンスPの分解を防ぐことで嚥下反射を改善する．脳梗塞患者1,350人を対象とした前向き試験では，約3年間の観察中の肺炎発症率はACE阻害薬が2.8％，カルシウム拮抗薬が8.8％，利尿薬が8.3％，降圧薬未使用者が8.8％であり，ACE阻害薬群に有意な肺炎発症抑制効果を認めた[25]．

おわりに

嚥下障害の第1発見者は必ずしも医師とは限らず，病棟の看護師や言語聴覚士，管理栄養士であることも少なくない．ときには介護福祉士や家族から指摘を受けることもある．医師は他職種や家族からの情報に真摯に向き合い，指摘を受けた場合は直ちに観察と簡易検査を行うべきである．嚥下障害への対応が遅れれば，原疾患の増悪とともにサルコペニアの併発を招く．院内に嚥下サポートチームや栄養サポートチーム（nutrition support team：NST）があれば積極的に相談し，定期的に意見を仰ぐことが肝要であろう．

文献・参考文献

1) Cruz-Jentoft AJ, et al：Sarcopenia：European consensus on definition and diagnosis：Report of the European Working Group on Sarcopenia in Older People. Age Ageing, 39：412-423, 2010
2) 小原克彦：サルコペニアの臨床．日本老年医学会雑誌，50：352-355, 2013
3) 古川大輔，他：大腰筋面積とCT値によるサルコペニアの診断と膵癌切除術例の長期予後．外科と代謝・栄養，47：107, 2013
4) 飯島勝矢：虚弱・サルコペニア予防における医科歯科連携の重要性～高齢者の食力を維持・向上するために～．世界会議2015健康寿命延伸のための歯科医療・口腔保健発表資料，2015
5) 下方浩史，安藤富士子：日常生活機能と骨格筋量，筋力との関連．日本老年医学会雑誌，249：195-198, 2012
6) Kuroda Y & Kuroda R：Relationship between thinness and swallowing function in Japanese older adults：implications for sarcopenic dysphagia. J Am Geriatr Soc, 60：1785-1786, 2012
7) Kuroda Y：Relationship between swallowing function, and functional and nutritional status in hospitalized elderly individuals. Int J Speech Lang Pathol Audiol, 2：20-26, 2014
8) Wakabayashi H, et al：Skeletal muscle mass is associated with severe dysphagia in cancer patients. J Cachexia Sarcopenia Muscle, 6：351-357, 2015
9) Wakabayashi H, et al：Head lifting strength is associated with dysphagia and malnutrition in frail older adults. Geriatr Gerontol Int, 15：410-416, 2015
10) 日本神経治療学会治療指針作成委員会：標準的神経治療：神経疾患に伴う嚥下障害．神経治療学，31：435-470, 2014
11) 赤羽理也，他：副作用として嚥下障害の記載が添付文書上にある薬剤と嚥下障害の発現との関連性についての検討．日本病院薬剤師会雑誌，45：677-680, 2009
12) 野崎園子：薬剤と嚥下障害．日本静脈経腸栄養学会雑誌，31：699-704, 2016
13) 「嚥下障害診療ガイドライン 耳鼻咽喉科外来における対応2012年版」（日本耳鼻咽喉科学会／編），金原出版，2012
14) 馬場 尊，他：嚥下障害：経口摂食適応のための摂食・嚥下機能評価．総合リハビリテーション，30：1309-1316, 2002
15) 日本摂食嚥下リハビリテーション学会医療検討委員会：訓練法のまとめ（2014版）．日本摂食嚥下リハビリテーション学会誌，18：55-89, 2014
16) 武原 格：嚥下障害．臨牀と研究，90：457-461, 2013
17) Momosaki R, et al：Effect of early rehabilitation by physical therapists on in-hospital mortality after aspiration pneumonia in the elderly. Arch Phys Med Rehabil, 96：205-209, 2015
18) Koyama T, et al：Early Commencement of Oral Intake and Physical Function are Associated with Early Hospital Discharge with Oral Intake in Hospitalized Elderly Individuals with Pneumonia. J Am Geriatr Soc, 63：2183-2185, 2015
19) 「日本人の食事摂取基準」策定検討会報告書：日本人の食事摂取基準（2015年度版）．厚生労働省，2015
20) 若林秀隆：サルコペニアの嚥下障害とリハビリテーション栄養．Nutrition Care, 6：522-524, 2013
21) Antunes EB & Lunet N：Effects of the head lift exercise on the swallow function：a systematic review. Gerodontology, 29：247-257, 2012
22) 海老原 覚：末梢感覚受容体を介した嚥下障害治療と抗誤嚥薬の開発．臨床神経学，52：1195-1197, 2012
23) Shinohara Y：Antiplatelet cilostazol is effective in the prevention of pneumonia in ischemic stroke patients in the chronic stage. Cerebrovasc Dis, 22：57-60, 2006
24) Nakagawa T, et al：Amantadine and pneumonia. Lancet, 353：1320-1321, 1996
25) Arai T, et al：ACE inhibitors and protection against pneumonia in elderly patients with stroke. Neurology, 64：573-574, 2005
26) 「サルコペニアの摂食・嚥下障害」（若林秀隆，藤本篤士／編著），医歯薬出版，2012

プロフィール

山村 修（Osamu Yamamura）
福井大学医学部地域医療推進講座
専門：地域医療学，脳卒中学，神経内科学，災害医学
抱負：「在宅」「外来」「入院」の3つのステージをひとりの患者さんから学ぶ，そんな教育現場を作るべく，奔走しています．在宅医と病院医療をつなぐことは地域医療の要です．新たな挑戦に向けて，ともに戦ってくださる若手医療人を捜索中です．是非お声がけを！

第3章 病棟で困るあれこれ

10. その入院患者さん，どこまでの医療介入をすべき？
病院総合医の立場から

平岡栄治

● Point ●

- 目の前の患者の価値観を十分に理解するよう努力する（アドバンス・ケア・プランニング）
- ある医療を行う，行わない（procedure oriented）の吟味ではなく，ケアのゴールを患者とともに設定しそれに必要な医療かどうか（goal oriented）吟味することが重要である
- すべての医療には負担と苦痛が伴う．それらは患者が許容できるレベルか吟味することが重要である

はじめに

　日本社会は急速な高齢化を迎えている[1]．2025年には全人口は次第に減少し1億2,000万を下回る一方で，75歳以上の後期高齢者は増加し3,000万を超すと予測されている[1]．
　80歳以上ではじめて診断された高血圧の治療をすべきか，何歳まで大腸がん検診をすべきか，高齢の方にリスクの高い手術をすべきかなど非常に悩ましい．高血圧治療は服薬なので侵襲度が低いが，手術となると侵襲度は高く，場合によっては合併症によって，より機能を低下させることがあるからである．高血圧治療に関しても「意思決定が簡単か」と言われればそうでもない．高血圧治療である一定期間の脳梗塞発症率は低下するかもしれないが，多くの高齢者にとって大切なのは「身体機能維持」「認知機能維持」で「寝たきりにならないこと」である．血圧を下げることでふらつき転倒のリスクもないわけではない．本稿では，高齢者の心臓手術についてするか，しないか？ 架空の症例をもとに意思決定プロセスを考えたい．

> **症例**
> 　90歳，女性．歩いていると息切れがしたため来院された．高度大動脈弁狭窄症（aortic stenosis：AS）による心不全と診断．ADLは自立し，長男と映画を観にいくことを非常に楽しみにされている．このような場合，ASの手術をすべきか？

　当然高齢者の心臓手術のリスクは高い．米国心臓学会（AHA）の周術期のガイドラインによれば一般外科手術のリスクの層別化で1％以上のイベント予測率（心筋梗塞や心血管死亡）であれば高リスク群とされる[2]が，心臓血管外科手術では，STS score[3]，Euro score II[4]（心臓手術のリスクスコア）で死亡率1％以上と推測されることもこの高齢化社会では多い．ASでは高齢者でも手術が成功すれば，死亡率が低下する[5]だけでなくQOLも改善することが報告されている[6]．

医学	患者
・予後推定 ・医学的選択肢	・意思決定能力 ・価値観，好み ・大切に思っていること
QOL	周辺・環境
・治療や検査のQOLへの影響 ・病気のQOLへの影響 ・患者が受け入れてくれる負担準備 ・患者が期待するアウトカム	・家族の希望 ・法律 ・宗教 ・文化

図1　臨床倫理の4分割法（Jonsenの4分割法）
文献9を参考に作成

しかし，合併症として脳梗塞，縦隔炎や腸虚血といったことが生じれば，その後のICU滞在日数が長期にわたったり，高度に身体機能，認知機能の低下を伴ったりする可能性もある．したがって，高齢者の心臓手術はリスクも高いが成功すればQOLが改善する例もあり意思決定は困難と感じる．

1. 困難な意思決定

このような困難な意思決定をどのように行うかについて一般論を解説する[7]．倫理的ジレンマを感じた場合，しばしば用いられる手法が「臨床倫理の4分割法」（Jonsenの4分割法）である[8]．4つのトピックスに関する情報を収集し，選択肢のどれが目の前の患者の価値観にあっているか吟味する手法である．4つのトピックスには医学的な要素，患者要素，QOL要素，周辺・環境要素がある（図1）[9]．

1 医学的要素

特に高齢者で大切になるのは予後推定である．それに加え，ある治療に伴う患者が請け負わねばならない「負担と苦痛」である．後述するQOLにもかかわるが，本当に今から行うことが，「患者が期待するアウトカム」を得るのに必要か，その成功率はどれくらいかも考えねばならない．多くの高齢者に，「治療に期待することは何か？」と聞くと，「将来寝たきりになりたくないから」「誰にも迷惑かけたくないから」といった答えが返ってくる．「手術してください」「手術をしたくありません」の裏にある解釈モデルを十分理解する必要がある．これは，次の「患者要素」にも重なる．

2 患者要素

意思決定能力の吟味，患者が大切に思っていること，患者が期待している治療のゴールを明確にすることが大切である．もし意思決定能力がなければ，意思決定代行人に患者ならどうすると思うか？　という視点で考えていただく．もしすでにアドバンス・ケア・プラニングが導入され，患者により代行人指名があればよいが，なければ家族間で，「患者の価値観を十分理解し，患者ならどうするか？」という視点で代行人を選んでもらう．

3 QOL要素

それぞれの治療，診断の選択肢のQOLに与える影響は常に考慮しなければならない．

4 周辺・環境要素

家族の希望や医師の信条・方針はここにあたる．法律，宗教もここに入る．目的の医療行為を行うことが可能な状況かどうか，つまり経済的なこと，人的もしくは機器の資源なども吟味する．また病院内の文化，考え方，主治医の思いもここに入る．

これらはすべて意思決定に必要な要素である．臨床倫理の4分割法を活用することですぐに意思決定に結びつくわけではなく，意思決定に影響を与える因子を，もれなく吟味する手法である．

2. 症例での4つの要素

1 医学的要素

冒頭の症例について臨床倫理の4分割法をもとに考えてみたい．

ここで大切なことは前述したとおり予後推定である．90歳の女性に大動脈弁の手術を行った場合の予後はどうなるか？ 通常，予後推定にはSTS scoreやEuro score IIが使用される．STS scoreでは，大動脈弁置換術（aortic valve replacement：AVR）であれば死亡率11％，合併症または死亡する率は35％，長期間入院が必要になる率は26％，脳梗塞発症率は3.3％，長期人工呼吸管理になる率は28％となる．高齢者は感染症のリスクも上がる．縦隔炎が発生すれば14〜47％の死亡率であり，しかも助かってもかなりQOLが低下するリスクがある[10]．一方，前述したとおり高齢者においてもAVRはQOLを改善させる．もし精査の結果（経食道エコー，CT，冠動脈検査），条件を満たせば，より侵襲の少ない経皮的大動脈弁留置術（transcatheter aortic valve implantation：TAVI）も選択肢になる．

では，もしこのまま手術を受けない場合はどうか？ 心不全はいったん薬剤で安定化したが，突然死のリスクもあるし，少し動くと息切れがするので行動は症状のために制限される．今後呼吸困難が出現すれば，麻薬でコントロールすることは可能である．緩和ケアは手術をしてもしなくても，手術に重篤な合併症が生じても生じなくても常に可能である．

2 患者要素

この患者の意思決定能力は完全であった．患者の治療に期待するアウトカムは，症状なく過ごし，できれば家族と大好きな映画を観にいくことである，という．今のままでは，少し歩くと息切れがして家にじっとしていなければならない．避けたい状況は，寝たきりで周囲のことが認識できないまま人工栄養で生き続けることであった．理由は，自身の母が脳梗塞で80歳で倒れ，それ以来2年間胃瘻で寝たきりで生きたのをみて，自分はこういう状態はいやと思ったとのことである．突然死は受け入れるので手術前に心停止したら蘇生処置は希望しないと表明された．

3 QOL要素

高齢でも心臓手術を行いうまくいけばQOLはよくなる[6]が，脳梗塞や縦隔炎，腸虚血などの合併症が生じたら，かなり身体機能，認知機能が低下する可能性がある．もし縦隔炎など胸骨除

去などの手術となれば，その後呼吸苦や疼痛が残る可能性があるだろう．寝たきりになり経腸栄養，人工呼吸器依存になる可能性も十分ありえる．一方，手術をしなければ，自宅内生活となる可能性がある．ただ今のままなら，食事は自分で摂れている．

4 周辺・環境要素

1）家族の思い・期待
家族は生きてほしいと考えている．ただ寝たきりになり回復不能であれば延命処置をしてほしくないという患者の価値観は尊重したいとのことである．

2）医療経済
手術費用などの医療経済の要素もここに入る．本症例の場合，心臓手術は入院費を含め約350万円，TAVIなら700万円くらいする．

3）法律やガイドライン
法的な問題はここに入る．
　術後，もし回復不能な意識障害に陥ったら延命治療をしないでほしいと術前希望したとしよう．法的に人工呼吸器を中止できるか，経腸栄養を中止できるか，刑法ではどのようなものがあるか，判例はどのようなものがあるか，などがこれにあたる．こういう事態になった場合，本人の意思決定能力が皆無になるが，そのとき，アドバンス・ケア・プラニングを参考に「本人ならどう考えるか」という視点で家族とともに意思推定を行う．これは倫理的には「自己決定権の尊重」に沿ったものであるが，意思推定の法的な裏づけはどうなっているか？ そういったことを吟味する．詳細は述べないが文献11などを読み学習しておくことは重要である．またガイドラインとして「人生の最終段階における医療の決定プロセスに関するガイドライン」[12]も熟読することをお勧めする．

3. アドバンス・ケア・プラニングの重要性

　この数年，高齢者を含めた高リスク者に手術をするかどうか心臓外科医師とくり返し議論した．その結果，「すべき」，「するべきでない」ではなく，**患者，家族とじっくり話をし，ケアのゴール設定をすること，超高齢者など高リスク患者にはアドバンス・ケア・プラニングを導入することが重要**との結論に至った．患者がそれぞれの治療に期待するゴールと，受け入れがたい苦痛と負担を医療者は理解する必要がある．十分生きたので今後は苦痛さえなければよい，ということであれば，手術なしで緩和ケアを中心に行うことになる．もし今後も外出し，症状なくさらに長男と映画を観ることができる期間をなるべく長くしてほしいというような希望なら手術を考慮する．もし医学的にTAVIが可能なら手術に伴う苦痛や侵襲性は低くなるだろう．
　急性期病院や高度医療を行う病院でも，アドバンス・ケア・プラニングを導入するスキルが求められる．ただしこのような手術に関連した症例の場合，外科医とのアドバンス・ケア・プラニングに関する共通認識が必要である[13]．

文献・参考文献
1) van Kuijk JP, et al：The efficacy and safety of clopidogrel in vascular surgery patients with immediate postoperative asymptomatic troponin T release for the prevention of late cardiac events：Rationale and design of

the Dutch Echocardiographic Cardiac Risk Evaluation Applying Stress Echo-VII (DECREASE-VII) trial. Am Heart J, 160：387-393, 2010
2) Fleisher LA, et al：2014 ACC/AHA guideline on perioperative cardiovascular evaluation and management of patients undergoing noncardiac surgery：a report of the American College of Cardiology/American Heart Association Task Force on practice guidelines. J Am Coll Cardiol, 64：e77-e137, 2014
3) Online STS Adult Cardiac Surgery Risk Calculator
http://riskcalc.sts.org/stswebriskcalc/#/（2016年9月閲覧）
4) EuroSCORE Ⅱ
http://www.euroscore.org/calc.html（2016年9月閲覧）
5) Kojodjojo P, et al：Outcomes of elderly patients aged 80 and over with symptomatic, severe aortic stenosis：impact of patient's choice of refusing aortic valve replacement on survival. QJM, 101：567-573, 2008
6) Oliveira SM, et al：Long-term survival, autonomy, and quality of life of elderly patients undergoing aortic valve replacement. J Card Surg, 27：20-23, 2012
7) 平岡栄治：内科疾患の終末期におけるマネジメント：総論：困難な意思決定をどのように行うか？ Hospitalist, 4, 973-983, 2014
8) Wright MT & Roberts LW：A basic decision-making approach to common ethical issues in consultation-liaison psychiatry. Psychiatr Clin North Am, 32：315-328, 2009
9) 「Clinical Ethics--A practical Approach to Ethical Decisions in Clinical Medicine (4th ed)」（Jonsen AR, et al），McGraw-Hill, 1998
10) El Oakley RM & Wright JE：Postoperative mediastinitis：classification and management. Ann Thorac Surg, 61：1030-1036, 1996
11) 井上清成：終末期医療と法．Intensivist, 4：35-42, 2012
12) 厚生労働省：「人生の最終段階における 医療の決定プロセスに関するガイドライン」, 2015
http://www.mhlw.go.jp/stf/seisakunitsuite/bunya/kenkou_iryou/iryou/saisyu_iryou/index.html（2016年9月閲覧）
13) 平岡栄治：心臓血管外科周術期におけるアドバンス・ケア・プランニング：望まない術後経過に適切に対応するために．Intensivist, 8：211-218, 2016

プロフィール

平岡栄治（Eiji Hiraoka）
東京ベイ・浦安市川医療センター総合内科
困難な意思決定を系統だって行う知識とスキルを身につけることはすべての医師にとって必須である．さらにそれを院内の共通文化とすることが重要と考える．院内システム整備や文化の構築もわれわれホスピタリストの大切な仕事の1つである．

第3章 病棟で困るあれこれ

11. スムーズな退院支援のために知っておくべき社会・医療資源は？

小松裕和

● Point ●

- 入院前の生活状況をできるだけ早期に把握しよう
- 病状説明をしっかり行おう
- 退院に向けて訪問看護と薬局と上手に連携しよう

はじめに

　高齢者の入院診療では急性期疾患を治療してもなかなかスムーズな退院につながらないことが多い．入院後の1週間程度はエビデンスに基づいた急性期疾患の治療が中心となるが，その後はリハビリテーションや退院後の生活に向けての調整・面談が中心となり，医療社会福祉士に任せっきりになってしまうことも多いのではないだろうか．スムーズな退院支援のために主治医として早期からかかわること，エビデンスが少ないなかで多職種と連携してどのように支援を行うか，チームとして機能させるかが重要である．

1. 入院前の生活状況を早期に把握する

　退院支援は急性期治療を終えてからではなく，入院時からかかわるものであるという認識に変わってきている（図1）．入院時の病歴聴取に併せて入院前の生活状況をできるだけ早期に把握することは，スムーズな退院支援にとても重要である．生活状況の把握は「誰とどのような生活をしていたか」をイメージしながら，ADL（activities of daily living）とIADL（instrumental ADL：手段的ADL）を中心に本人・家族やケアスタッフから聴取する．家庭状況として一人暮ら

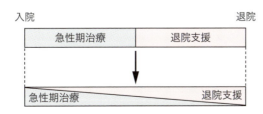

図1　入院時からの退院支援

しか，高齢者夫婦か，独身の息子と二人暮らしか，などがわかるだけでも生活状況の理解が進む．ADLでは食事，更衣，移動，排泄，整容，入浴など，IADLでは連絡，買い物，家事，外出，服薬管理，金銭管理などを確認していく．入院時の状況と入院前の生活状況の乖離を把握し，リハビリのゴールを見据え，入院前からの家族内・社会的問題を把握していくことでスムーズな退院支援につながっていく．

1 「食べて，出して，清潔」を基本に状況を確認する

　　ADLについての聴取の際，屋内歩行自立，軽介助でポータブルトイレ使用，寝たきりなど，「どの程度動けていたか」という「移動」について聴取して終わりがちであるが，生活状況の把握にあたっては**「食べて，出して，清潔」**を基本に状況を把握していくことを勧めている．

　　「食べる」では食事について，どんな食事を，誰がつくって，どのように食べているかを確認する．これで食事形態（一口大か，ミキサー食か，など），食事の準備（本人・家族か，ヘルパーか，配食か，など），食事介助の有無（介助が必要な場合は，家族か，ヘルパーか，など）がわかる．

　　「出す」は排尿と排便を合わせた排泄についてであり，どの場所で，どのように排泄しているかを確認する．自宅トイレかポータブルトイレかベッド上の排泄か，膀胱留置カテーテルか，紙おむつかリハビリパンツか，訪問看護での浣腸・摘便かによっても生活状況が大きく変わってくる．

　　「清潔」は入浴や清拭についてであり，入浴や清拭の頻度，自宅浴室やサービス利用，介助の程度について確認する．

　　このように確認していけば生活状況全般のイメージがもてるようになり，「移動」の状況についてもわかるようになる．

2 内服薬についての聴取はIADL確認の入り口

　　入院時の病歴聴取で内服薬の確認を必ず行うが，この際に**「内服薬の管理」**についても確認を行うことでIADL把握の入り口になる．内服管理を本人が行っているのか，家族が行っているのか，薬剤師の訪問サービスを利用しているのか．本人管理の場合は飲み忘れは少ないか，飲み忘れが多い場合や，家族管理の場合は認知機能低下があるのかどうかの確認にもつながっていく．その後に家事や買い物や金銭管理などを必要に応じて確認していけばよい．

3 ケアマネジャーから情報提供書をもらおう！

　　1，**2**のようなADLやIADLを含めた生活状況は入院時の高齢者本人から聴取するのは難しいことも多く，また最近では家族などの同伴者も高齢であったり，普段は一緒に生活していないなどで生活状況を十分に把握していないことも増えてきている．お勧めしたいのはケアマネジャーに情報提供書を依頼し，生活状況を把握する方法である．要介護認定を受けている場合は担当のケアマネジャーが必ずついており，入院時などにケアマネジャーから医療機関に情報提供書を提出することが推奨されている．病院の医療社会福祉士経由でケアマネジャーに依頼すれば，当日か遅くとも数日以内に情報提供書を確認できる．医療機関によっては入院後数日のうちに担当ケアマネジャーを交えての入院時カンファレンスを実施しているところも出てきており，主治医として参加したり，カンファレンス内容を確認するのも1つの方法だろう．また，訪問看護ステーションからも同様な情報提供書を入院時に提出しているところも多く，こちらは排便処置や褥瘡処置など医療ケアについての情報が網羅されており，併せて確認したい．

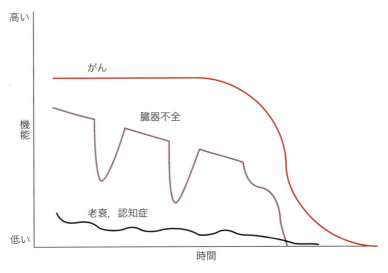

図2 疾病の軌道（illness trajectory）
文献2を参考に作成

2. スムーズな退院支援のための病状説明

1 まずは本人の意向の確認からスタート

　スムーズな退院支援のために「本人の意向」を確認することが大事である．主治医には言い出しにくいことも多く，病棟看護師や医療社会福祉士や薬剤師・療法士など多職種の普段のかかわりから患者本人の意向を拾い上げていく．意向確認が難しい患者の場合には，これまでの本人の生き方などをふまえて，本人だったらどのように考えるだろうかと家族と話し合いを進めることが重要である．

2 主治医の予後予測は甘くなりやすいことを自覚して説明する

　病状説明では主治医も悪い知らせについては甘く説明しがちである．特に予後予測の説明は主治医の予測よりも短くなることが多いと報告されている[1]．病状説明にあたっては，本人・家族に病状を誤解ないように理解してもらい，これからの時間をどう過ごすか考えてもらうために，婉曲的な表現を多用せず，予後予測は甘くなりやすいことを自覚して説明したほうがよい．病状説明後の患者・家族の心理面のフォローや病状理解の確認のためにも，医師だけによる病状説明は避けるべきである．また，疾病ごとにどのような経過をたどるかという「疾病の軌道（illness trajectory）」[2]（図2）についても説明し，外出や退院などに適切なタイミングを逸しないように支援することも重要である．具体的な説明としては，疾患の軌道を書き示しながら「状態の回復が難しい時期に入っていること」を伝え，予後予測としては「日単位」か「週単位」か「月単位」かで説明することが多い．特に「週単位」や「月単位」の説明では，「短い週単位」や「短い月単位」などとより詳しく説明することもある．

3 退院時カンファレンスに出席しよう

　退院後に訪問看護をはじめ，さまざまなサービスを利用する患者の場合，退院時カンファレンスが実施されている．主治医としてできる限り退院時カンファレンスに出席することが，スムー

ズな退院支援につながる．退院時カンファレンスでは入院中の経過，病状の説明，退院後の見通し，注意点などを多職種がわかるように説明することが重要である．また，食事や排泄や入浴など日常生活のなかでの細かな注意点など，医師にとっては些細な問題に思えることも介護スタッフから懸念事項としてあがることが多い．そのような場合，主治医としてさまざまな程度のリスクだけを説明するのではなく，日常生活が本人・家族らしく行えるよう多職種と相談しながら後押しをしてあげることが大切である．例えば，入浴を楽しみにしている患者の場合，デイサービスや訪問入浴でできるだけ入浴できるよう入浴不可の基準をゆるくしてあげることがある．主治医が患者・家族の日常生活全般を管理することはできるわけもなく，患者・家族もそのようなことは望んでいない．現場の多職種が患者・家族のために動きやすいように体制をサポートしてあげることが，退院時カンファレンスにおける主治医の役割である．

3. 退院に向けて訪問看護と薬局とうまく連携する

1 訪問看護との連携

退院後の在宅生活を支えるのに主治医として最も連携するのは訪問看護である．主治医として訪問看護にどのような依頼ができるのか，どのような連携ができるのか理解しておくことはとても重要である．

1）訪問看護サービスの基礎知識

訪問看護サービスには「介護保険」での利用と，「医療保険」での利用がある．介護認定を受けている患者は「介護保険」での訪問看護を利用することが基本であり，介護認定を受けていない患者は「医療保険」での利用となる．

介護保険では要介護度に応じて利用できるサービス量が決まっており，その範囲内であれば1日に複数回でも，連日でも，複数の訪問看護ステーションでも利用が可能である．一方，医療保険では「1日1回，週3回まで，1カ所」が基本であり，「特別な場合」に限り，1日に複数回／連日や2カ所（最大3カ所）からの訪問看護が利用できるようになる．

また，「**厚生労働大臣の定める疾病等**」（表1）に該当する場合は，上記の限りではなく，最初から医療保険の訪問看護利用となり，1日に複数回／連日や2カ所（最大3カ所）からの訪問看護が利用できる．スムーズな退院支援にあたり特に理解しておきたいことは「**末期の悪性腫瘍**」がこれに該当することである．

2）訪問看護の力

訪問看護は退院後に定期的な状態観察，排便コントロール，膀胱留置カテーテルなどの管理，本人や家族の心理面のフォロー，介護指導，ケアマネジャーやデイサービスなどとの連携など，多岐にわたるサービスを提供しており，医療ケアが必要な患者・家族にとって非常に大きな力となっている．スムーズな退院支援にあたり，特に主治医として理解しておきたい点が2つある．

1つ目は，**24時間対応できる訪問看護ステーションを利用すること**．急変時対応など24時間体制で電話対応を行い，実際に訪問できる体制をとっている訪問看護ステーションでなければ十分な在宅療養支援はできない．

2つ目は，**退院直後（退院日）にも訪問看護が利用できること**．状態があまり良くない患者を退院させる際，自宅への搬送後の状態変化が心配であるし，吸引器や輸液ポンプなど自宅での利用初期のトラブルも心配になり，主治医として退院に躊躇することがあるかもしれない．そのよ

表1　厚生労働大臣の定める疾病等

- 末期の悪性腫瘍
- 多発性硬化症
- 重症筋無力症
- スモン
- 筋萎縮性側索硬化症
- 脊髄小脳変性症
- ハンチントン病
- 進行性筋ジストロフィー症
- パーキンソン病関連疾患
  〔進行性核上性麻痺，大脳皮質基底核変性症，パーキンソン病（ホーエン・ヤールの重症度分類がステージ3以上であって生活機能障害度がⅡ度またはⅢ度のものに限る）〕
- 多系統萎縮症
  （線条体黒質変性症，オリーブ橋小脳萎縮症およびシャイ・ドレーガー症候群）
- プリオン病
- 亜急性硬化性全脳炎
- ライソゾーム病
- 副腎白質ジストロフィー
- 脊髄性筋萎縮症
- 球脊髄性筋萎縮症
- 慢性炎症性脱髄性多発神経炎
- 後天性免疫不全症候群
- 頸髄損傷
- 人工呼吸器を使用している状態

文献3より引用

うな場合，退院日から訪問看護を利用することにより，自宅側で訪問看護師に待機してもらい，さまざまな心配点を取り除くことができる．これは退院の際に送り出す病院側スタッフにとっても，自宅で受け入れる在宅側のスタッフにとっても，本人・家族にとっても安心につながるサービス利用である．なお，外泊時にも訪問看護を利用できるよう制度の整備も進んできている．

3）特別訪問看護指示書

主治医が特別訪問看護指示書を発行すると，14日間にわたり医療保険の訪問看護を1日に複数回/連日や2カ所から利用できるようになる．スムーズな退院支援にあたり主治医として理解しておきたい知識としては，「退院直後」という理由だけで特別訪問看護指示書を発行できることである．急性増悪時，終末期，真皮を越える褥瘡の場合などで特別訪問看護指示書を発行することが通常は多いのだが，退院時は「退院直後」という理由だけで特別訪問看護指示書が発行できる．退院後の生活に若干の心配も残る場合や，自宅での細やかなフォローを依頼したい場合などは，積極的に特別訪問看護指示書を発行して，訪問看護と連携した退院後の支援を行うことを勧めている．

4）必要な物品や衛生材料は主治医医療機関が用意することが基本

退院後に点滴，褥瘡処置，ドレーン管理などさまざまな医療処置を訪問看護師に依頼することができるが，**スムーズな退院支援にあたり主治医側が理解しておかなければならない点が2つある**．

大原則としては，**訪問看護を利用する場合に「必要な物品や衛生材料は主治医医療機関が用意すること」**であり，訪問看護ステーションには酒精綿もガーゼも消毒もない前提で主治医医療機関側が必要物品などを用意することである．退院時にどの程度の期間の物品や衛生材料を用意するかは，医療機関側で決めていたり，在宅主治医と相談して決めることが多い．実際には予備的

にいくつかの物品を訪問看護ステーションでも確保はしているのだが，各種指導管理料などのコスト算定はすべて主治医医療機関側でしかできないため，主治医医療機関側が用意することが基本である．このあたりの理解が退院支援にあたる関係者にも少ないため，退院後のトラブルにつながりやすく，在宅主治医や訪問看護ステーションとの調整が大切である．

　もう1つは，**訪問看護では点滴を実施することはできるが，静注や皮下注射は難しいこと**である．在宅患者訪問点滴注射指示書というものを発行して，訪問看護に点滴を依頼することができ，主治医医療機関では点滴薬剤の請求をかけることができる．しかし，静注や皮下注射は訪問看護で実施しても薬剤請求をかけることができないため，主治医医療機関の持ち出しになるか，在宅主治医の訪問時の処置となる．エリスロポエチン製剤など，退院にあたり在宅での定期的な静注や皮下注射を検討したい場合は，在宅主治医や訪問看護ステーションとの調整が大切である．

2 薬局との連携

　入院中は処方薬剤を調整する非常によい機会である．しかし，退院直後は入院中に使用したさまざまな薬剤も一緒に持ち帰ることになっている場合が多く，退院後の初回訪問で処方薬を確認すると薬の入った紙袋が散乱していることも少なくなく，退院時の薬剤指導は広く行われているものの，患者・家族が内服管理に困っていることも見受けられる．退院時に病棟薬剤師と連携して退院後の内服管理がスムーズにできるようにすることは慢性疾患のコントロールにあたって非常に重要である．

　一方で，退院時に内服薬の一包化などをできる工夫もしているが，それでも退院後の服薬アドヒアランスに不安を感じることも多い．そのような場合には，保険薬局に「訪問薬剤指導」を相談することを知っておくと助かる．訪問薬剤指導では保険薬局の薬剤師が患者宅に伺い，内服薬の説明や服薬アドヒアランス向上に向けたアドバイスをしてくれる．

　また，最近では中心静脈栄養の輸液，輸液セット，ヒューバー針，麻薬やいくつかの末梢輸液や注射薬も「処方箋」で発行できるようになっており，退院後のこのような薬剤について在宅主治医と薬局と事前に相談しておくこともスムーズな退院支援につながる．

3 退院に向けてのお試し外出/外泊はできる限り避けよう

　スムーズな退院支援のためにと考えて，お試し外出/外泊を勧めることもあるかもしれない．しかし，現在の医療介護制度での外出/外泊では利用できるサービスが非常に限られており，安易な外出/外泊は思った以上に家族に担っていただく負担が大きく，かえって患者・家族の退院後の生活に悪いイメージを残すこともある．

　現在では訪問看護に限り「外泊時」のみの利用が認められているが，ベッドやマットなど福祉用具のレンタルは認められておらず，訪問介護の利用も認められていない．褥瘡処置や人工肛門のケアなどワンポイントでの訪問看護利用以外は家族介護か自費サービス利用でまかなうのが外泊であり，外出では訪問看護も利用できず，家族介護や自費サービス利用でまかなうことになる．「お試し」の外出/外泊であれば，退院後と同等のサービス利用で体制を整えるものと思いがちであるが，現行制度ではこのようなギャップが存在するため，スムーズな退院支援のために主治医側から提案することはできるだけ避けたい．お試しのつもりで外出/外泊を許可するなら，可能な限り「退院」扱いとして必要なサービス利用ができる体制を整えて，数日の自宅療養を行うことを勧めたい．

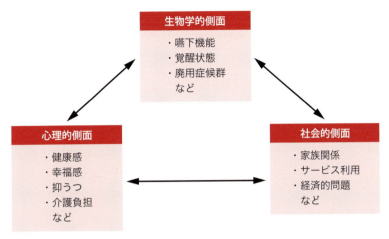

図3　生物心理社会モデル

Advanced Lecture

■ 生物心理社会モデルで退院支援を考えよう！（図3）

　生物心理社会モデルは1977年にEngelが提唱し，現在では総合診療や家庭医療の教育現場で用いられている．複雑な患者家族の問題を把握するために，「生物学的側面」だけではなく，患者本人や家族・介護者の「心理的側面」，経済状況や家族関係や在宅サービス調整など「社会的側面」からも検討を行うことで問題の全体像が把握でき，高齢者診療におけるスムーズな退院を実践するにはとても大事な考えとなっている．

　また，近年では社会疫学領域の知見から，社会的側面の影響が，心理的側面に影響し，そして生物学的側面にも影響することがエビデンスとして蓄積されてきている．退院調整のエビデンスを示すような研究はまだまだ少ないが，在宅サービス調整を適切に実施することで，本人や家族の心理的負担が軽減し，慢性疾患増悪や事故などのイベントが抑えられる可能性がある．

おわりに

　スムーズな退院支援のために主治医として知っておくべきことには，まだまだエビデンスが少ないのが現状である．しかし，主治医が入院時からの生活状況の把握，意思決定支援，退院後の訪問看護や薬局との連携について理解しておくことで，患者・家族にとって満足度の高い退院支援を行うことができる．

　本稿を作成するにあたりさまざまな視点から意見を出していただいた，日々現場の退院支援に奔走している佐久総合病院副看護部長兼地域医療連携室師長の細萓信予氏と，佐久総合病院医療社会事業科主任の宮原みゆき氏に感謝します．

文献・参考文献

1) Glare P, et al：A systematic review of physician's survival predicitions in terminally ill cancer patients. BMJ, 327：195-198, 2003
2) Lynn J：Perspectives on care at the close of life. Serving patients who may die soon and their families：the role of hospice and other services. JAMA, 285：925-932, 2001
3) 厚生労働省：訪問看護療養費に係る指定訪問看護の費用の額の算定方法の一部改正に伴う実施上の留意事項，保発0305第3号，平成26年3月5日
4) 「在宅医療バイブル」（川越正平/著），日本医事新報社，2014
5) 「新・総合診療医学 家庭医療学編」（藤沼康樹/著），カイ書林，2012
6) 「たんぽぽ先生の在宅報酬算定マニュアル第4版」（永井康徳/著），日経BP社，2016

プロフィール

小松裕和（Hirokazu Komatsu）
JA長野厚生連佐久総合病院地域ケア科 医長
在宅医療と入退院支援に取り組むなかで，地域の医療介護連携にかかわるようになった．プライマリ・ケアと公衆衛生の知識を使いながら，病気や障がいをもっても住みやすい地域づくりへの貢献を目指している．

第3章 病棟で困るあれこれ

12. 終末期に酸素や輸液って止めていいの？

金子一明

> **● Point ●**
> - 終末期での輸液は症状緩和や延命に有効でないことがあり，反対に害になることがある
> - 酸素投与や輸液を行うかどうかの決定には，延命効果，QOL，患者の症状，投与方法，社会的資源，倫理面などのチェックポイントがある
> - 最終的な決定は患者，家族，医療ケアチームなどを交えたカンファレンスによって決定する

はじめに

　嚥下障害や認知症末期などいわゆる「老衰」患者やがん患者の看取りは，研修医がストレスを感じるシチュエーションの1つであろう．そんな看取りを体験した研修医は輸液に関して上級医，病棟の看護師，家族からいろいろ指摘をうけたり，悩んだりしたこともあるだろう．輸液や酸素投与に関して高齢者の終末期にどうすべきか，症状緩和に役立っているのか，以下みていこう．

1. 家族だけでなく医療者も終末期の輸液に対してさまざまな意見をもっている

1 医療者側の輸液に対する意見

　終末期の輸液に対しての賛成の意見，反対の意見をみてみよう（表1）[1]．輸液に対する賛成意見ではのどの渇きが改善され，せん妄を予防し，ミオクローヌスなどの神経・筋の過敏性を予防し，生命予後を改善する効果があるというものがある．輸液に反対する意見としては浮腫や腹水の悪化，苦痛の期間を延ばす，経静脈投与に対する痛みや苦痛などを引き起こすというものがある．

　終末期の際に輸液や酸素をどこまで行うかは，医療者でも多様な考え方がある．日本の医師584名と看護師3,328名からの回答を得たがん患者に対する輸液療法に関する質問紙調査が行われている[2]．この調査によると「輸液を減らすことが排尿，嘔気嘔吐，咳や痰を緩和する」と答えた医師が半数程度いた一方，「輸液を減らすことにより，生命予後が短くなることが多い」と考える医師は29％，「輸液を減らすことが患者や家族の信頼を失う」と考える医師が25％程度いた．また，輸液は最低限のケアであると考える医師は40％程度であった．

表1　終末期への輸液への賛成意見，反対意見

輸液への賛成意見
・人間にとって必要な基本的なものである
・快適さをもたらし，混乱，不穏，神経・筋の過敏性などの不快な症状を防ぐ
・神経障害などの合併症を防ぐ
・渇きを潤す
・有意な延命をもたらすほどに「人工的」ではない
・快適さやQOLを改善させる道をみつける努力を続ける時間を医療者にもたらす
・最小限の基礎的なケアである
・輸液をしないことは合併症をもった患者から治療を行わない先例をつくる
輸液への反対意見
・終末期への受容に干渉するものである
・経静脈輸液は痛みをもたらし，侵襲的である
・苦痛や死の過程を延ばす
・意識障害の患者は痛みや乾きなどの不快な症状を感じない
・尿が少なくなることは便器，尿瓶，便器つきの椅子，尿カテーテルなどをより必要としなくなることである
・消化管への水分が減ることによってより嘔吐がなくなる
・気道分泌物が減り，咳，痰，肺うっ血がより少なくなる
・浮腫や腹水が減る
・ケトンなど脱水に伴う代謝物質は中枢神経系への天然の麻酔薬であり，意識レベルを落とし，苦痛を減らす

文献1を参考に作成

少なくない医師が家族の信頼を失うまいとし，予後を改善させるために，「最低限のケア」である輸液を行うと考えていることがわかる．

2 患者・家族側の輸液に対する意見

一方，患者本人や家族の輸液への思いはさまざまである．121カ所のホスピスで行われた調査[3]では輸液は「無意味な延命になる」と考える患者・家族は1/4以下であった．輸液をしないことで「死を早める」「つらい症状を悪化させる」「十分な栄養をとれない」と考える患者，家族は半数を超えていた．

輸液を減らすことに対してまだ抵抗が大きいことがここからみてとれる．

2. 終末期の輸液に対してのガイドライン

次に，ガイドラインをみてみよう．日本老年医学会の「高齢者ケアの意思決定プロセスに関するガイドライン」[4]では図1のフローチャートを用いている．このガイドラインは，「1．医療・介護における意思決定プロセス」「2．いのちについてどう考えるか」「3．AHN導入に関する意思決定プロセスにおける留意点」について解説する形で構成されており，「関係者が納得できる合意形成とそれに基づく選択・決定をめざす」ものである．**ポイントは延命効果が見込めるか，それなりのQOLの達成が望まれるかである**．そこを考慮したうえで，「**最善の道を，本人・家族および医療ケアチームで考える**」と書かれている．それでは輸液には延命効果やQOLの向上はあるのか？次にみてみよう．

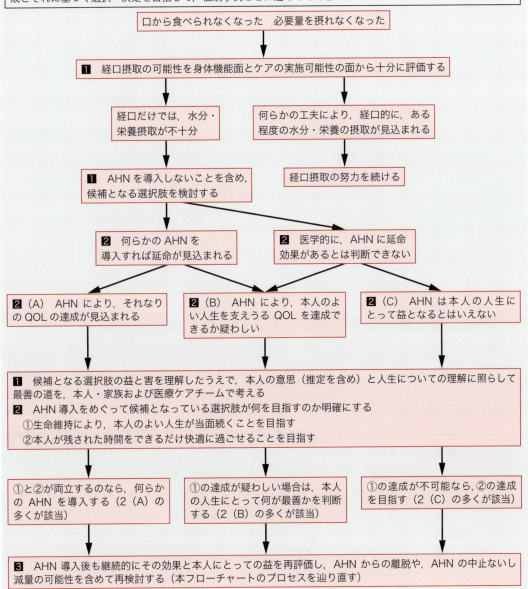

図1 人工的水分・栄養補給の導入に関する意思決定プロセスのフローチャート
AHN（artificial hydration and nutrition：人工的水分・栄養補給）
文献4より転載

3. 輸液には延命効果，QOL向上の効果があるとは限らない

　輸液の際には延命効果があるか，QOLに対してどのような効果があるか，について2つの無作為化比較対照試験（randomized controlled trial：RCT）が行われている．
　1つはホスピスに入院中の軽度から中程度の脱水のある129人のがん患者に対して，介入群に

は1日1Lの輸液を行い，プラセボ群には100 mLの輸液を行ったものだ[5]．この結果，倦怠感，吐き気，傾眠，食欲，せん妄，ミオクローヌスなどでは両群では差がなかった．QOLも検討されており，QOLにおいても差はなかった．そればかりでなく，生命予後にも両群には差がなかった．**1**でみてきた「輸液が身体のつらい症状をとり，延命に対する効果がある」といういまだ支持されている効果は，この研究からはみられなかった．

もう1つのRCTが，42名の脱水の症状がある進行期の患者に対して，介入群には1Lの5％ブドウ糖液を輸液し，コントロール群には輸液を行わず両群にハロペリドール（セレネース®），メトクロプラミド（プリンペラン®）の注射を行ったものである[6]．両群とも口渇や慢性的な吐き気は同様に改善しており，輸液の上乗せ効果は認められなかった．

この2つの研究からは脱水症状があったとしても，1L程度の輸液を行うことは症状改善にはあまり意味がないように思える．ただ，両方の研究とも終末期のがん患者であり，非がん患者は含まれないという点には注意が必要である．がん患者ではがんのために容易に血管内脱水になりやすい．では，非がん患者で単に経口摂取できないだけの患者ではどうか．例えば，ESPEN（ヨーロッパ臨床栄養・代謝学会）のガイドライン[7]では，**認知症終末期の患者では飢餓感をあまり感じず，口渇が問題になっても，一口の水や氷片，飴や，口腔を湿潤させるケアで対応できるとし，輸液を推奨していない**．

4. 酸素投与は呼吸苦を改善させるとは一概にはいえない

続いて酸素投与についてみていこう．**COPDやがんでの呼吸困難感を訴える患者でPaO$_2$が55％より大きい患者に対して酸素投与と空気投与での効果を比べた無作為化二重盲検試験**[8]がある．7日間の観察期間では朝晩の呼吸困難感は両群で差がなかった．また，QOLでも差はなかった．以上から，少なくともPaO$_2$が55％を超えている患者での酸素投与は，呼吸困難に対して酸素投与を行う意味はなさそうだ．また，**SpO$_2$ 70％台というさらに低酸素血症を認める患者を含む呼吸困難感を訴える進行がん患者に対しての室内気投与と5L/分のマスクでの酸素投与を比較した無作為化二重盲検試験**[9]でも，空気投与に対して酸素投与は呼吸苦の改善を認めなかった．一方，酸素投与のデメリットを考えると，終末期に大きいリザーバーマスクが顔を覆っていたり，酸素の音が病室に響いていたりというのは看取りの際にあまりよい光景ではないだろう．また，施設での看取りで酸素の使用がネックになる場合があるだろう．すなわち**低酸素血症をきたす患者の看取りに対しては，呼吸苦という観点からは必ず酸素を使用しなければいけないわけではない**．目の前の患者の呼吸苦が酸素投与で改善するのか，呼吸苦に対しての適切な薬物使用やケアをしているのか，を評価して，患者，家族，医療ケアチームでよりよい看取りを検討するのがよいだろう．

5. 倫理面で悩んだら，臨床倫理の4分割法を活用しよう

さらに，倫理面から検討してみよう．倫理には4つの原則（自律尊重原則，善行原則，無危害原則，正義原則）があり，そのうちの1つが「自律尊重原則」である．意思の決定ができる患者において，自分の身体に関して自分で決定することは当然尊重されるべきである．輸液や酸素投

表2　臨床倫理の4分割法

医学的適応（medical indication） 恩恵・無害（beneficence, non-malficience） 〈チェックポイント〉 ①診断と予後 ②治療目標の確認 ③医学の効用とリスク ④無益性（futility）	患者の意向（patient preferences） 自己決定の原則（autonomy） 〈チェックポイント〉 ①患者さんの判断能力 ②インフォームドコンセント 　（コミュニケーションと信頼関係） ③治療の拒否 ④事前の意思表示（living will） ⑤代理決定（代行判断，最善利益）
QOL 幸福追求（well-being） 〈チェックポイント〉 ①QOLの定義と評価 　（身体，心理，社会，スピリチュアル） ②誰がどのような基準で決めるか 　・偏見の危険 　・何が患者にとって最善か ③QOLに影響をおよぼす因子	周囲の状況（contextual features） 公平と効用（justice-utility） 〈チェックポイント〉 ①家族や利害関係者 ②守秘義務 ③経済的側面，公共の利益 ④施設の方針，診療形態，研究教育 ⑤法律，慣習，宗教 ⑥その他（診療情報開示，医療事故）

文献10より引用

与の拒否があれば，それは尊重されるべきであろう．一方，認知症や疾病による意識障害などで意思決定能力を欠く患者のための決定はどうしたらよいか．事前指示書などがあればそちらを優先する．しかし，日本の現状ではなかなかそこまで用意されていないことが多い．通常は家族が代理決定をすることになる．その際，家族に患者が元気で意思表示ができるならば何と答えるだろうか，と問うとよいだろう．

重要なのは「善行と無危害の2原則」である．医師は患者の利益になることを行い，害になることを避けねばならない．不必要な輸液を続けることで浮腫や胸水を悪化させるようなことはないようにしなければならない．家族が輸液の継続を望んだとしても，害になる場合は「無危害原則」の観点からくり返しよく話し合うことが求められる．

さらに倫理的な葛藤がある場合には「臨床倫理の4分割法」（表2）[10]を使って，倫理の面からの検討をしてみるとよい．これは臨床倫理について「医学的適応」「患者の意向」「QOL」「周囲の状況」を考えながら最良の解を検討するものだ．病棟での臨床倫理の検討のカンファレンスを開催し検討をしてみるとよいだろう．

6. 輸液を止めると残り時間は1，2週間程度

終末期に輸液を止めたときはどうなるか，家族や関係者から聞かれることが多い．一般的に，栄養や水分補給なしでは末期の疾患を抱える患者の残り時間は短期間である．自発的な飲食が終了した後は，平均10±7日間の間に死亡し，85％は15日以内に死亡していた[11]．178カ所のオランダの特別養護老人ホームの栄養と水分を絶った認知症患者の研究[12]では59％が1週間以内に死亡したことを報告している．残り時間を表現する際は「数日～2週間ほど」という言い方でそれほど大きなずれはないであろう．

おわりに：さらなるチェックポイント

　ここまで，輸液をめぐって医療者，患者，家族にいろいろな考え方があること，ガイドライン，輸液の延命やQOLに与える効果，倫理面などをみてきた．先述のガイドライン[4]にもあるように，最終的な決定は，多職種・家族を交えたカンファレンスで決定していくこととなる．カンファレンスでチェックしたい点のうち，いままで述べなかったポイントを最後に述べたい．

> ●ここがポイント
> ・もし輸液を行うならば輸液のルートはどのようなものが考えられるか
> 　輸液のルートが末梢静脈，中心静脈，皮下注射のいずれかによって，本人の受ける苦痛や必要な医療サービスが違ってくる．薬剤が必要だったとしても，投与ルートは皮下注，筋注，坐剤を用いれば，患者のQOLを下げる末梢や中心静脈のルートは必要ないだろう．
> ・輸液・酸素投与する際に必要となる金銭，家族サポート，医療介護サービスなどの資源はどうか
> ・輸液を行う際には誰がどのように行うか
> 　看取りの期間が長くなってくると，家族への金銭的な負担や利用できる医療介護サービスも変わってくる．
> 　在宅での看取りでは訪問看護師を導入することが多いが，その際の金銭的な負担，他人が入ることへの心理的な不安，訪問看護師だけではまかなえず家族が手伝わなければいけないことなども評価しなければならない．

　以上，これまで述べてきたポイントをふまえて，主治医として多職種カンファレンスに参加し，終末期の患者を診ることに苦手意識をなくしていただけたらと思う．

文献・参考文献

1) Bruera E & Dev R：Overview of managing common non-pain symptoms in palliative care. UpToDate, 2015（2016年9月閲覧）
2) Miyashita M, et al：Physician and nurse attitudes toward artificial hydration for terminally ill cancer patients in Japan：results of 2 nationwide surveys. Am J Hosp Palliat Care, 24：383-389, 2007
3) Morita T, et al：Perceptions and decision-making on rehydration of terminally ill cancer patients and family members. Am J Hosp Palliat Care, 16：509-516, 1999
4) 大内尉義：高齢者ケアの意思決定プロセスに関するガイドライン：人工的水分・栄養補給の導入を中心として．日本老年医学会雑誌，49：633-645, 2012
5) Bruera E, et al：Parenteral hydration in patients with advanced cancer：a multicenter, double-blind, placebo-controlled randomized trial. J Clin Oncol, 31：111-118, 2013
6) Cerchietti L, et al：Hypodermoclysis for control of dehydration in terminal-stage cancer. Int J Palliat Nurs, 6：370-374, 2000
7) Volkert D, et al：ESPEN guidelines on nutrition in dementia. Clin Nutr, 34：1052-1073, 2015
8) Abernethy AP, et al：Effect of palliative oxygen versus room air in relief of breathlessness in patients with refractory dyspnoea：a double-blind, randomised controlled trial. Lancet, 376：784-793, 2010
9) Philip J, et al：A randomized, double-blind, crossover trial of the effect of oxygen on dyspnea in patients with advanced cancer. J Pain Symptom Manage, 32：541, 2006
10) 臨床倫理の4分割法
　　http://square.umin.ac.jp/masashi/4box.html（2016年9月閲覧）
11) Ganzini L, et al：Nurses' experiences with hospice patients who refuse food and fluids to hasten death. N Engl J Med, 349：359-365, 2003
12) Pasman HR, et al：Discomfort in nursing home patients with severe dementia in whom artificial nutrition and hydration is forgone. Arch Intern Med, 165：1729-1735, 2005
13) 「死亡直前と看取りのエビデンス」（森田達也，白土明美/著），医学書院，2015
　　↑看取りに関しての必読の書．

プロフィール

金子一明(Kazuaki Kaneko)
市立大町総合病院内科
医療過疎地域において少ない専門医とジェネラリストが手を結んで,住み慣れた地域に最期までいられる地域ケアを進行させる仲間を絶賛募集中.

第3章 病棟で困るあれこれ

13. 病院での望ましい看取りって？

塚原嘉子, 間宮敬子

● Point ●

- 看取りの時期は, 患者が身体的・精神的に快適であることを第1の目標とする
- 患者の尊厳を保つ
- 患者の家族へのサポートを忘れない

はじめに

日本人の病院での死亡割合は約75％であり, 多くの医療者が病院で看取りに遭遇している現状がある[1]. また, 日本人のがんによる死亡割合は約29％と最も高い[2]. そのため, 心不全, 神経疾患などの非がん性慢性疾患に比べ, がん患者を対象とした看取りに関する報告は多い. よって, 本稿では, 病院での望ましい看取りについて, がん患者の臨死期の苦痛への基本的な対応と鎮静の方法を中心に解説する.

1. 治療から看取りへの転換

看取りとは, 臨死期にある患者が安らかに死を迎えるための医療, 看護, 介護などの一連の行為（ケア）を指す. **臨死期**とは, 死の前の不可逆的な機能低下の時期であり, 予後数日以内の時期を指すことが多い[3]. 病院, 特に急性期病院は, 一般的に「治療を行う場所」と理解されている. 病院で治療中の患者が臨死期にあると判断した場合の「治療」から「看取り」へと方針を転換する明確な基準はないが, 以下 **1**〜**3** の方法が参考となる. 方針を「看取り」へと転換した後も, 起こりうるさまざまな症状を緩和する最善の支持療法を継続する. このことを患者や家族に説明し, 納得してもらうことが必要となる.

1 パフォーマンスステータス（PS）（表1）

一般的に, PSスコアが3点以上で積極的な介入から症状緩和へと方針を転換するとされるが, 症例ごとに判断することが多い.

2 予後予測スコア

現在, 臨床現場ではいくつかの予後予測スコアが用いられているが, そのなかでもPPI（pallia-

表1　パフォーマンスステータス（PS）

スコア		
0	ADLに制限なし	積極的な介入
1	家事ができる	
2	身の回りのことができる	
3	日中の50％以上をベッドか椅子で過ごす	症状緩和
4	寝たきり	

表2　緩和医療行動スケール（PPS）

得点	起居	活動と症状	ADL	経口摂取	意識レベル
100	100％起居している	正常の活動が可能　症状なし	自立	正常	清明
90		正常の活動が可能　いくらかの症状がある			
80		いくらかの症状があるが，努力すれば正常の活動が可能			
70	ほとんど起居している	何らかの症状があり通常の仕事や業務が困難		正常または減少	
60		明らかな症状があり趣味や家事を行うことが困難	時に介助		清明または混乱
50	ほとんど座位か横たわっている	著明な症状がありどんな仕事もすることが困難	しばしば介助		
40	ほとんど臥床		ほとんど介助		清明または混乱または傾眠
30			全介助	減少	
20	常に臥床			数口以下	
10				マウスケアのみ	傾眠または昏睡

文献4より引用

tive prognostic index：PPI）は短期予後を予測する優れた尺度の1つである．

①緩和医療行動スケール（palliative performance scale：PPS）を算出する（表2）
起居，活動と症状，ADL，経口摂取，意識レベルの順に左からみていき，該当するものが1つになったところを得点とする．
（例）常に臥床していて経口摂取が数口以下の場合20点となる
②PPIを算出する
PPSの得点，経口摂取量，浮腫，安静時呼吸障害，せん妄の有無についてそれぞれ得点を求め，合計するとPPIが求まる．PPIが6点以上であれば3週間以内に死亡する確率の感度83％，特異度85％とされる（表3）[5]．

3 PPSと鼻唇溝の垂れ下がりの組合わせ

PPS 20点以下であり，鼻唇溝（ほうれい線）が顎の方へ下がり，溝が不鮮明になると3日以内の死亡確率が80％と予測できるとする報告がある[6]．

表3 PPIの算出方法

PPS	10〜20	4
	30〜50	2.5
	≧60	0
経口摂取量	著明に減少（数口以下）	2.5
	中程度減少（減少しているが数口よりは多い）	1
	正常	0
浮腫	あり（両側性，血管閉塞による片側性のものは含めない）	1
	なし	0
安静時呼吸障害	あり	3.5
	なし	0
せん妄	あり（原因が薬剤単独や臓器障害に伴わないものは含めない）	4
	なし	0

文献5より引用

表4 臨死期の患者の苦痛

- 痛み
- 全身倦怠感
- 呼吸困難
- せん妄
- 死前喘鳴

文献7より引用

2. 臨死期の患者と家族の苦痛とその対応

臨死期の患者の代表的な苦痛を表4に示す．このうち，本稿では呼吸困難，死前喘鳴，せん妄への対応について解説する．

1 呼吸困難への対応

1）臨死期の呼吸困難を理解するうえでのポイント

呼吸困難は自覚症状であり，呼吸不全を必ずしも伴うわけでなく，精神的な側面をもつ．

肺炎，心不全，不整脈，貧血，胸水，心嚢水，気道狭窄，喘息などの治療を行う場合があるが，効果と合併症のバランスから判断する．臨死期のがん患者の悪性胸水に対する胸膜癒着術や利尿薬は推奨されない[8]．

2）酸素療法

低酸素血症を伴う場合のみ投与する．CO_2ナルコーシスに注意が必要である[8]．

3）輸液制限

臨死期の気道分泌物過多による呼吸困難感では輸液減量（500 mL以下）が推奨される[9]．

4）薬物療法

① **モルヒネ**：呼吸困難や咳嗽を有する場合，全身投与は推奨されるが吸入投与は推奨されない（明確な根拠がない）

表5 腎不全患者のモルヒネ推奨使用量

GFR（mL/分）	モルヒネ投与量（% of normal）
20〜50	75
10〜20	50
＜10	25

文献10より引用

●処方例①-1
　モルヒネ（オプソ®）1回2.5 mg〜5 mg（頓用）
　→数回使用して効果があれば定時処方（①-2）にする

●処方例①-2
　モルヒネ（MSコンチン®錠）1回10 mg，1日2回（朝夕食後）

●処方例①-3
　モルヒネ（モルヒネ塩酸塩注射液）10 mg/日　持続静脈内注入より開始，呼吸困難時1時間量早送り，15〜30分ごとに早送り可

●ここがポイント

呼吸困難症状を最も効果的に緩和できるのはモルヒネである．しかし，モルヒネとその活性代謝物のmorphine-6-glucuronide（M-6-G）は腎臓より排泄される．したがって，腎機能障害患者では効果の遷延や過量投与となる可能性がある．糸球体濾過量（GFR）により，推奨される使用量を表5に示す．

＜モルヒネ以外のオピオイドについて＞

② オキシコドン：モルヒネの代替薬として推奨される[8]

●処方例②-1
　オキシコドン（オキノーム®散）1回2.5 mg,（呼吸困難時）
　→数回使用して効果があれば定時処方（②-2）にする

●処方例②-2
　オキシコドン（オキシコンチン®錠）1回10 mg，1日2回（朝夕食後）

③ コデイン：オピオイドナイーブの患者にモルヒネの代替薬として使用される

●処方例③-1
　コデイン（リン酸コデイン散10％）1回10 mg（呼吸困難時）
　→数回使用して効果があれば定時処方（③-2）にする

> ● 処方例③-2
> コデイン（リン酸コデイン散10％，コデインリン酸塩錠）1回20 mg，1日3回（朝夕食後眠前）
> →漸増し，120 mg/日以上の投与が必要となった場合モルヒネへのスイッチを検討する

④ フェンタニル：有効性に関する根拠がない[8]

＜オピオイド以外の薬剤について＞

⑤ ベンゾジアゼピン：単独投与は推奨されない[8]．不安が関連していればオピオイドと併用する

> ● 処方例⑤
> ミダゾラム（ドルミカム®）2.5 mg/日
> →持続静脈内注入より開始し漸増する
> ＊モルヒネ（塩酸モルヒネ注射液）10 mg/日，持続静脈内注入のみでは効果が不十分で，モルヒネの副作用のために増量ができない場合に併用

● ここがポイント
呼吸困難の緩和目的でのベンゾジアゼピンの投与量は，鎮静目的よりも少量で十分な場合が多い

⑥ コルチコステロイド：がん性リンパ管症，上大静脈症候群，主要気道閉塞による呼吸困難に効果が期待できる

> ● 処方例⑥
> デキサメタゾン（レナデックス®，デカドロン®）1回6.6〜9.9 mg，点滴静脈内注射，1日1回（朝）3日間
> →効果がなければ漸減中止，効果があれば漸減継続

● ここがポイント
コルチコステロイドを夕方に使用すると不眠やせん妄の原因となる場合があるため，できる限り朝に使用する．

⑦ デキストロメトルファン：咳嗽を有するがん患者に対して，効果が期待できる[8]

> ● 処方例⑦
> デキストロメトルファン（メジコン®）1回15 mg，1日3回（毎食後）

● ここがポイント
臨死期の患者における呼吸困難の治療目標はSpO$_2$を維持することではなく，患者の苦痛症状を緩和することにある．

表6 死前喘鳴を体験した家族が医療者の行うケアに不満を感じる因子

- 家族が男性であること
- 喘鳴の音が大きいこと
- 死前喘鳴の持続時間が長いこと
- 死前喘鳴で患者が苦しそうであると感じること
- 口腔内の分泌物を吸引するかどうか家族に相談しないこと
- 看護*が不十分であること
- 分泌物の臭いが不快であること

*体位変換,口腔ケア,口腔内を湿潤させる方法を看護者に指導する,死前喘鳴による不快感の訴えにいつでも傾聴する,など

文献11を参考に作成

2 死前喘鳴への対応

1) 死前喘鳴とは

　死前喘鳴は死が近づいた患者において聞かれる,呼吸に伴う不快な音とされる.衰弱のために気道分泌物の喀出や嚥下が困難となり,上気道に蓄積した気道分泌物が呼吸に応じて振動することによって生じる.多くの場合患者は苦痛を感じていないと考えられるが,家族には「本人が苦しがっているのではないか」といった不安を与える原因となる.

2) 薬物療法[8]

① 抗コリン薬(アトロピンやスコポラミン)

　効果への明確な根拠がないため投与しない.しかし,他の治療に抵抗性かつ,家族の希望が強い場合は許容される.

② オクトレオチド

　オクトレオチドの薬価にみあう効果を示す根拠が乏しいため,投与しない.

3) ケア

　死前喘鳴を体験した家族が医療者の行うケアに不満を感じる因子が報告されている(表6).

① 吸引

　かえって苦痛を生じる可能性があるため,吸引を行わないことが推奨されている.しかし,家族と相談のうえ行うこともある.

② 体位変換

　体位変換により分泌物の自然排出を促す.かえって気道分泌が増える場合は控える.

●ここがポイント

死前喘鳴の際,患者は苦しさを感じていないことを家族に説明し,安心させる.

3 せん妄への対応

1) せん妄とは

　急性に生じる意識障害を主体とした精神神経症状の総称である.臨死期のせん妄は不可逆的である場合が多い(終末期せん妄).終末期せん妄は,がんの進行に伴う多臓器不全を原因とする死の過程の一部と考えられ,治療の目標は症状緩和であり,しばしば鎮静が選択される.

　全身状態の悪化とともに,臨死期には70%以上の患者がせん妄状態となる[12].幻覚,幻聴などを特徴とする興奮するタイプと(過活動性せん妄)寡黙になってうちにこもるタイプ(低活動

性せん妄），その混合（混合型せん妄）がある．

2）環境調整による対応
- 体につながるチューブ類（点滴など）のうち不要なものは除去する
- つじつまの合わない言動はその場で訂正・制止するとかえって興奮や混乱を助長する

3）薬物療法
抗精神病薬

せん妄の原因の1つとされる中枢神経系でのドパミンやセロトニンの亢進を遮断することで効果を有すると考えられている．処方例は4）で述べる．

臨死期では，興奮が強くないようであれば，必ずしも薬物療法を必要としない．

4）抗精神病薬の選択基準
① あまり鎮静したくないとき

以下の処方例①〜③のような投与を行う

> ●処方例①
> リスペリドン（リスパダール® 内用液）1回0.5 mg，1日2回（夕・眠前）

> ●処方例②
> クエチアピン（セロクエル® 錠）1回25 mg，1日2回（夕・眠前）

> ●処方例③
> ハロペリドール（セレネース®）1回0.25〜1 mg，点滴静脈内注射，4時間あけて追加可能

リスペリドンは内用液があり，錠剤が飲めない患者へも投与可能である．ハロペリドールは点滴製剤があり内服ができない患者へも投与可能である．クエチアピンは半減期（3〜6時間）が短いが，糖尿病患者では禁忌となっている．ハロペリドールは錐体外路症状の発現率が高い．

●ここがピットフォール
米国の推奨量に比べて本邦ではセレネース®の使用量が多い傾向にある．セレネース®の副作用である錐体外路症状を念頭において少量を慎重に使用することが望ましい[13]．

② 鎮静が必要になるとき

本人および家族の苦痛が強い場合，次の**4**のように苦痛緩和のための鎮静が考慮される場合がある．

4 苦痛緩和のための鎮静

現在，看取りの時期の鎮静の倫理的妥当性や方法に関して，国際的な議論が続いている．本稿では「苦痛緩和のための鎮静に関するガイドライン2010年版」[3]に沿った鎮静の方法を紹介する．

表7 鎮静の対象症状

- せん妄
- 呼吸困難
- 疼痛
- 倦怠感
- 悪心嘔吐
- ミオクローヌス
- 精神的苦痛

文献14より引用

1) 鎮静の適応

①倫理的妥当性の確認
　苦痛緩和を目的としており（意図），益と害についての情報を得たうえで患者や家族の明確な意思表示があり（自立性），苦痛緩和のために最善（相応性）であることを確認する．
②医学的適応の検討
　患者の苦痛が耐えがたく，治療抵抗性であるかを検討する．

表7に鎮静の主な対象症状を示す．

2) 鎮静の方法

① 持続的鎮静
第1選択薬はミダゾラムである．

●処方例①

　ミダゾラム（ドルミカム®）静脈または皮下投与
　0.2〜1 mg/時より開始，呼吸困難時1時間量早送り，15〜30分ごとに早送り可（多くの場合20〜40 mg/日で安定する）
　＊拮抗薬が存在する．舌根沈下，呼吸抑制，活動性の亢進などの副作用をもつ．保険適応はない

② 間欠的鎮静

●処方例①

　ミダゾラム（ドルミカム®）静脈投与
　10 mgを生理食塩水100 mLに溶解し，患者の様子を観察しつつ投与．入眠したら停止する．（多くの場合10 mg以下で効果を得ることができる）

●処方例②

　フルニトラゼパム（ロヒプノール®静注またはサイレース®静注）静脈投与
　2 mgを生理食塩水100 mLに溶解し，患者の様子を観察しつつ投与．入眠したら停止する．（多くの場合2 mg以下で効果を得ることができる）

●**ここがポイント**

鎮静の薬剤は原則として少量を緩徐に開始し，苦痛緩和が得られるまで漸増する！

3) 鎮静開始後のケア
- 患者の尊厳に配慮して声かけなどを行う
- 口腔ケア，体位変換，清拭などは妥当性を判断して行う
- 家族に対する精神的ケアを行う．具体的には家族が患者のためにできること（傍にいる，声かけをする，手足にふれる，など）をともに考える
- 医療スタッフの精神的不安に配慮し，情報の共有を行う

3. 看取り

看取りのとき医療者は何をすべきであるか，どのような医療者の行為が患者や家族に望ましいのかは，医師や看護師の間で伝承された技能であるともいえる．ここではモニターの装着，家族へのサポートについて述べる．

1 モニターの装着

一般病棟では，看取りの時期になると血圧や心電図などのモニターが装着されることが多い．これにより，家族は患者本人よりモニターの画面を眺めて過ごしがちになる．看取りの時期には，家族が患者と最後の時間を過ごせるよう，モニター画面を病室に置かない配慮が必要である．緩和ケア病棟やホスピスでは心電図や血圧のモニターを装着しないことが多い．

2 家族への対応（心理的サポート）

看取りに際し，家族に，亡くなるまでの自然な過程を前もって説明することが大切である．死が近づいてから説明を受けても混乱して理解が困難な場合があるからである．死前喘鳴，下顎呼吸，四肢のチアノーゼなどの死の直前に起こりうる身体変化は，患者が苦しんでいると家族が考え，「適切に対処しなかった」などと医療者に対する誤解を生む可能性がある．看取りの時期の患者の変化を説明したうえで，患者への接し方を示すこと（コーチング）は，家族の看取りのつらさを和らげる因子であることが報告されている[15]．具体的には，「患者さんは眠っておられ，苦痛は感じてはいらっしゃいません」「最後まで耳は聞こえているといわれていますので，お声をかけてあげてください」「手足のマッサージを行うと安心されます」などのように家族に声かけを行う．また，家族の献身的な看護を労うことも大切である．

その他の家族の看取りのつらさを和らげる医療者側の因子として，「患者の苦痛を気にかける」「患者に意識があるように接する」そして，「家族が十分悲観できる時間を設ける」などが報告されている[15]．

おわりに

今日，終末期医療に関するエビデンスが蓄積されつつある．患者や家族の意向や希望を尊重し，向き合っていくとき，医療者の心が揺れる場合がある．そのような場合に，正しい知識を背景に個別性の高いケアを選択し，提供することが望ましい看取りと考える．

文献・参考文献

1) 厚生労働省:平成26年人口動態統計月報年計(概数)の概況
   http://www.mhlw.go.jp/toukei/saikin/hw/jinkou/geppo/nengai14/index.html (2016年9月閲覧)
2) 厚生労働省:平成27年人口動態統計の年間推計
   http://www.mhlw.go.jp/toukei/saikin/hw/jinkou/suikei15/dl/2015suikei.pdf (2016年9月閲覧)
3) 「専門家をめざす人のための緩和医療学」(日本緩和医療学会/編), 南江堂, 2014
4) Campos S, et al: The palliative performance scale: examining its inter-rater reliability in an outpatient palliative radiation oncology clinic.upport Care Cancer, 17: 685-690, 2008
5) Morita T, et al: The Palliative Prognostic Index: a scoring system for survival prediction of terminally ill cancer patients. Support Care Cancer, 7: 128-133, 1999
6) Hui D, et al: A diagnostic model for impending death in cancer patients: Preliminary report. Cancer, 121: 3914-3921, 2015
7) Hallenbeck J: Palliative care in the final days of life: "they were expecting it at any time". JAMA, 293: 2265-2271, 2005
8) 「がん患者の呼吸器症状の緩和に関するガイドライン2016年版」(日本緩和医療学会・緩和医療ガイドライン作成委員会/編), 金原出版, 2016
9) 「終末期がん患者の輸液療法に関するガイドライン2013年版」(日本緩和医療学会・緩和医療ガイドライン作成委員会/編), 金原出版, 2013
10) Dean M: Opioids in renal failure and dialysis patients. J Pain Symptom Manage, 28: 497-504, 2004
11) Shimizu Y, et al: Care strategy for death rattle in terminally ill cancer patients and their family members: recommendations from a cross-sectional nationwide survey of bereaved family members' perceptions. J Pain Symptom Manage, 48: 2-12, 2014
12) Lawlor PG, et al: Occurrence, causes, and outcome of delirium in patients with advanced cancer: a prospective study. Arch Intern Med, 160: 786-794, 2000
13) Zirker W, et al: Haloperidol overdosing in the treatment of agitated hospitalized older people with delirium: a retrospective chart review from a community teaching hospital. Drugs Aging, 30: 639-644, 2013
14) 「苦痛緩和のための鎮静に関するガイドライン2010年版」(日本緩和医療学会・緩和医療ガイドライン作成委員会/編), 金原出版, 2010
15) Shinjo T, et al: Care for imminently dying cancer patients: family members' experiences and recommendations. J Clin Oncol, 28: 142-148, 2010

プロフィール

塚原嘉子(Yoshiko Tsukahara)
信州大学医学部付属病院信州がんセンター緩和部門/信州大学医学部麻酔蘇生学教室診療助教
私は麻酔科出身なので, がん患者さんの「痛み」については自身をもって対応することができますが,「不眠」「腹部膨満感」,「身の置きどころのない辛さ」など, がん患者さん特有の症状への対応には苦慮しています. 緩和ケアチームの仲間や他科の医師・看護師に助けてもらうことが多く, 人とのコミュニケーションをとることの大切さを実感しています.

間宮敬子(Keiko Mamiya)
信州大学医学部付属病院信州がんセンター緩和部門 教授/緩和ケアセンター長

第4章 治療はどう考える？

1. この薬，いつまで続けるの？

渡部敬之，濱口杉大

> **Point**
> - 内服薬は家にあるものすべてを持ってきてもらうのが望ましい
> - 高齢者での有害事象の危険性が高く慎重投与を要する薬剤について，発表されているリストを利用する
> - 患者，個々人の余命や優先順位を知る．それにより内服薬の優先順位も変わる
> - 余命や有害事象発生の危険性については，フレイルの程度を確認することが指標となるかもしれない
> - 処方を中止した場合，本人・家族，自分以外の処方医がいればその医師にも，中止薬や中止理由などを十分に説明し，減薬が維持されるようにする

はじめに

　高齢患者では多種類の慢性疾患を有し，またさまざまな症状の訴えがあるため，容易にポリファーマシー（多剤併用）となりやすい．ポリファーマシーにより有害事象が生じやすくなることについては理解が得られていることが多いが，それにもかかわらず減薬については有効なガイドラインなどもなく，なかなか進められていないのが現状と思われる．そのようななかで，薬剤を徐々に減らす・中止するなどしてポリファーマシーを最小限に抑えるためのプロセスとして「deprescribing protocol（減処方のプロトコール）」（表1）について言及している文献[1]も出てきており，表1を参照しながら減薬について考えていきたい．

> **症例**
> 　84歳，女性．他の市町村にて一人暮らしだったが，最近妹家族を頼って，当市に引っ越してきた．引っ越し後も一人暮らしだが，妹や姪による訪問が頻回にある．前医においては，動悸を訴えては救急搬送や時間外受診，ということが何度かあったが，いずれも特に問題ないものとして帰宅となっている．

　内服調整の開始時期について，入院で主治医となった際や，外来のみでの対応では介護保険主治医意見書を書く立場となった際が考えられる．今回は転医後しばらくしての内服調整・減薬というシチュエーションを考えた．

表1 deprescribing protocol（減処方のプロトコール）

1. 患者が服用しているすべての薬剤とその服用理由を確認する
- 患者および介護者にすべての薬剤を持参するように依頼する
- 服用していない処方薬について確認し，もし服用していない薬剤があるならばその理由についても確認する

2. 処方薬を減らす必要性についての確認．個々の患者ごとに，薬剤によって誘発される危険性について評価する
次の観点から確認し，評価する

薬剤の因子	内服薬の数（これが単独で最も重要となる予測因子），ハイリスク薬の服用，毒性
患者の因子	80歳以上，認知機能低下，複合的な併存疾患，薬物乱用，複数の機関から処方を受けている，服薬不履行の歴

3. 処方を中断することが適性かどうか，各薬剤ごとに評価する

①適応根拠について，処方されている薬剤ごと確認する
- 診断は問題ないか？
- 確認された診断について，その薬剤の有効性について根拠はあるか？
  （例えば，一定期間継続的に服用した後はそれ以上の効果はないとされる薬剤であったり，またはある年齢を超えたものには効果が乏しいとされる薬剤など）

②処方カスケードの一部として処方していないか
- 他の内服薬の副作用を抑えるために処方されたものではないか確認する

③実際のあるいは潜在的な薬剤の有害性が，いかなる潜在的な有益性よりも上回りはしないか
- 高齢患者において避けるべき薬剤を確認
- 特定の患者においては禁忌となっている薬剤について確認
- よく知られた副作用を引き起こす薬剤について確認

④疾患および/あるいは症状をコントロールするための薬剤が全く効いていない，あるいは完全に治癒した
- 患者へ質問してみる
  「この薬剤をはじめてから，どのように感じているのか？ 内服を続けたいかどうか？ 理由は？」
- 内服継続の意思や継続の理由がなければ，中止することを考える
  「まだ煩わしい症状は続いているのか？ この内服薬はまだ必要と感じているのか？」
- その薬剤を処方するにおいて，対象としていた状態が自然消退した，穏やかになった，いつもではなくなった，非薬物的な介入が受け入れられた，などの際は中止することを考える

⑤予防薬が患者の残された生涯を上回る重大な利益に少しも寄与しそうではない場合
- リスク予測ツールを使うなどして，患者の予後を検討する
- 「現在のQOLを維持することが，寿命の延長や病的イベントの発生を予防することより重要である」など，その患者の余命や優先順位を決定する
- 患者の残された生涯において，薬剤が利益に寄与しそうでない（かえって害を起こすかもしれない）ことを確認する

⑥その薬剤に明らかに受け入れ難い治療負担がある
- 薬剤の服用にあたって特に負担となるところがないか確認する
  （飲み込むのが難しい大きなタブレット，自己負担額，モニタリングの必要性など）

4. 中断する薬剤の優先順位をつける
薬剤の中断を指示する場合の決定は，次にまとめた3つの基準に依拠できるかもしれない

①最も有害なものや，最も有益性が低いもの
②中断が最もしやすいもの（例えば，離脱症状や病気の再発が生じる可能性が最も少ないものなど）
③患者自身が最も中断したいと思っている薬剤
　薬剤をランクづけする．「有害性が高いもの」や「有益性が低いもの」から「有害性が低く，有益性が高いもの」まで．そして前者から順に中断する（図1）

5. 薬剤中断レジメン（計画）の実行と観察
- 管理プランの説明と患者の同意
- 必要とあれば，副作用や疾患の再発のような害や，副作用の消失といった利益が特定の薬剤に起因することを明らかにするため1回に1つの薬剤を中止する
- 薬剤を中断することにより不都合な影響が起こりうる．患者や介護者にその影響，起こった際の発見と報告，そしてどのように対処するかについて指導する
- 計画と起こりうる事態について，患者ケアにかかわってくるすべての医療関係者とその他の関係者（介護者や家族）に知らせておく
- 内服中断の理由や中断の結果をすべて記録する

文献1を参考に作成

1. 服用しているすべての薬剤を把握すること，またその服用理由についても確認すること

お薬手帳で確認するだけではなく，家に残っている薬剤を持ってきてもらうのがよい．残薬の量で，実際に服用していない薬剤が明らかとなったり，内服を忘れがちな時間帯などについても把握するきっかけとなる．

また，処方医に服薬理由について問い合わせをすることも，継続が必要な薬剤を中断してしまわないために行わなくてはならないことである．

症例つづき

【既往歴】心房細動，慢性心不全，高血圧，脂質異常症，喘息，逆流性食道炎，不安神経症

【内服薬】
① ビソプロロール（メインテート®）0.625 mg錠，1回2錠，1日1回（朝食後）
② ワルファリン（ワーファリン）1 mg錠，1回2錠，1日1回（朝食後）
③ トラセミド（ルプラック®）4 mg錠，1回0.5錠，1日1回（朝食後）
④ モンテルカスト（キプレス®）10 mg錠，1回1錠，1日1回（就寝時）
⑤ ロスバスタチン（クレストール®）2.5 mg錠，1回1錠，1日1回（夕食後）
⑥ アロプリノール（ザイロリック®）100 mg錠，1回1錠，1日1回（朝食後）
⑦ パロキセチン塩酸塩（パキシル®）10 mg錠，1回2錠，1日1回（夕食後）
⑧ エチゾラム（デパス®）0.5 mg錠，1回2錠，1日1回（夕食後）
⑨ ニザチジン（アシノン®）75 mg錠，1回2錠，1日2回（朝・夕食後）
⑩ モサプリドクエン酸塩（ガスモチン®）5 mg錠，1回1錠，1日2回（朝・夕食後）
⑪ テプレノン（セルベックス®）50 mgカプセル，1回1カプセル，1日2回（朝・夕食後）
⑫ アローゼン® 0.5 g包，1回1包，1日1回（就寝前）
⑬ ベラパミル（ワソラン®）40 mg錠，1回1錠（動悸時）
⑭ エチゾラム（デパス®）0.5 mg錠，1回1錠（動悸時）

---

2. どの程度処方を減らした方がよいのか，薬剤によって引き起こされる危険性は何か，について検討

薬剤の側の危険因子としては，数自体がリスクとなっている．5剤以上での転倒リスクの増加[2]や6剤以上での有害事象の発生頻度の増加[3]の報告がある．

また，どんな薬剤が高齢者での有害事象の危険性が高く慎重投与を要するかについては，そのリストが利用可能である．米国での「Beers criteria」，アイルランド（EU）での「STOPP-START criteria」，日本の「高齢者の安全な薬物療法ガイドライン2015」などがあり，現在服用している薬剤がこれらのリストに該当するかが判断の基準となる（「STOPP-START criteria」「高齢者の安全な薬物療法ガイドライン2015」においては，**期待される治療効果が高いため，可能であれば開始を考慮すべき薬剤のリストも記載**されている）．

患者側の因子としては，75歳以上で薬剤による有害事象の発生頻度が上昇する報告がある．「高齢者の安全な薬物療法ガイドライン2015」でも"特に慎重な投与を要する薬物のリスト"の対象として，75歳以上の高齢者および75歳未満でもフレイルあるいは要介護状態の高齢者としてい

表2 高齢者総合機能評価

①身体的機能	
ADL	Bathel Index など
IADL	Lowton & Brody など
②精神心理的機能	
認知機能	HDS-R, MMSE など
うつ状態	GDS
③社会的因子	
介護者の有無・質,キーパーソン,住居,経済,社会的資源など	
④その他	
コミュニケーション(視聴力,言語機能など),栄養,QOL,意欲など	

IADL(instrumental ADL:手段的日常生活動作)
HDS-R:改訂長谷川式簡易知能評価スケール
MMSE(mini mental state examination:ミニメンタルステート検査)
GDS(geriatric depression scale:老年期うつ病評価尺度)

る.このように年齢とともに,フレイルの概念も重要である.フレイルとは身体の予備能が低下し,生体がその恒常性を保ちにくくなっている状態で,独立した生命予後規定因子となっており,フレイルを有する高齢者では,有しないものに比べて,健康障害(入院・転倒・生活障害の発生)や死亡率が有意に高い[4].日本では「虚弱」とも訳され定義はまだまだ未確定であるが,提唱者のFriedは①体重減少,②歩行速度の低下,③握力の低下,④疲れやすい,⑤身体活動レベルの低下,などでの評価をあげている.

参考として,認知機能やIADL(instrumental ADL:手段的ADL)など服用能力に直結するものの他,高齢者の機能を総合的に評価・把握するためのツールとして「高齢者総合機能評価(CGA)」(表2)を用いるのも有用と思われる.

> **症例つづき**
>
> 10種を超える多剤処方となっており,減薬の検討を要する.
> 「高齢者の安全な薬物療法ガイドライン2015」より慎重な投与を要する薬物として,ループ利尿薬(トラセミド),選択的セロトニン再取り込み阻害薬(パロキセチン),ベンゾジアゼピン系抗不安薬(エチゾラム),H₂受容体拮抗薬(ニザチジン)などが該当しており,対症薬については可能な限り減薬・中止を行いたい.
> 患者因子としては,84歳と高齢で,HDS-R 24点.明らかな認知症はないものの,動悸や不安を理由にエチゾラムなどの服用が多く,また他の薬剤も規定より多く飲んでしまい残薬がなくなったとのことでの予定外受診した歴はある.

3. 処方を中断することが妥当かどうか薬剤ごとに考えていく

各薬剤について,その薬剤の内服を継続する意義を評価しなおす.
ポリファーマシーを防ぐためには,普段より薬剤を開始するときにあらかじめ表3のように考えておくことが大切である.また,すでに生じてしまったポリファーマシーを見直す際にも有用な考え方と思われる.

表3 投薬を開始する前に次の5つの事項を点検することが必要

①薬効が確立されているか？
②訴える症状すべてに処方していないか？
③慢性疾患に投薬後の観察期間を設けているか？
④症状, 所見, 検査値から総合し, 与薬適応の優先順位を考えているか？
⑤薬物療法以外の手段はないか？

文献5を参考に作成

表4 患者の立場からみた薬剤の分類

①命を救う薬剤
輸血, 輸液, 抗菌薬, インスリン, 昇圧薬, ステロイド, 冠動脈拡張薬, 急性疾患の治療薬 など
②苦しみを和らげる薬剤
鎮痛薬, 睡眠薬, 下剤, 止痢薬, 胃腸薬, 解熱薬などの対症薬 など
③病気による機能低下を防ぐ薬剤
抗Parkinson薬, 抗コリン薬（頻尿治療薬）, 甲状腺疾患薬, 抗喘息薬など顕性症状を抑える薬 など
④慢性疾患の予防, 予後をよくする薬剤
降圧薬, 脂質異常症治療薬, 糖尿病薬, 抗不整脈薬, 抗がん剤, 骨粗鬆症治療薬, 尿酸生成阻害薬, 抗血小板薬 など
⑤長期予後との関連が明らかではない薬剤
脳循環改善薬, 脳代謝賦活薬, 心筋代謝改善薬, 肝庇護薬の一部, 漢方薬 など

文献5を参考に作成

　また，**表4**のような患者の立場からみた薬剤の分類をすることも，何のためにその薬剤が処方されているかを考えるために有効で，薬剤の優先度を考えるときの大きな参考になる．分類ごとの優先順位は一定ではなく，その患者のおかれた病状・状態によって変化する．例えば，患者の余命からみた薬剤のリスク・ベネフィットを考えると，終末期においては"苦しみを和らげる薬剤"のみが適応であろう．また，高齢心房細動患者への抗凝固療法の導入や中止についても，出血のリスクや余命の予測によって判断が変わる可能性がある．余命の予測については前述のフレイルの評価が参考となる．フレイルの度合いが高まるにつれて医者は抗凝固療法を施行しないという選択をする割合が高くなる．ただし現在はそれについてガイドラインなどがあるわけではなく，主治医がフレイルの程度を本人と接するうえで体感して判断しているところが大きいと思われる．

症例つづき

①ビソプロロール：少量ではあるが，高血圧，心不全，心房細動に対して処方されていると思われ，現在安定しているため継続を考えた．
③トラセミド：①と同様である．
②ワルファリン：フレイルの状態にはなく引き続き抗凝固療法を継続すべきと思われた．モニタリングの必要性が治療負担となりえること，出血リスクを低減する可能性への期待などにより，直接作用型経口抗凝固薬（DOAC，アピキサバン）への変更を考えた．
④モンテルカスト：本人家族に確認では喘息発作と考えられる症状が近年なく，診断や処方自体の妥当性にも疑問があった．

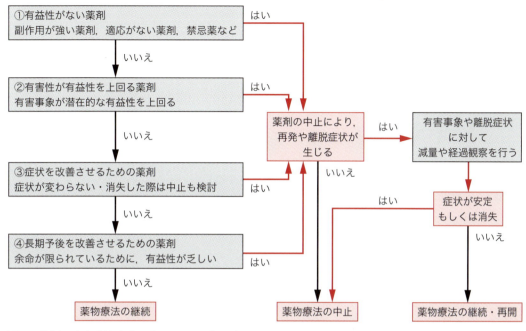

図1 薬剤の中止を決定するためのアルゴリズム
文献1より引用

⑤ロスバスタチン：LDL-C 96 mg/dLと低値であったが，スタチンは「高齢者の安全な薬物療法ガイドライン2015」において開始を考慮すべき薬物となっており継続を考えた．
⑥アロプリノール：尿酸値 5.2 mg/dLと低値のため中止を検討した．
⑦パロキセチン，⑧エチゾラム：慎重投与を要する薬物となっており，家族の援助を受けられるようになって以来，本人の動悸や不安の訴えも減っていることから，減量や中止が妥当と思われた．
⑨ニザチジン，⑩モサプリド，⑪テプレノン：腹部症状訴えたときに投与開始され，特に観察期間が設けられることもなかったため，症状改善後もそのまま投与が続いたことを疑った．抗凝固療法を行っており，逆流性食道炎もあることから制酸薬は継続してもよいと考えたが，ニザチジン（H₂受容体拮抗薬）は慎重投与となっており，また4錠と多いことから，これを1錠ですむプロトンポンプ阻害薬に変更することを考えた．

4. 中断する薬剤の優先順位をつける

　薬剤のリスク・ベネフィット，中断しやすさ（リバウンドのなさ），患者の希望などを考慮し，中断する薬剤の優先順位をつける．
　最後に図1のようなアルゴリズムに基づいて考えて，中止可能な薬剤を選別する．

> **症例つづき**
> 図1に基づき前述の内服薬を以下のように分類した．
> **有益性がない薬剤**：モンテルカスト，アロプリノール
> **有害性が有益性を上回る薬剤**：なし
> **症状を改善するための薬剤**：パロキセチン，エチゾラム，ニザチジン，モサプリド，テプレノン
> **長期予後を改善するための薬剤**：ビソプロロール，トラセミド，抗凝固薬（ワルファリン），ロスバスタチン
>
> 　2，3での検討と併せて，次のように処方を変更した．
> 　有益性がない薬剤は中止．症状を改善させるための薬剤は，すでに症状が消失したものもあり，パロキセチン，エチゾラムは，エチゾラム1錠だけ残した他は中止とした．モサプリドとテプレノンは中止とした．
> 　長期予後を改善するための薬剤は継続とした．

5. 薬剤中断プランの実行と観察

　薬剤の中断によって不都合な影響が生じる可能性もあるため，中断についてのプランやそのような影響が起こった際の対処について，本人や介護者に伝えておく．そして，中断の成果について，よくなっているのか，副作用が出ていないかなどを注意深く観察する．中断理由や経過についても記録しておく．

　他の処方医が存在する場合は，**減薬の経過や理由についてきちんと連絡をしておくことが大切**である．連絡をしておかないと中断とした薬剤がまた再開となる可能性がある．連絡の際は，中断をお願いする気持ちで，丁寧な説明をこころがける必要がある．

> **症例つづき**
> 　最終的に以下のような処方となった．
> ①ビソプロロール（メインテート®）0.625 mg錠，1回2錠，1日1回（朝食後）
> ②アピキサバン（エリキュース®）2.5 mg錠，1回2錠，1日2回（朝・夕食後）
> ③トラセミド（ルプラック®）4 mg錠，1回0.5錠，1日1回（朝食後）
> ④ロスバスタチン（クレストール®）2.5 mg錠，1回1錠，1日1回（夕食後）
> ⑤エチゾラム（デパス®）0.5 mg錠，1回1錠，1日1回（夕食後）
> ⑥エソメプラゾール（ネキシウム®）20 mgカプセル，1回1カプセル，1日1回（夕食後）
> ⑦アローゼン®0.5 g/包，1回1包，1日1回（就寝前）

おわりに

　今回，deprescribing protocolに沿って減薬を考えていった．高齢者の減薬については，個々人の余命や精神状況などによって服用することの意義が大きく変わってくる．そのため，減薬のうえではプロトコールという大きな流れに沿いながらも，個別的評価が大切となる．

一方でこのような一連の作業とその後の評価を行うことは，非常に労力と時間を要することとなるため薬剤の減量を検討するための「ポリファーマシー入院」のような試みも有用と考える．

文献・参考文献

1) Scott IA, et al：Reducing inappropriate polypharmacy：the process of deprescribing. JAMA Intern Med, 175：827-834, 2015
2) Kojima T, et al：Polypharmacy as a risk for fall occurrence in geriatric outpatients. Geriatr Gerontol Int, 12：425-430, 2012
3) Kojima T, et al：High risk of adverse drug reactions in elderly patients taking six or more drugs：analysis of inpatient database. Geriatr Gerontol Int, 12：761-762, 2012
4) Fried LP, et al：Frailty in older adults：evidence for a phenotype. J Gerontol A Biol Sci Med Sci, 56：M146-M156, 2001
5) 鳥羽研二, 他：薬剤起因性疾患．日老医誌, 36：181-185, 1999
6) 「高齢者の安全な薬物療法ガイドライン2015」（日本老年医学会, 日本医療研究開発機構研究費・高齢者の薬物治療の安全性に関する研究研究班／編）, メジカルビュー社, 2015
7) 「高齢者のポリファーマシー：多剤併用を整理する知恵とコツ」（秋下雅弘／編著）, 南山堂, 2016
8) 「どうする？超高齢患者・低リスク患者の抗凝固療法」（山下武志／著）, メディカルサイエンス社, 2016

プロフィール

渡部敬之（Hiroyuki Watanabe）
江別市立病院総合内科
当院では非常に幅広い内科疾患を経験することができ，また，より小規模な病院での診療や在宅医療なども行っています．

濱口杉大（Sugihiro Hamaguchi）
江別市立病院総合内科

第4章 治療はどう考える？

2. 薬は少なければ少ないほど良い？

伊藤有紀子，許　智栄

●Point●

- ポリファーマシーに陥りやすい高齢者に注意しよう
- 入院中に開始された薬剤には注意する．必ずしも慢性期外来で必要でないものも多く含まれている！
- 各種疾患のガイドラインのみでなく，患者中心の観点から薬剤を整理することができるのはプライマリ・ケア医である
- PPOsはQOLを下げる．不適切な薬剤を減らすとともに適切な薬剤を開始することにも目を向けよう

はじめに

　最近あるメディアで「医者に出されても飲み続けてはいけない薬」という特集が組まれ，大きな波紋を呼んだ．また日本老年医学会から「高齢者の安全な薬物療法ガイドライン2015」[1]も出版され，2016年度の診療報酬改定において薬剤調整の加算が認められるなど，それぞれで減薬に向けた動きが加速化している．多剤投与で薬物有害作用が起きやすいことは間違いない．しかし，高齢者の治療を行うこと＝薬剤を減らすことと誤解してはいけない．使うべきときに，適切な薬剤を適切な量で使用することも同様に大切なことである．今回は「ポリファーマシー」と「PPOs（potential prescribing omissions）」について中心に述べたい．

症例

　85歳，男性．高血圧，心筋梗塞，心不全，脳梗塞後遺症でAクリニック，変形性膝関節症でB整形外科通院治療中．脳梗塞後遺症で杖歩行だが，ADLはほぼ自立している．今回肺炎＋心不全増悪で入院となったが，治療により軽快しもうすぐ退院．しかし，入院時たくさんの薬がきちんと飲まれていないことがわかった．外来で心不全の維持治療を行う予定と，退院に向けて内服薬の調整を行うこととなった．

【前医からの内服薬】
アムロジピン5 mg錠，1回1錠，1日1回
ランソプラゾール15 mg錠，1回1錠，1日1回
ロキソプロフェン60 mg錠，1回1錠，1日3回

表1 ポリファーマシーに陥りやすい患者

- 複数の慢性疾患に罹患している高齢者
- 症状が非典型的
- それぞれの症状について複数診療所や複数薬局で処方を受けている高齢者

実臨床では上記以外に医師の不安や，患者が処方を希望していると考えてしまう誤解，あるいは実際に処方を希望する患者や介護者もリスクにあると考えられる．

> レバミピド100 mg錠，1回1錠，1日3回
> アスピリン1回100 mg，1日1回

1. ポリファーマシー：多量の薬剤を使用している状態

具体的な定義（薬剤数など）は論文によりわかれている．薬剤が増えると薬物による有害事象が増えやすいため問題となる．

ポリファーマシーに陥りやすい患者の特徴を**表1**に示す．

予防においては，プライマリ・ケア医の役割は大きい．さまざまな科に受診している複数疾患を抱える患者にあっては，それぞれの科がそれぞれの科の立場やガイドラインで薬剤を処方しがちであり，ポリファーマシーに陥りがちである．**これらを，患者の観点から薬剤の適応を判断し，整理できるのは，患者中心の医療を最前線で行っているプライマリ・ケア医であることを忘れてはならない．**

患者の使用薬剤の確認は，日常診療で怠ってはならないが，特に退院後のフォロー時には注意をする．入院中に開始された薬剤には慢性的に必要でないものがあるが，漫然と続けられていることが多いからである．特に，ストレス潰瘍予防目的でのプロトンポンプ阻害薬やせん妄症状への向精神薬は，退院後は不要であり，かつ長期服用での害が多いため，気をつけていただきたい．

1 ポリファーマシーと薬物有害事象

投与されている薬剤数が増えると薬物有害事象（adverse drug events：ADEs）が増えてくる．ADEsは救急病棟入院の25％占めるという報告[2]や老年人口の4.8％〜45.6％占めるという報告[3]，1日3剤以上使用するとADEsによる入院のリスクを4.3倍にするという報告[4]がある．また2006年のアメリカの報告ではADEsによる経済被害は350万ドルにも及ぶとされている[5]．

日本でも東京大学医学部附属病院の研究で処方数が6剤以上の場合はADEs発生増加に関連しているとされた[6]．

> ●ここがポイント：2016年度診療報酬改定
> 2016年度の診療報酬改定で処方の見直しについて新たに評価されるようになった（**表2**）．

2 ポリファーマシーによるADEsはなぜ高齢者で起こりやすい？

ポリファーマシーによるADEsは薬理学的に薬物動態（pharmacokinetics：PK）と薬物反応性（pharmacodynamics：PD）に関連する．

表2　薬剤調整に関する項目の新設（2016年度診療報酬改定）

入院患者	薬剤総合評価調整加算〔250点（退院時に1回）〕
	①6種類以上（頓用薬，服用開始後4週間以内の薬剤を除く）を服用中の患者で，退院までに2種類以上減薬した場合
	②抗精神病薬を4種類以上内服していた精神病棟入院患者で，退院までに2種類以上減薬した場合
入院以外の患者	薬剤総合評価調整管理料〔250点（月に1回）〕
	6種類以上（頓用薬，開始後4週間以内の薬剤は除く）を内服中の患者で，2種類以上減少した場合
	連携管理加算（50点）
	処方内容の調整にあたって，別の保険医療機関または保険薬局との間で照合または情報提供を行った場合

2016年度診療報酬改定より

表3　薬物動態に関連した生理機能の加齢性変化

薬物動態	高齢者の体内での変化	例
吸収	・消化管機能低下により吸収不良	・鉄剤，ビタミン剤など
分布	・細胞内脱水となり水溶性薬物の血中濃度は上昇 ・相対的に脂肪量が増加するため脂溶性薬物の蓄積効果あり ・血漿タンパクが減少し遊離型薬物の薬効が強く出る	・水溶性薬物：バンコマイシンなど ・脂溶性薬物：ベンゾジアゼピン系など ・遊離型薬物：フェニトイン，ワルファリンなど
代謝	・肝細胞機能低下，冠血流低下に伴い，肝代謝率の高い製剤の血中濃度上昇	・テトラサイクリン系，マクロライド系の一部
排泄	・腎血流低下に伴い，血中濃度上昇	・リチウム製剤，ACE阻害薬など
薬の反応性	・β遮断薬・β2刺激薬の感受性低下 ・中枢神経抑制薬・抗コリン薬に対する感受性亢進	・β遮断薬，β2刺激薬 ・中枢神経抑制薬など

文献4を参考に作成

　PKは吸収，分布，代謝，排泄の4段階があり，高齢者は表3に示す理由でADEsが起こりやすい．

2. ポリファーマシーにおけるPPOsの関係

　ポリファーマシーにおいて潜在的な不適切処方（potentially inappropriate medications：PIMs）があるのはいくらか想像がつきやすいが，ポリファーマシー患者には必要な薬剤が処方されていないことによって不必要な薬剤がふえることにもつながりかねないPPOsも関連しているということがいくつかの論文で証明されている．

　オランダのユトレヒト大学の老年科で2004年10月から2005年12月にかけて受診した患者においてPPOsのうち83％は5剤以上の内服がみられており，薬剤数に比してPPOsが増えるという結果であった[8]．しかもPPOsは意外と多いとされ，65歳以上のアイルランドの住民においてSTOPP-START criteriaを用いると，PIPsは約15％，一方PPOsは約30％と意外と多くを占めている[9]．

3. PPOsを発見するには

　減薬することだけがPPOsに直接活かされるかというとまだこの研究はない．現状では2015年日本老年医学会が提出したガイドラインならびにSTOPP-START criteria[10]を利用すると良い．また海外では電子化して薬の調整を行うような大規模研究（SENATOR）[11]も行われようとしている．

　よくあるPPOsは，降圧薬や心房細動の患者に対するワルファリン，糖尿病で多数の冠動脈リスクの抱えている患者に対するスタチンなどが報告されている[6]．

4. 開始する際に注意すること

　必要な薬がみつかったら始める．その際には「start low, go slow」である．基本的には1剤からはじめ，開始直後は症状の変化を家族ならびに介護者に注意してもらうよう協力を依頼することが大切である．また，開始を考慮するべき薬物のリストを表4に，使用フローチャートを図1に示す．

5. 「start low, go slow」が当てはまらない薬剤：抗菌薬

　高齢者は体力や免疫能の低下，基礎疾患などにより感染症が重症化しやすい．初期治療がその予後に影響するため，感染症の診断をしたときには必要な抗菌薬を適正な投与量行う必要がある．
　ただし，高齢者は生理的に腎機能低下がみられることが多いためクレアチニンクリアランス（CCr）をチェックしたうえで抗菌薬の投与量を決定する必要がある．

> ● Cockcroft-GaultのCCr計算式
> 男性：Ccr ＝ {(140－年齢)×体重（kg）} / {72×血清クレアチニン値（mg/dL）}
> 女性：男性の×0.85

6. PPOsを減らすこと

　PPOsを減らすことが生存率を上げるというエビデンスは得られていない．しかし，PPOsはQOLを低下させるという結果はでている[9]．
　患者や家族の状態をふまえてPPOsを積極的に減らすよう取り組む必要がある．

7. 本症例に対する対応

　症例では，心不全を増悪させる可能性のあるNSAIDsの内服は中止した．膝の痛みは残存したためカロナール®を代わりに開始して痛みは許容範囲となった．PPIについてはバイアスピリン®

表4 開始を考慮するべき薬物のリスト

分類	薬物	推奨される使用法	注意事項
抗Parkinson病薬	L-ドパ	・精神症状あるいは認知機能障害を合併するか，症状改善の必要性が高い，高齢Parkinson病患者	・運動合併症に注意 ・悪性症候群に注意 ・閉塞隅角緑内障で禁忌
ACE阻害薬	ACE阻害薬	・心不全 ・誤嚥性肺炎ハイリスクの高血圧	・高カリウム血症
ARB	ARB	・心不全に対してACE阻害薬に忍容性のない場合に使用，低用量より漸増	・高カリウム血症
スタチン	スタチン	・冠動脈疾患の二次予防，前期高齢者の冠動脈疾患，脳梗塞の一次予防目的	・筋肉痛，CK上昇，糖尿病の新規発症
前立腺肥大症治療薬	受容体サブタイプ選択的α₁受容体遮断薬	・前立腺肥大症による排尿障害，特に尿閉の既往	・起立性低血圧，射精障害
関節リウマチ治療薬	DMARDs	・活動性の関節リウマチの診断がついたとき	・定期的なモニタリング必要，ペニシラミンは禁忌
インフルエンザワクチン	インフルエンザワクチン	・高齢者での接種推奨 ・呼吸・循環器への基礎疾患を有するものは特に推奨	・アナフィラキシーの既往有は禁忌
肺炎球菌ワクチン	肺炎球菌ワクチン	・高齢者での接種推奨 ・呼吸・循環器への基礎疾患を有するものは特に推奨（インフルエンザワクチンとの併用推奨）	・副作用として局所の発赤・腫脹

ACE阻害薬（angiotensin converting enzyme inhibitor：アンジオテンシン変換酵素阻害薬）
ARB（angiotensin Ⅱ receptor blocker：アンジオテンシンⅡ受容体拮抗薬）
DMARDs（disease modified anti-rheumatic-drugs：疾患修飾抗リウマチ薬）
文献1より改変して転載

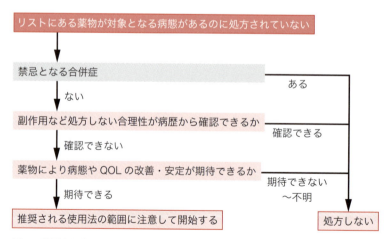

図1 「開始を考慮するべき薬物のリスト」の使用フローチャート
文献1より転載

内服であるため，内服継続を考慮されたが[10, 11]，これまで潰瘍歴はなく，特にPPIの処方理由についても本人は理解していなかった．漫然と使用されていたこと，考えられる効果について説明

したところ，本人より，内服薬は少ないほうがいいという申し出があり，中止して様子をみることとなった．

心不全の増悪を抑え，予後やQOLを改善するため，ACE阻害薬を少量追加し[12]，血圧も110 mmHg台に安定，2週間後高カリウム血症がないかのフォローを予定とし退院となった．自宅でも血圧120 mmHg台を維持し，2週間後のフォロー日の採血で腎機能悪化や高カリウム血症を認めず，外来通院されている．担当医は血圧および脈拍の問題がなければ，さらにβ遮断薬を導入していく予定を立てた[13]．

おわりに

ポリファーマシーとPIPs，PPOsについては特に日本ではまだ研究やエビデンスが揃っていない分野である．少なくともいえることは目の前の患者を良くするために適切な薬を適切な量で使うことが大切で，それを判断するためには複合的に患者を診ることができる能力と薬剤師をはじめとした多職種と連携する能力が求められ，総合診療医の果たす役割は大きいと考える．

文献・参考文献

1) 「高齢者の安全な薬物療法ガイドライン2015」（日本老年医学会，日本医療研究開発機構研究費・高齢者の薬物治療の安全性に関する研究班/編），メジカルビュー社，2015
2) Lainie Van Voast Moncada：Management of falls in older persons：a prescription for prevention. Am Fam Physician, 84：1267-1276, 2011
3) Carol Rancourt, et al：Potentially inappropriate prescriptions for older patients in long-term care. BMC Geriatr, doi：10.1186/1471-2318-4-9, 2004
4) Sergi G, et al：Polypharmacy in the elderly, Drugs Aging, 28：509-518, 2011
5) 「Quality Chasm Series」（Aspden P, et al, eds），National Academic Press, 2007
6) 秋下雅弘，他：高齢者薬物療法の問題点：大学病院老年科における薬物有害作用の実態調査．日老医誌，41：303-306, 2004
7) 海老原明夫：高齢者における薬物の体内動態の変化．Geriatric Medicine, 31：185-190, 1993
8) Mascha A, et al：Relationship between polypharmacy and underprescribing. Br J of Clin Pharmacol, 65：130-133, 2007
9) Galvin R, et al：Prevalence of potentially inappropriate prescribing and prescribing omissions in older Irish adults：findings from The Irish Longitudinal Study on Ageing study（TILDA）. Eur J Pharmacol, 70：599-606, 2014
10) Vélez-Díaz-Pallarés M & Cruz-Jenfoft AJ, et al：A new version of the STOPP-START criteria, a new step towards improving drug prescription in older patients. Eur Geriati Med, 5：363-364, 2014
11) Development and clinical trials of a new Software ENgine for the Assessment & optimization of drug and non-drug Therapy in Older peRsons
www.senator-project.eu
12) Meid AD, et al：Longitudinal evaluation of medication underuse in older outpatients and its association with quality of life. Eur J Pharmacol, 72：877-885, 2016
13) Derry S & Loke YK：Risk of gastrointestinal haemorrhage with long term use of aspirin：meta-analysis. BMJ, 321：1183-1187, 2000
14) Mo C, et al：Proton pump inhibitors in prevention of low-dose aspirin associated upper gastrointestinal injuries. World J Gastroenterology, 21：5382-5392, 2015
15) Domanski MJ, et al：Effect of angiotensin converting enzyme inhibition on sudden cardiac death in patients following acute myocardial infarction. A meta-analysis of randomized clinical trials. J Am Coll Cardiol, 33：598-604, 1999
16) Willenheimer R, et al：Effect on survival and hospitalization of initiating treatment for chronic heart failure with bisoprolol followed by enalapril, as compared with the opposite sequence：results of the randomized Cardiac Insufficiency Bisoprolol Study（CIBIS）III. Circulation, 112：2426-2435, 2005

17) Zhu J, et al：Prevention of adverse drug events in hospitals. UpToDate®, 2016

プロフィール

伊藤有紀子（Yukiko Ito）
福井大学医学部附属病院総合診療部
日々高齢な方との診察は学ぶところが多く，成長させてもらっています．
人生のアドバイスを頂けたら，メモをとるようにしています．

許　智栄（Ji Young Huh）
詳細は第1章-3参照

第4章　治療はどう考える？

3. がん検診っていつまでするべき？

中村奈保子，許　智栄

> ● Point ●
>
> ・がん検診を行うべきかどうかは，有効性（がんによる死亡率の減少）と利益と不利益のバランスによって決める
> ・まずは日米のガイドラインを比較して，検診対象年齢を知る
> ・高齢者の場合，基礎疾患を含む健康状態や生命予後が，検診の利益・不利益に大きく影響する
> ・高齢者に検診を行うかどうかは，検診に関するエビデンス，がんの治療法や予後，患者の生命予後や治療可能性，患者の健康観・価値観などから総合的に判断する

はじめに

　日本人の死因第1位はがんであり，年齢別でみると，60歳頃からがんの死亡率は増加しはじめ，高齢になるほど高くなる（図1）[1]．高齢化が進む日本では，がんによる死亡は増え続けている[2]．
　がんによる死亡を減らす取り組みとしてがん検診（補足1）があり，日本では住民検診（対策型検診）や人間ドック（任意型検診）などがある（補足2）．芸能人ががんであったと報道されると，がん検診に対する関心が一気に高まるものの，日本人の検診受診率は欧米諸国と比べると低いのが現状であり，予防医療の一環としてがん検診を患者に勧めることは大事なことである．しかし，高齢患者を目の前にしたときにある疑問がわく．「がん検診って何歳まですべきなのか？」本稿では，高齢者に対するがん検診について，いつまで行うのが妥当なのか考えてみたい．

> **補足1：健診と検診**
> 健診とは健康診断の略で，健康であるかどうかを確かめるもので，主に高血圧や糖尿病などの生活習慣病を対象としている．一方，検診は，特定の疾患を早期に発見するためのものであり，主にがんをみつけるためのスクリーニングのことを指す．
>
> **補足2：対策型検診と任意型検診**
> 対策型検診は，主に市区町村が行う住民検診を指し，集団の死亡率減少を目的として，公共的な予防対策として行われるものである．有効性が確立し，利益が不利益を上回ることが条件となる．一方，任意型検診は，対策型検診以外の検診を指し，人間ドックなど提供体制はさまざまである．有効性などの課題はあるものの，個別に対応が可能となるという利点がある[3]．

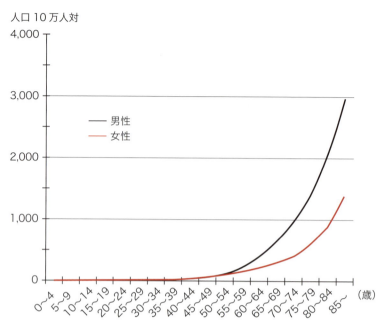

図1 人口動態統計によるがん死亡データ 年齢階級別死亡率（全部位 2014年）
国立がん研究センターがん情報サービス「がん登録・統計」

1. まずはガイドラインをみてみよう

そもそも，がん検診を行うべきかどうかを判断するためには，**検診の有効性および利益が不利益を上回るか**を検討する必要がある（**表1**）[4]．こうした指標に関する複数の研究を系統的に統括して作成されたものがガイドラインである．特に，米国のUSPSTF（U.S Preventive Services Task Force）は，それぞれのがん検診について，多くの無作為化比較対照試験（randomized controlled trial：RCT）を元に作成されており，日米の疫学的違いなどは考慮すべきであるが参考になる．

表2は，日本のガイドラインにおける，それぞれのがんに対する検診項目と開始年齢をまとめたものである．残念ながら年齢に関しては「開始年齢」しか明記されていない．

表3は，米国の予防診療（がん検診のみでなく）を行う際のガイドラインであるUSPSTFにおける，がん検診に関する記載をまとめたものである．検診の終了年齢も記載されているため目安にできる．

> **前立腺がんに対するPSA（prostatic specific antigen：前立腺特異抗原）検査**
> 米国USPSTFでは，利益より不利益が上回るとして「スクリーニングはすべきではない（推奨グレードD）」としている．日本では，「有効性評価に基づく前立腺がん検診ガイドライン」[11]は，死亡率減少効果の有無を判断する証拠が不十分として「対策型検診としては推奨しない．任意型検診として行う場合は，受診者に対して効果が不明であることと過剰診断などの不利益について適切に説明する必要がある（推奨グレードI）」としているが，一方，日本泌尿器科学会は，科学的根拠があるとして対策型および任意型検診で検査を行うよう勧めており，意見が分かれている．

表1　検診の有効性と不利益

有効性	検診をすることでがんによる死亡率がどのくらい減少したか
不利益	・偽陰性（見落とし） ・偽陽性（がんではないのに異常と診断される） ・過剰診断（生命にかかわらないがんの診断） ・検査による合併症（内視鏡による穿孔・出血や，X線検査による放射線曝露）など

特に，偽陽性や過剰診断による本来不要なはずの精密検査を行うことでの身体的負担や精神的負担は，不利益として重視される．
文献4を参考に作成

表2　日本のガイドラインにおけるがん検診の推奨

対象部位	対象者	検診の方法	推奨グレード*
胃[6]	50歳以上の男女	胃X線検査	B
		胃内視鏡検査	B
		ペプシノゲン法	I
		ヘリコバクターピロリ抗体	I
大腸[7]	40歳以上の男女	便潜血検査	A
		S状結腸内視鏡検査	C
		S状結腸内視鏡検査＋便潜血検査	C
		全大腸内視鏡検査	C
		注腸X線検査	C
		直腸指診	D
肺[8]	40歳以上の男女	非高危険群に対する胸部X線検査，および高危険群に対する胸部X線検査と喀痰細胞診併用法	B
		低線量CT	I
子宮頸部[9]	20歳以上	細胞診（従来法および液状検査法）	B
		HPV検査を含む方法	I
乳房[10]	40～74歳	マンモグラフィ単独法	B
	40～64歳	マンモグラフィと視触診の併用法	B
	40歳未満	マンモグラフィ単独法およびマンモグラフィと視触診の併用法	I
	全年齢	視触診単独法	I
	全年齢	超音波検査（単独法・マンモグラフィ併用法）	I
前立腺[11]	記載なし	前立腺特異抗原（PSA）	I
		直腸診	I

グレード*	説明
A	死亡率減少効果を示す十分な証拠があるので，実施することを強く勧める
B	死亡率減少効果を示す相応な証拠があるので，実施することを勧める
C	死亡率減少効果を示す証拠があるが，無視できない不利益があるため，集団を対象として実施することは勧められない．個人を対象として実施する場合には，安全性を確保するとともに，不利益について十分説明する必要がある
D	死亡率減少効果がないことを示す証拠があるため，実施すべきではない
I	死亡率減少効果の有無を判断する証拠が不十分であるため，集団を対象として実施することは勧められない．個人を対象として実施する場合には，効果が不明であることについて十分説明する必要がある

文献5～11より引用

表3 USPSTFにおけるがん検診の推奨

対象部位	対象者	推奨グレード*	備考	検診の方法
胃	記載なし			
大腸	50〜75歳	A	患者の健康と検診歴を考慮して個別に決める	便潜血検査 S状結腸内視鏡検査 全大腸内視鏡検査
	76〜85歳	C		
肺	55〜80歳	B	30 pack-year（Brinkman index：600）の喫煙歴がある人，または現在喫煙している人，または禁煙が15年以内である人が対象	低線量CT
子宮頸部	21〜65歳/ 30〜65歳	A	30歳未満でのHPV検査，21歳未満の検診，検診歴のあるハイリスクでない65歳以上の検診は推奨しない	3年ごとに細胞診/5年ごとの細胞診とHPV検査との組み合わせ
乳房	50〜74歳	B	75歳以上は推奨すべきかどうかのエビデンスが不十分	2年ごとのマンモグラフィ
	40〜49歳	C	個別に決める．不利益よりも利益を重視する人や親・兄弟・子どもが乳がんであるハイリスクな人には考慮する	
前立腺	記載なし	D	利益よりも不利益が上回るためスクリーニングはしないことを推奨する	前立腺特異抗原（PSA）

グレード*	説明
A	純利益が大きいという高い確実性があり，推奨する
B	純利益が中等度という高い確実性があるか，純利益が中等度から大きいという中等度の確実性があり，推奨する
C	純利益が小さいという中等度の確実性があり，専門家の判断と患者の希望に基づき，個別に提案または提供する
D	純利益がないか，不利益が利益を上回るという中等度または高い確実性があり，推奨しない
I	利益と不利益のバランスを評価するための十分なエビデンスがない

推奨グレードについて：ここでは，対象年齢に対応
文献12より引用

2. 高齢者にとっての検診

　前述の通り，がん検診の目的はがん死亡率を減らすことである．つまり，がんを治療できる段階で発見して，治療を行うことで放置した場合よりも生命予後を長くすることである．高齢者の場合，基礎疾患などの健康状態によっては治療による不利益が大いに懸念されるうえに，生命予後ががん以外の要因（疾患や老衰）にも大きく影響を受ける．患者に，「もう歳だから検診はいいです」と言われたとき，医師としてどう答えたらよいだろうか．

　ガイドラインで推奨されている各検診の対象年齢はわかったが，目の前の高齢患者にがん検診を勧めるべきかどうかの答えを出すには，もう少し考えなくてはならない．検診に関するエビデンスを探り，がんの治療法や予後などの一般的な知識を知ったうえで，目の前の患者の生命予後や患者が侵襲的な検査および治療に耐えられるかどうかを考え，さらにその患者が自身の生き方や健康に対してどんな思いをもっているのか（健康観・価値観）を聴いて，総合的に判断する必要がある．本稿では，大腸がんを例に，個別に答えを出すためのプロセスを示す．

1 大腸がんについて

　日本人の部位別がん死亡数によると，大腸がんは女性で第1位，男性では肺がん，胃がんに次いで第3位と多く，また，罹患率は50代から増え始め，高齢になるほど増加する[1]．米国でも，大腸がんはがん死亡の第2位と多く，特に，65〜74歳に多いと報告されている[13]．

2 大腸がん検診のガイドライン

　表2のように，日本では大腸がん検診を40歳以上から推奨している．これは，RCTおよび症例対象研究による結果から，40歳以上で死亡率減少効果を認めたことに基づいている．しかし，年齢の上限については言及されておらず，80歳以上を対象とした報告はほとんどないとだけ記載されている[14]．

　一方，USPSTFでは複数のRCTの結果から50〜75歳を大腸がん検診の対象年齢としており，76〜85歳では，個々人の健康状態や過去の検診歴などを考慮して検討するとしている．86歳以上でのルーチンな検診は推奨していない[13]．

3 大腸がん検診に関するその他のエビデンス

1）余命を考慮した検診の実施

　米国，デンマーク，英国，スウェーデンにおける40歳以上の成人を対象にしたRCTで，便潜血検査による大腸がん検診を受けてから何年で生存延長効果を認められるかを研究した論文[15]がある．結果は，5,000人検診を受けて1人の大腸がんによる死亡を防ぐのに平均4.8年かかり，1,000人検診を受けて1人の死亡を防ぐのに平均10.3年かかるというものであった．同論文中で大腸内視鏡検査による深刻な合併症が1,000人中3.1人に生じたと報告されており，大腸がん検診における利益と不利益のバランスを考慮すると，**余命10年を超えると予想される人が受けることが適切であることが示唆された**．

2）健康高齢者の対象年齢

　日本での平均余命が10年を下回るのは，厚生労働省の調べによると，男性で75歳前後，女性で80歳前後である[16]から，健康高齢者では大腸がんについては，これくらいの年齢まで検診を考慮してよさそうである．

3）基礎疾患がある高齢者の対象年齢

　それでは，基礎疾患がある高齢者ではどう考えたらよいだろうか．66〜90歳の米国人を対象にした研究では，マンモグラフィによる乳がん検診，PSA検査による前立腺がん検診，便潜血検査による大腸がん検診における検診の利益（生存延長効果）と不利益（偽陽性，生命予後にかかわらないがんの過剰診断）のバランスについて調査した結果，74歳の健常者と同等の利益・不利益バランスになる年齢は，がんの種類に関係なく，基礎疾患なしで76歳，軽症疾患ありで74歳，中等症疾患ありで72歳，重症疾患ありで66歳であった[17]．

　ここで示された年齢も，そのまま適応することはできないものの，基礎疾患のある人に何歳まで大腸がん検診を勧めるかの重要な材料になりそうである．

　次に，大腸がん検診および大腸がんそのものについても確認しておこう．

4 大腸がんの大腸内視鏡検査（精密検査）と治療，予後

1）大腸内視鏡検査（精密検査）

　大腸がんの対策型検診は便潜血検査が行われる．この検査は2日間採便を行って提出するもの

であり，検査自体による負担はかなり小さいといえる．しかし，検査が陽性であった場合に行うことが想定される大腸内視鏡検査には，無視できない不利益があることを考慮しておく必要がある．大腸内視鏡検査における不利益については，検査前に下剤で便を出しきる前処置において稀ではあるが腸管穿孔や腸閉塞の死亡例を含む報告があるほか，鎮痙薬，鎮静薬，鎮痛薬などの前投薬による偶発症，および大腸内視鏡検査自体による偶発症が0.06％，死亡が0.01％（主に腸管穿孔）と報告されている[14]．

検診として便潜血検査を行った後，**異常があった際に精密検査を行うかどうかが問題**であり，実際，年齢を問わず大腸がん検診における精密検査受診率は他のがん検診に比べて低いことが指摘されている[14]．**高齢者では特に大腸内視鏡検査によるリスクを説明したうえで，患者にそれを受ける意思があるかを確認しておきたい．**

2）治療

次に治療に目を向けてみよう．大腸がんは早期の段階（粘膜内がんや粘膜下層への軽度浸潤がん）で発見できれば内視鏡で摘除できることも多く，5年生存率も早期がんでは80〜90％と治療成績はよいといえる[18]．また，多くの大腸がんは腺腫性ポリープという前がん病変から発生すると考えられており，ポリペクトミー（内視鏡的ポリープ切除術）を行うことで，大腸がん罹患を減らすことができるという報告も多い[14]．これらが大腸がん検診の大きな利益である．高齢者においても，手術よりも侵襲の低い大腸内視鏡によって治療できる可能性は，検診を勧めやすい要素となる．

3）予後

一方で，比較的予後のよいがんなだけに，くり返しにはなるが，がん以外の生命予後，つまりがんが進行して亡くなる前に天寿を全うする可能性も高齢者では常に考慮しておく必要があり，検診の利益を患者に説明する際に加えておきたい．

5 患者の健康観・価値観

ここまで，エビデンスに基づいたがん検診終了年齢の目安，検診の負担，がんが見つかった場合の治療と予後についてみてきた．まとめると，大腸がんにおいては，**75歳を検診終了の目安**としつつ，基礎疾患なども考慮して**生命予後が10年以上はあると予測できる高齢者**（Advanced Lecture参照）に検診を勧めることをまずは考える．そして，目の前の患者が大腸内視鏡検査および治療に耐えられるかを判断しつつ，患者に利益，不利益を十分に説明するといった流れである．

最終的な決定は，患者自身の考えを尊重して一緒に考えるが，この過程で聴いておく必要があるのが**患者の健康観・価値観**である．例えば，健康自慢で，最近生まれた孫が成人するまで元気に生きたいと願う80歳のAさんと，妻の介護を受けながら生活しており，これ以上検査や治療で妻に心配をかけたくないと思っている74歳のBさんでは，それぞれに話の進め方は変わって当然である．

Advanced Lecture

■ 高齢者の予後予測

高齢者の予後予測は困難であり臨床医を悩ませる．緩和ケアを目的としたモデルは生命予後1〜2カ月，長くても数年単位の予測に用いられ，10年スパンでの予測には不向きである．そんな

なか，フレイル（**第1章-2**参照）は死亡率との関連性が報告されており[19]，このような状態の患者では慎重に検診の適応を決める方がよいと考えている．また，90代の高齢者が100歳まで生きる可能性を調べたデンマークのおもしろい研究がある．これによると，MMSE（mini mental state examination：ミニメンタルステート検査）が高くなればなるほど，かつ腕を使わずに椅子から立ち上がれるという身体機能が保たれているほど，100歳まで生存する可能性が男女とも高くなるという結果であった[20]．認知機能と身体機能を組み合わせることで外来でも簡単にある程度の予後予測が可能であることを示しており，参考になると考える．

おわりに

検診をいつまでするべきかという疑問について，一律で明確な答えはない．本稿で示したプロセスも一例にすぎないが，大腸がんおよびその他のがんに関して，患者と検診について話し合う際の参考になれば幸いである．

文献・参考文献

1) 国立がん研究センターがん対策情報センター：がん登録・統計
   http://ganjoho.jp/reg_stat/statistics/stat/index.html （2016年9月閲覧）
2) 厚生労働省：平成26年人口動態統計月報年計（概数）の概況
   http://www.mhlw.go.jp/toukei/saikin/hw/jinkou/geppo/nengai14/dl/gaikyou26.pdf （2016年9月閲覧）
3) 国立がん研究センターがん予防・検診研究センター：科学的根拠に基づくがん検診推進のページ．がん検診ガイドラインの考え方
   http://canscreen.ncc.go.jp/kangae/kangae.html （2016年9月閲覧）
4) 平成16年度 厚生労働省がん研究助成金「がん検診の適切な方法とその評価法の確立に関する研究」班：有効性評価に基づくがん検診ガイドライン作成手順
   http://canscreen.ncc.go.jp/pdf/Full_060103.pdf （2016年9月閲覧）
5) 国立がん研究センターがん予防・検診研究センター：科学的根拠に基づくがん検診推進のページ．がん検診ガイドライン推奨のまとめ
   http://canscreen.ncc.go.jp/guideline/matome.html （2016年9月閲覧）
6) 国立がん研究センター がん予防・検診研究センター：科学的根拠に基づくがん検診推進のページ．がん検診ガイドライン：胃がん
   http://canscreen.ncc.go.jp/pdf/iganguide2014_150421.pdf （2016年9月閲覧）
7) 国立がん研究センター がん予防・検診研究センター：科学的根拠に基づくがん検診推進のページ．がん検診ガイドライン：大腸がん
   http://canscreen.ncc.go.jp/pdf/guideline/colon_full080319.pdf （2016年9月閲覧）
8) 国立がん研究センター がん予防・検診研究センター：科学的根拠に基づくがん検診推進のページ．がん検診ガイドライン：肺がん
   http://canscreen.ncc.go.jp/pdf/guideline/guide_lung070111.pdf （2016年9月閲覧）
9) 国立がん研究センター がん予防・検診研究センター：科学的根拠に基づくがん検診推進のページ．がん検診ガイドライン：子宮頸がん
   http://canscreen.ncc.go.jp/pdf/guideline/shikyukei-full0912.pdf （2016年9月閲覧）
10) 国立がん研究センター がん予防・検診研究センター：科学的根拠に基づくがん検診推進のページ．がん検診ガイドライン：乳がん
    http://canscreen.ncc.go.jp/guideline/pdf/nyugan_kenshin_guidelinebook_20140430.pdf （2016年9月閲覧）
11) 国立がん研究センター がん予防・検診研究センター：科学的根拠に基づくがん検診推進のページ．がん検診ガイドライン：前立腺がん
    http://canscreen.ncc.go.jp/pdf/guideline/zenritsusenguide/zenritsusenguide.pdf （2016年9月閲覧）
12) U.S. Preventive Services Task Force：Recommendations for Primary Care Practice
    http://www.uspreventiveservicestaskforce.org/Page/Name/recommendations （2016年9月閲覧）
13) Bibbins-Domingo K, et al：Screening for Colorectal Cancer：US Preventive Services Task Force Recommendation Statement. JAMA, 315：2564-2575, 2016

14) 平成16年度 厚生労働省がん研究助成金「がん検診の適切な方法とその評価法の確立に関する研究」班：有効性評価に基づく大腸がん検診ガイドライン
http://canscreen.ncc.go.jp/pdf/guideline/colon_full080319.pdf（2016年9月閲覧）
15) Lee SJ, et al：Time lag to benefit after screening for breast and colorectal cancer：meta-analysis of survival data from the United States, Sweden, United Kingdom, and Denmark. BMJ, 346：e8441, 2013
16) 厚生労働省：平成26年簡易生命表の概況
http://www.mhlw.go.jp/toukei/saikin/hw/life/life14/（2016年9月閲覧）
17) Lansdorp-Vogelaar I, et al：Personalizing age of cancer screening cessation based on comorbid conditions：model estimates of harms and benefits. Ann Intern Med, 161：104-112, 2014
18)「大腸癌治療ガイドライン 医師用2014年版」（大腸癌研究会/編），金原出版，2014
19) Chamberlain AM, et al：Frailty Trajectories in an Elderly Population-Based Cohort. J Am Geriatr Soc, 64：285-292, 2016
20) Thinggaard M, et al：Survival Prognosis in Very Old Adults. J Am Geriatr Soc, 64：81-88, 2016

プロフィール

中村奈保子（Naoko Nakamura）
岡山家庭医療センター津山ファミリークリニック
家庭医療専門医
子どもから高齢者まで幅広く診る診療所で，家庭医療をしています．今回はがん検診を扱いましたが，予防・健康増進はどの年齢でも大切な課題であり，本稿を機に今後も力を入れたいと思います．

許　智栄（Ji Young Huh）
アドベンチストメディカルセンター家庭医療科
詳細は第1章-3参照

第4章　治療はどう考える？

4. 高齢者，どうなったら「末期」と言われるの？

伊藤真次

> ● Point ●
> ・目の前の患者が数日，数週，数カ月以内に亡くなったとしたら驚くだろうか？と考える
> ・患者の病歴から予後（3パターン）を想像できるように努める
> ・非がん疾患の末期の状態についてイメージできるようにする

はじめに

日本は超高齢社会を迎えている．高齢になればなるほど患者のもつ疾患の数も増える．しかし，各疾患に侵襲的な治療を行うことが，必ずしも患者にとって適切でない場合もある．予後や余命を考えたときに，侵襲的な治療がかえって残りの人生のQOLを下げたり，予後を悪くしたりすることがある．反対に，進行した疾患を高齢だからという理由だけで安易に「末期」とみなして，治療中止の判断をしてしまうのもよくない．高齢者の治療を考慮する際に，この「末期」という言葉の知識をもっておくことが非常に大事である．

1 高齢者の死因

厚生労働省のデータによると，65歳以上の高齢者において，悪性新生物が死因の上位ではあるが，90歳以上に関しては心疾患，肺炎が上位である[1]．非がん患者の終末期における緩和医療やケアは広く用いられるべきであると日本老年医学会も推奨している[2]．では，いったい「非がん患者」の「末期」とはどのような病状なのか？

2 「末期」の定義

「末期」という言葉には，決まった定義やガイドラインが国内にはないが，辞書には「物事の終盤，限られた期間の終わりの時期」といった説明がある．実際の診療現場で，「末期」という言葉の代わりに，「エンドステージ」「ターミナル」「終末期」などという言葉で，病状を説明したことがあるだろうか？ がんの場合，悪性腫瘍の広がりに応じたステージ分類とは別に，「末期」という言葉で「がんが全身に転移していて，積極的な治療ができない状態」を説明することが一般的に多い．非がん疾患に関しても同様である．「積極的な治療ができない，近い将来に死に至るかもしれない」というイメージは同じと考えてよい．

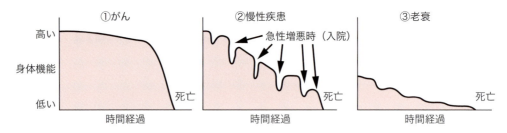

図1　疾患別にみた死に至るまでの経過
文献4より引用

3 「あと残された時間はどれくらいですか？」

こう聞かれたことはあるだろうか？ そもそも余命や予後の予想は，経験がある上級医師でもときに難しいものだ．The Karnofsky Performance ScaleやEastern Cooperative Oncology Group/WHO Performance Statusはがん患者に使用する予後予測スケールである．他の簡単に使用できるツールとしてePrognosis（http://eprognosis.ucsf.edu/）があり，がん患者に限らず1年後の死亡率が算出できる．ただし，予後を予測すること以上に，その結果患者が何を必要としているのかを適確に把握し，適切なケアを適切なときに提供することの方が大事である．**この患者が，数日，数週，数カ月以内に死亡したとしたら自分は驚くか？** と考えることで適切な対応がみえてくるのである[3]．

4 非がん患者の身体機能の経過

高齢患者の予後や身体機能の低下を予測するうえで，突然死以外の3つの死に至るパターンを知っておきたい（図1）．
① **がん患者**はより早期から虚弱化が進行し急に病状が悪化し死に至る．身体機能が低下してきたがん患者の予後は比較的推測しやすく，終末期ケアにおいて患者や家族の希望を叶えやすい
② 心不全やCOPDといった**慢性疾患患者**は，肺炎や尿路感染症などの合併症による急性増悪を機に徐々に身体機能が低下していくため，予後はがん患者に比べ予測しにくい．急性増悪時は入院することが多く，そのまま亡くなることもある
③ 認知症や脆弱化による**老衰**による死は，身体機能が低い状態からはじまり，体重や身体機能が低下しながら，小さな身体的イベントにより，死亡までゆっくりとした経過をたどる

1. 末期の臨床像とは？

具体的に老衰，認知症，心疾患，肺疾患，肝疾患，神経疾患，脳卒中や昏睡，腎疾患といった非がん疾患の末期の臨床像について英国のガイドライン[3]や米国のホスピス適応基準[5]を参考に説明する．

表1　緩和医療行動スケール（PPS）

%	歩行機能	活動と病気の根拠	セルフケア	経口摂取	意識レベル
100	歩行可能	日常生活可，病気の進行がみられない	自立	正常	清明
90	歩行可能	日常生活可，軽度の病気の進行がみられる	自立	正常	清明
80	歩行可能	日常生活において努力が必要，軽度の病気の進行がみられる	自立	正常か食欲減退することあり	清明
70	歩行量の減少	通常の労働が不可能，軽度の病気の進行がみられる	自立	正常か食欲減退することあり	清明
60	歩行量の減少	趣味や家事ができない，病気の進行が明らか	ときに介助が必要	正常か食欲減退することあり	清明か混乱がみられる
50	主に座るか寝ている	すべての家事・仕事ができない，病気の重症度が明らか	かなりの介助が必要	正常か食欲減退することあり	清明か混乱がみられる
40	主にベッド上生活	すべての家事・仕事ができない，病気の重症度が明らか	主に介助が必要	正常か食欲減退することあり	清明か傾眠，混乱もみられることもある
30	ベッドから起きられない	すべての家事・仕事ができない，病気の重症度が明らか	全介助	食欲減退している	清明か傾眠，混乱もみられることもある
20	ベッドから起きられない	すべての家事・仕事ができない，病気の重症度が明らか	全介助	少し口に入れる程度	清明か傾眠，混乱もみられることもある
10	ベッドから起きられない	すべての家事・仕事ができない，病気の重症度が明らか	全介助	口腔ケアのみ	傾眠もしくは昏睡状態
0	死亡	—	—	—	—

文献7より引用

1 老衰

> **症例**
> 95歳，女性．高血圧以外に既往なし．足腰が弱くなったため，近所のかかりつけ医に月2回往診をしてもらうようになった．残暑で食欲が落ち体重も減った，趣味の編みものをする機会も減った．トイレに立つのも困難になり，日中の訪問ヘルパーの導入を考えている．

高齢者における英語のfailure to thriveをあえて訳すと老衰といえるだろう．老衰はいろいろな要素が原因と考えられており，栄養状態，認知機能，精神状態，日常生活動作（ADL）が何らかの原因で低下することにより生じる[6]．その経過は前述したとおりゆっくりである．数値化して説明できる国内におけるの指標はなく，米国のホスピス適応基準を参考にすると，以下の事項を満たす場合，末期の老衰と表現できるだろう．

- 身体機能が緩和医療行動スケール（palliative performance scale：PPS，表1）で40％以下
- 栄養状態がBMI 22以下
- 患者が人工栄養を拒否しているか，人工栄養により適切なエネルギーを与えても改善がない場合

表2 functional assessment scale（FAST）

ステージ	特徴
1	主観的にも客観的にも機能障害なし
2	物の置き忘れを訴え，主観的に仕事が困難になる
3	仕事における機能低下が同僚にもわかる．新しい場所に旅行するのが困難．組織する能力の低下
4	複雑な任務を行うのが困難（客人との食事の計画が立てられなくなる，支払いを忘れるなど金銭管理が困難になる，など）
5	季節や行事にあった服装を選ぶのに介助がいる（監視がないと同じ服装をくり返し着たりする）
6	a）介助や合図なしでは正しく衣類を着られない b）介助なしで入浴することができない（適切な水温を選ぶことができない） c）介助なしではトイレが使えない（トイレを流すのを忘れる，拭き忘れたり，トイレットペーパーを捨て忘れる，など） d）尿失禁がある e）便失禁がある
7	a）日常会話や質問に対して理解しうる言葉は6語以下しか使えない b）日常会話や質問に対して理解しうる言葉は1語しか使えない c）歩行できなくなる（介助なしでは歩行不可能） d）介助なしでは坐位が保持できない（横に肘置きがないと倒れてしまう，など） e）笑わなくなる f）自分で頭部を保持できない

文献8より引用

2 認知症

症例

87歳，女性．Alzheimer型認知症で，数年前から寝たきり．かろうじて娘の顔は認識できるが，会話は単語をいくつか発するのみ．食事はミキサー食をなんとか自分で食べることができるが最近体重の減少あり．仙骨部の褥瘡が感染を起こし入院となった．

実際，認知症に関連した死亡数は多いにもかかわらず，統計上は順位には入っていない．国内には末期の認知症の緩和ケアの適応基準はまだない[2]が，進行した認知症患者の終末期は苦痛の緩和に重点をおいた医療やケアを行うことが推奨される動きがある．以下の状況が進行した場合，末期と考える．

・歩行不能〔functional assessment scale（FAST，表2）で7c以下〕
・認知症に伴う疾患を1年以内に起こしたとき
　例：誤嚥性肺炎，ステージ3～4の褥瘡，重症感染症，食事摂取の低下による廃用〔10％以上の体重減少，低アルブミン血症（例：＜2.5 g/dL）〕

3 心疾患

症例

77歳，男性．糖尿病，高血圧，心筋梗塞の既往あり．心血管バイパス手術も5年前に受けたが，左室駆出率（ejection function：EF）30％，簡単な家事でも息切れやときに胸痛がでるため，ほとんどベッド上の生活をしている．循環器内科医には除細動器の埋め込みを勧められたが，これ以上の侵襲的な治療は受けたくないと考えている．

心疾患は国内死因の上位である．心不全ではうっ血や呼吸苦で亡くなるよりも，代謝異常，昏睡，突然死で亡くなることが多いとされる．日本循環器学会のガイドラインには末期心不全の定義が記載されている[9]ので参照されたい．末期心疾患とは，以下のいずれかのような場合である．

・適切な薬物治療がなされたにもかかわらず，慢性心不全により軽度な動作で呼吸苦が生じる（NYHA分類Ⅳ）
・慢性心不全の呼吸苦に加えて安静時にも狭心痛が生じるが侵襲的な処置が治療の選択肢とならない

その他にも，EF20％以下，治療抵抗性の不整脈，心原性失神の既往，心原性塞栓による脳卒中，心肺蘇生の既往，HIV合併などが判断の参考となる．

4 肺疾患

症例

69歳，男性．喫煙歴があり慢性閉塞性肺疾患（COPD）を患った．在宅酸素療法を長年行っているが，最近では家のなかでの移動でも息切れがするため，外出することはほとんどない．今年に入り呼吸困難で入院を3回した．RAでSpO_2は80％，酸素4Lで90％である．

有病率の高さと喫煙との関連から，COPDは慢性呼吸器疾患の代表であり，GOLDのガイドラインでも終末期のケアの重要性が述べられている[10]．前述のとおり，高齢者の死因の上位には肺炎があるがいろいろな肺の基礎疾患が含まれている可能性が高い．末期肺疾患とは，COPDに限らず慢性肺疾患により以下のような状態を示す場合である．

・安静時にも呼吸苦で動けない
・気管支拡張薬もあまり効果がない
・ADL低下
・病状の進行により呼吸症状による受診や入院が増えている
・在宅酸素が必要なほど低酸素血症や高二酸化炭素血症がある状態

その他にも肺性心や右心不全，意図しない進行性の体重減少も参考にする．

5 神経疾患

症例

86歳，男性．Parkinson病が進行し，内服薬の増加や変更にもかかわらず，四肢の固縮が悪化し，ここ数年でベッドに寝たきりになった．食事も介助が必要で，ピューレ状の食事をしている．最近，誤嚥性肺炎で入院をした．最近では臀部の褥瘡があり訪問介護を受けている．

神経疾患とは，慢性退行性の病態，筋萎縮性側索硬化症（amyotrophic lateral sclerosis：ALS），Parkinson病，筋ジストロフィー，重症筋無力症，多発性硬化症などが代表疾患である．例えばALSではどの時点で終末期というか難しく，救命は人工呼吸器の装着によって可能なので，呼吸不全が終末期とならない．呼吸不全以外の原因で終末期を迎えることもあり，日本神経学会のガイドラインでは，近い将来に死を覚悟しなければならない時期を便宜上終末期としている[11]．

第4章 治療はどう考える？

疾患ごとに症状も異なるので，一般化することが困難ではあるが，以下のような場合は末期の状態と考える．

- 呼吸器機能障害があり（肺活量が30％以下など）安静時に呼吸苦があり酸素が必要，もしくは人工呼吸器を拒否
- 寝たきりとなりADLが著しく低下し，会話が不可能，嚥下機能の低下
- 脱水・低栄養や体重減少があるが人工的な栄養供給の方法がない．もしくは，身体機能の低下に伴う疾患への罹患（誤嚥性肺炎，敗血症，腎盂腎炎，ステージ3〜4の褥瘡）が最近あった

6 脳卒中や昏睡

症例

72歳，女性．心原性脳塞栓で左半身麻痺があり，ほとんどベッドで1日を過ごす．失語があるためコミュニケーションが困難．最近は意識障害でERに数回搬送された．食事の摂取も減少し，70 kgだった体重は60 kgになった．本人は元気な頃から，胃瘻だけはつくりたくないと話していた．

脳卒中（脳梗塞や脳出血）による後遺症や昏睡レベルは，脳の障害部位によってさまざまである．主に米国でのホスピス適応基準を参考にすると以下のような場合は末期と考える．

- PPSが40％以下（表1）
  － 主にベッド臥床状態，日常作業をすることが不可能，セルフケアに手助けが必要，経口摂取は正常
- 栄養状態の悪化（例：6カ月で10％，3カ月で7.5％の体重減少，血清アルブミン＜2.5 g/dL）
- 誤嚥性肺炎の既往があり，嚥下訓練にもかかわらず嚥下障害に改善がない
- 昏睡の3日目に①異常な脳幹反射，②口頭での反応がない，③痛みに対しての反応がない，④血清クレアチニン＞1.5 g/dLのうち3つ以上を満たす

7 肝疾患

症例

66歳，男性．慢性C型肝硬変で腹水があり，数カ月に一度，腹水を抜いてもらっている．最近の採血ではINR＝2，血清アルブミンは2.2 g/dLだった．今月，黒色便で入院したときに輸血と上部消化管内視鏡検査を受け，食道静脈瘤があるといわれ，新しい薬が処方された．

肝機能を評価するものとしてModel for End-Stage Liver Disease（MELD）やChild-Turcotte-Pugh（CTP）scoreなどがある．MELDは，3カ月の予後を％で算出したり，肝移植の優先順位を決めるのに利用されたりする．CTP scoreは1年後の予後を算出する[12]．以下の場合を末期の肝疾患と考える．

- 肝機能が低下し凝固機能異常をきたす
- 低アルブミン血症（例：＜2.5 g/dL）
- 難治性腹水，細菌性腹膜炎の既往，肝腎症候群，難治性肝性脳症，食道静脈瘤のどれかがある

加えて進行性の低栄養状態，筋力低下を伴う筋肉減少，アルコール依存症（＞80 gエタノール/日），肝細胞がん，B型肝炎S抗原陽性，治療抵抗性のC型肝炎なども参考となる．

8 腎疾患

> **症例**
> 75歳，男性．高血圧，糖尿病，慢性腎不全の既往があり，長らく食事療法と血圧管理など専門医の指示に従って頑張ってきた．現在は血清クレアチニン9.5 mg/dLである．この先，人工透析をはじめようとは考えていない．

透析技術の進歩により，腎不全ではすぐには亡くならないといえるかもしれないが，透析自体，肉体的・精神的に負担になることも多く，患者のQOLを下げていないかどうかには気をかけなければならない[13]．以下の場合を末期腎疾患と考える．

- 腎透析や腎移植を行う希望のない慢性腎不全患者で，クレアチニンクリアランスが＜10 mL/分，血清クレアチニン＞8.0 mg/dL
- 加えて難治性高カリウム血症，尿毒症，尿毒症性心外膜炎，肝腎症候群，難治性体液過剰などの症状を患っている
- 急性腎不全の場合，人工呼吸器の使用，がん（腎臓以外の臓器），慢性肺疾患，進行した心疾患や肝疾患がある

2. 次に何ができるだろうか？

目の前の患者は「末期」かもしれない．では君は次に何を考え，何ができるか？患者は自分の健康や病気のことをどう考えているのだろう？患者にとって治療のゴールはなんだろう？患者は何を望んでいるのだろう？もし患者自身が意思決定できない状態になっても，医療者や家族が，本人の望む医療を受けることができると思えるような話し合いを行うこと（アドバンス・ケア・プラニング，第1章-3参照）がおそらく必要だろう．そのときには，積極的侵襲的な治療よりも，患者は何を必要としているか？に焦点を当て，QOL向上や症状緩和を優先するべきだろう．例えば，「○○さんにとって大事なものは何ですか？」と聞いてみてはどうか？

おわりに

時間経過のなかで患者の病状を把握し，患者にとって何が最適な医療なのかを考えることがポイントである．外来や病棟で一度診察するだけの患者にも，それまでの既往歴，入院歴から，今

後どのような経過をたどる可能性があるのか想像できるだろうか？　目の前の患者が近い未来に亡くなったとしても驚かないと認識したときに，自分が次に何ができるのかにも磨きをかけていきたい．

文献・参考文献

1) 厚生労働省：人口動態統計年報　主要統計表（最新データ，年次推移），第8表，2009
http://www.mhlw.go.jp/toukei/saikin/hw/jinkou/suii09/deth8.html （2016年9月閲覧）
2) 日本老年医学会：「高齢者の終末期の医療およびケア」に関する日本老年医学会の「立場表明」2012
http://www.jpn-geriat-soc.or.jp/tachiba/jgs-tachiba2012.pdf （2016年9月閲覧）
3) 「The Royal College of General Practitioners：The GSF prognostic Indicator Guidance 4th Edition」The gold standards framework, 2011
4) Murray SA, et al：Illness trajectories and palliative care. BMJ, 330：1007-1011, 2005
5) Sanchez-Reilly S, et al：Hospice eligibility card, 2008
http://geriatrics.uthscsa.edu/tools/Hospice_elegibility_card__Ross_and_Sanchez_Reilly_2008.pdf （2016年9月閲覧）
6) Robertson RG & Montagnini M：Geriatric failure to thrive. Am Fam Physician, 70：343-350, 2004
7) Victoria Hospice: Palliative Performance Scale (PPSv2) vesion 2, 2001
http://www.victoriahospice.org/sites/default/files/pps_for_distribution_2015_-_with_watermark_sample.pdf （2016年9月閲覧）
8) Reisberg B：Functional assessment staging (FAST). Psychopharmacol Bull, 24：653-659, 1988
9) 日本循環器学会：循環器病の診断と治療に関するガイドライン，循環器疾患における末期医療に関する提言，2009
http://www.j-circ.or.jp/guideline/pdf/JCS2010_nonogi_h.pdf （2016年9月閲覧）
10) 福地義之助，他：慢性閉塞性肺疾患のためのグローバルイニシアティブ（日本語版），2011
http://goldcopd.org/wp-content/uploads/2016/04/GOLDReport2011_Japanese.pdf （2016年9月閲覧）
11) 「筋萎縮性側索硬化症診療ガイドライン2013」（日本神経学会/編），南江堂，2013
https://www.neurology-jp.org/guidelinem/pdf/als2013_03.pdf （2016年9月閲覧）
12) Ebell MH：Predicting prognosis in patients with end-stage liver disease. Am Fam Physician, 74：1762-1763, 2006
13) O'Connor NR & Corcoran AM：End-stage renal disease：symptom management and advance care planning. Am Fam Physician, 85：705-710, 2012

プロフィール

伊藤真次（Shinji Ito）
Kokua Kalihi Valley comprehensive family services
東北大学医学部2005年卒．米国家庭医専門医，米国老年内科専門医．現在はホノルル市内の診療所で家庭医外来，老年内科外来，往診を行っています．時間のない家庭医の外来にいかに老年医学を取り込んでいけるか，終末期における事前意思表示やアドバンス・ケア・プラニングに興味があります．

索引 Index

欧文

A～C

- ACE 102
- ACP 26
- acute care for elders 102
- ADL 163, 213
- ADL低下 100
- advance care planning 26
- AIUEOTIPS 125
- BADL 52
- basic ADL 52
- CAM 107
- CAM-3D 113
- cardiopulmonary arrest 40
- CGA 37, 85
- comprehensive geriatric assessment
  .... 37, 85
- confusion assessment methods ... 107
- COPD 146
- CPA 40

D～N

- deprescribing protocol 188
- DNAR 27, 42
- do not attempt resuscitation ... 27, 42
- Dysfunction of CNS 76
- EPS作用 110
- ER 36
- hazards of hospitalization 56, 84
- HELP program 109
- Hospital-at-home program 103
- hospital elder life program
  .... 102, 109
- IADL 163
- instrumental ADL 52
- ISARスコア 85
- Lewy小体型認知症 110
- NYHA分類 215

O～U

- onset 51
- Parkinson症状 110
- Physician Orders for Life-Sustaining Treatment 30
- POLST 30
- presbyphagia 150
- progression 51
- QOL 211
- qSOFA 60
- sarcopenic dysphagia 151
- shaker法 156
- talk and deteriorate 75
- talk and die 75
- T&D 75
- U.S Preventive Services Task Force
  204
- USPSTF 204

和文

あ行

- 顎引き嚥下 155
- アドバンス・ケア・プランニング 26
- 意識障害 76, 123
- 意識変容 64
- 意識レベル 122
- 意思決定能力 117
- 医療介入 43
- 医療社会福祉士 164, 165
- 医療倫理4原則 117
- 胃瘻 216
- うつ病 67
- うなずき嚥下 155

か行

- 外出/外泊 168
- 改訂長谷川式簡易知能スケール 113
- 改訂水飲みテスト 154
- 過活動性せん妄 101, 105, 106
- 覚醒レベル 123
- 仮性球麻痺 152
- 過鎮静 114
- 化膿性関節炎 62
- 空嚥下 155
- がん検診 203
- 感染症 65, 145
- 感染性心内膜炎 62
- 緩和ケア 214
- 基本的ADL 52
- 虐待 81
- 球麻痺 152
- 起立性低血圧 79
- 筋弛緩作用 153
- ケアマネジャー 164
- 経過 51
- 軽度認知症患者 120
- 頸部外傷 78
- 交互嚥下 155
- 抗誤嚥薬 156
- 抗精神病薬 110, 111, 112, 113
- 高齢者虐待 80
- 高齢者システムレビュー 24
- 高齢者総合機能評価（CGA）
  .... 24, 37, 85, 191

誤嚥性肺炎 ……………………… 215
呼吸器疾患 ……………………… 66
骨髄炎 …………………………… 62
混合型せん妄 …………………… 107

さ行

細菌性髄膜炎 …………………… 62
在宅酸素療法 …………………… 215
サルコペニア …………………… 150
サルコペニアの簡易診断基準案 … 151
酸素 ……………………………… 174
酸素投与 ………………………… 171
自己決定権 ……………………… 116
疾病の軌道 ……………………… 165
重症うつ ………………………… 117
手段的ADL ……………………… 52
術後せん妄 ……………………… 113
消化器疾患 ……………………… 146
食欲不振 ………………………… 145
心血管系疾患 …………………… 64
人工栄養 ………………………… 213
身体拘束 ………………… 110, 114
心肺停止 ………………………… 40
頭蓋内疾患 ……………………… 67
頭蓋内病変合併の危険因子 …… 77
生物心理社会モデル …………… 169
生命予後 ………………………… 208
せん妄 …………… 101, 105, 117, 124
せん妄予防 ……………………… 109
蘇生処置不要 …………………… 42

た行

退院支援 ………………………… 163
退院時カンファレンス ………… 165
代謝・内分泌疾患 ……………… 66
チーム医療 ……………………… 155
超高齢社会 ……………………… 211
低活動性せん妄 … 101, 105, 106, 125
電解質異常 ……………………… 66
転倒 ……………………………… 130
転倒発生率 ……………………… 131
転倒予防 ………………………… 130
頭部外傷 ………………………… 78
頭部外傷時の注意書き ………… 81
特別訪問看護指示書 …………… 167
ドパミン拮抗作用 ……………… 153

な行

内服管理 ………………………… 164
日常生活動作 …………… 94, 213
入院 ……………………………… 145
入院による弊害 ………………… 84
尿路感染症 ……………………… 61
認知症 …………………… 67, 117
脳梗塞 …………………………… 146
脳症 ……………………………… 123

は行

肺炎 ……………………………… 60
発症 ……………………………… 51
発熱 ……………………………… 58
反復唾液嚥下テスト …………… 154
皮膚軟部組織感染症 …………… 61
病歴聴取 ………………………… 53
腹腔内感染症 …………………… 62
フレイル …………… 21, 55, 101, 191
包括的評価 ……………………… 53
訪問看護 ………………………… 166
訪問薬剤指導 …………………… 168
ホスピス ………………………… 212
ホメオステノーシス …………… 100
ポリファーマシー ……… 81, 188, 196
本人の意向 ……………………… 165

ま行

慢性心不全 ……………………… 146
慢性閉塞性肺疾患 ……………… 146

や行

薬剤拘束 ………………… 110, 114
輸液 ……………………………… 171
指輪っかテスト ………………… 150
抑制行為 ………………………… 132
予後 ……………………………… 212
予後予測 ………………………… 165

ら行

離脱せん妄 ……………………… 108
臨床推論 ………………………… 50
倫理面 …………………………… 174
老年症候群 ……………………… 21

編者プロフィール

関口健二 (Kenji Sekiguchi)

信州大学医学部附属病院 総合診療科 特任教授／診療科長
市立大町総合病院 総合診療科 診療科長
2000年　群馬大学医学部 卒業,
同年より 岸和田徳洲会病院で初期研修
2003年　岸和田徳洲会病院 総合内科スタッフ医師
2008年　在沖縄米国海軍病院 インターン
2009年　John A. Burns School of Medicine, University of Hawaii, Internal Medicine Resident
2012年　John A. Burns School of Medicine, University of Hawaii, Geriatric Medicine Fellow
2014年　現職

【資格】
日本内科学会総合内科専門医，日本内科学会指導医，プライマリ・ケア認定医，米国内科専門医，米国老年科専門医

日本の高齢者数は，バブル期つまり25年前の2倍に，後期高齢者数は2.5倍に膨れ上がり，人類史上初の「虚弱高齢者」が登場し，従来の「医療モデル」での対応は失敗し，今いかに「生活モデル」を用いて対応できるかが注目されています．米国でのトレーニングを通して，その実現のためには欧米のようにgeriatricianを育成するのではなく，「geriatric mindset」をもった総合診療医を育成する必要があると確信するに至りました．志を同じくする皆さんと横でつながり，それぞれの与えられた現場でともに頑張っていきたいと思います！

許　智栄 (Ji Young Huh)

アドベンチストメディカルセンター 家庭医療科 部長
2001年3月　京都大学医学部 卒業
同年4月　耳原総合病院 初期研修
2005年4月　神戸市立医療センター中央市民病院 救急部 後期研修
2007年4月　同 スタッフ医師
2009年7月　University of Pittsburgh Medical Center, Shadyside Family Medicine Residency
2012年7月　John A. Burns School of Medicine, University of Hawaii, Geriatric Medicine Fellow
2014年9月　福井大学医学部附属病院 総合診療部 助教
2016年4月　現職

【資格】
救急専門医，プライマリ・ケア認定医・指導医，米国家庭医療専門医，米国老年科専門医

「専門がないことが，専門である」．generalistの道を歩み続けてきて15年，やはりよかったと思っております．そんな道で出会えた先輩や仲間と，こうやって1つの形をつくれたことに感謝します．この本が，これからgeneralに進まれる方に役立つことを心から祈りつつ，これからも自問自答をくり返し，generalistの道を歩み続けていきたいです．

レジデントノート Vol.18 No.14（増刊）

救急・病棟での悩み解決！高齢者診療で研修医が困る疑問を集めました。

編集／関口健二，許 智栄

レジデントノート 増刊

Vol. 18 No. 14 2016〔通巻234号〕
2016年12月10日発行 第18巻 第14号
ISBN978-4-7581-1579-7
定価　本体4,500円＋税（送料実費別途）

年間購読料
　24,000円＋税（通常号12冊，送料弊社負担）
　52,200円＋税（通常号12冊，増刊6冊，送料弊社負担）
郵便振替　00130-3-38674

© YODOSHA CO., LTD. 2016
Printed in Japan

発行人　一戸裕子
発行所　株式会社 羊 土 社
　　　　〒101-0052
　　　　東京都千代田区神田小川町2-5-1
　　　　TEL　03（5282）1211
　　　　FAX　03（5282）1212
　　　　E-mail　eigyo@yodosha.co.jp
　　　　URL　www.yodosha.co.jp/
装幀　野崎一人
印刷所　広研印刷株式会社
広告申込　羊土社営業部までお問い合わせ下さい．

本誌に掲載する著作物の複製権・上映権・譲渡権・公衆送信権（送信可能化権を含む）は（株）羊土社が保有します．
本誌を無断で複製する行為（コピー，スキャン，デジタルデータ化など）は，著作権法上での限られた例外（「私的使用のための複製」など）を除き禁じられています．研究活動，診療を含み業務上使用する目的で上記の行為を行うことは大学，病院，企業などにおける内部的な利用であっても，私的使用には該当せず，違法です．また私的使用のためであっても，代行業者等の第三者に依頼して上記の行為を行うことは違法となります．

JCOPY ＜（社）出版者著作権管理機構 委託出版物＞
本誌の無断複写は著作権法上での例外を除き禁じられています．複写される場合は，そのつど事前に，（社）出版者著作権管理機構（TEL 03-3513-6969, FAX 03-3513-6979, e-mail：info@jcopy.or.jp）の許諾を得てください．

増刊 レジデントノート バックナンバー

□ 年6冊発行　□ B5判　□ 定価（本体4,500円＋税）

Vol.18 No.11　増刊（2016年10月発行）
外傷の診かた
重症でも軽症でも迷わず動ける！

編集／田中 拓

□ ISBN978-4-7581-1576-6

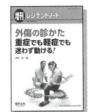

Vol.18 No.8　増刊（2016年8月発行）
もっと診断に直結する！
検査の選び方、活かし方 Update
臨床の疑問を解決し、賢く検査を使いこなす！

編集／野口善令

□ ISBN978-4-7581-1573-5

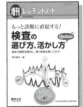

Vol.18 No.5　増刊（2016年6月発行）
内科の視点で診る
手術前後の入院患者管理

編集／小林裕幸，五十野博基

□ ISBN978-4-7581-1570-4

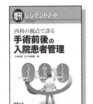

Vol.18 No.2　増刊（2016年4月発行）
あらゆる場面で自信がもてる！
輸液療法 はじめの一歩
基本知識と状況に応じた考え方、ピットフォール

編集／石丸裕康

□ ISBN978-4-7581-1567-4

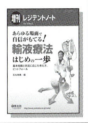

Vol.17 No.17　増刊（2016年2月発行）
栄養療法がわかる！できる！
プレゼンのカリスマから学ぶ基本知識と症例問題で身につく実践力で、治療がグッとうまくいく！

編集／泉野浩生

□ ISBN978-4-7581-1564-3

Vol.17 No.14　増刊（2015年12月発行）
皮膚診療ができる！診断と治療の公式44
外来でも病棟でも一瞬で答えにたどりつく、虎の巻・龍の巻！

編集／梅林芳弘

□ ISBN978-4-7581-1561-2

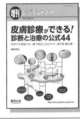

Vol.17 No.11　増刊（2015年10月発行）
整形外科の基本
救急での診察・処置に自身がつく！

編集／高橋正明

□ ISBN978-4-7581-1558-2

Vol.17 No.8　増刊（2015年8月発行）
呼吸器診療の疑問、これでスッキリ解決！
みんなが困る検査・手技、鑑別診断、治療のコツを教えます

編集／羽白 高

□ ISBN978-4-7581-1555-1

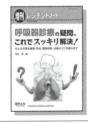

Vol.17 No.5　増刊（2015年6月発行）
救急エコースキルアップ塾
正確にサッと描出し、患者状態をパッと診るワザを伝授！

編集／鈴木昭広，松坂 俊

□ ISBN978-4-7581-1552-0

Vol.17 No.2　増刊（2015年4月発行）
新・日常診療での薬の選び方・使い方
日頃の疑問をズバッと解決！

編集／本村和久，徳田安春，岸本暢将，堀之内秀仁，本田 仁

□ ISBN978-4-7581-1549-0

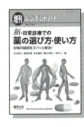

発行　羊土社 YODOSHA

〒101-0052　東京都千代田区神田小川町2-5-1　TEL 03(5282)1211　FAX 03(5282)1212
E-mail：eigyo@yodosha.co.jp
URL：www.yodosha.co.jp/

ご注文は最寄りの書店，または小社営業部まで

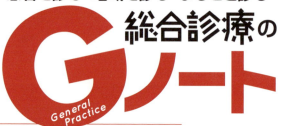